PROF. DR. MED. MARION KIECHLE, JULIE GORKOW

TAG FÜR TAG LEICHTER

· DAS KOCHBUCH ·

*intelligent, intuitiv
und individuell* **essen & abnehmen**

INHALT

Vorwort
4

Interview mit Prof Dr. Marion Kiechle und Julie Gorkow
6

Welche Tricks und Rituale helfen für eine gesunde Ernährung
14

Auf was Frauen besonders achten sollten
16

Der Umgang mit Salz und Zucker
18

Register
186

Impressum
192

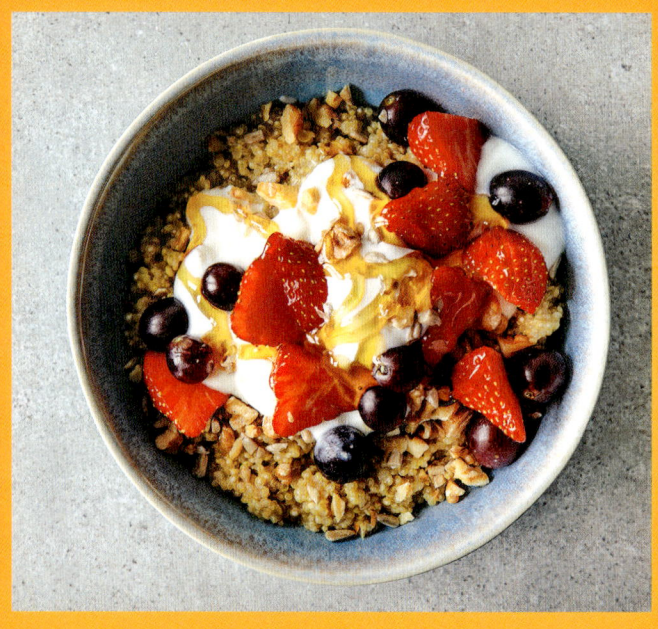

Frühstück
20

Guten Morgen Frühstückfans! Hier finden Sie eine Vielzahl von süßen und pikanten Rezepten, die auf leichte Weise für einen guten und energiereichen Start in den Tag sorgen.

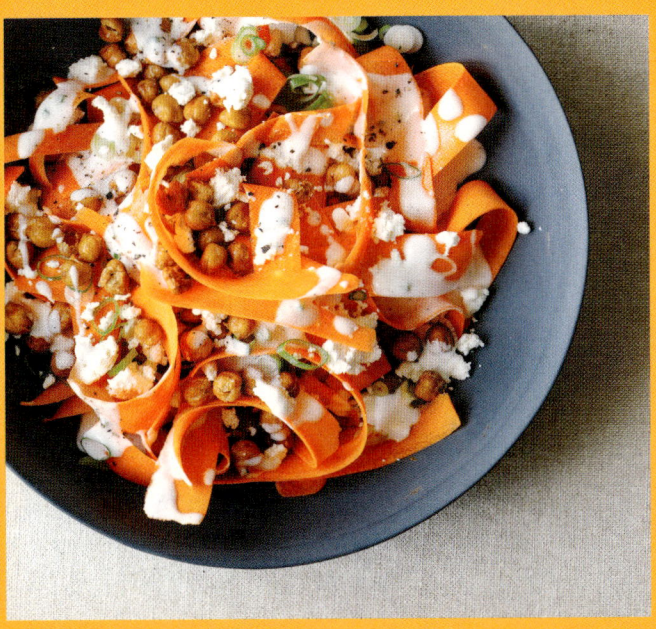

Kalte Gerichte
52

Endlich Mittagspause! Genießen Sie die unkomplizierten und leichten kalten Gerichte in Ruhe. Viele Rezepte eigen sich zum Mitnehmen. Und schmecken natürlich auch abends.

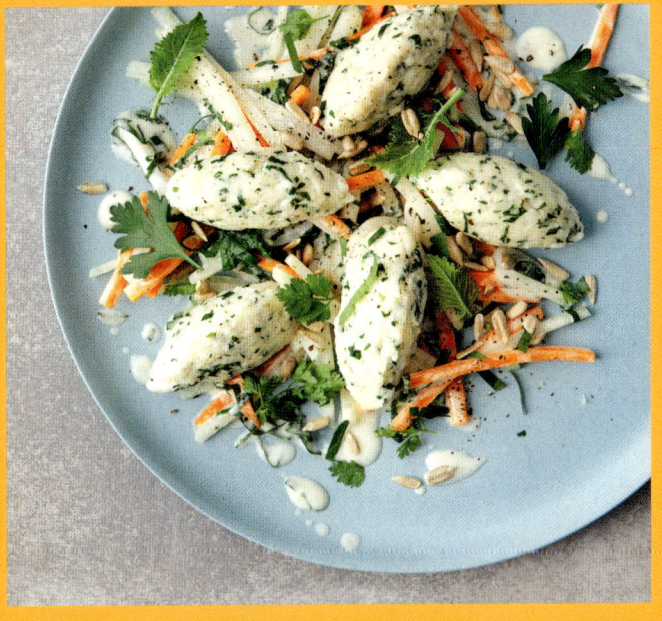

Warme Gerichte
102

Feierabend! In diesem Kapitel finden Sie eine große Auswahl an unkomplizierten warmen Gerichten, die schon beim Kochen Vorfreude auf den leichten Genuss wecken.

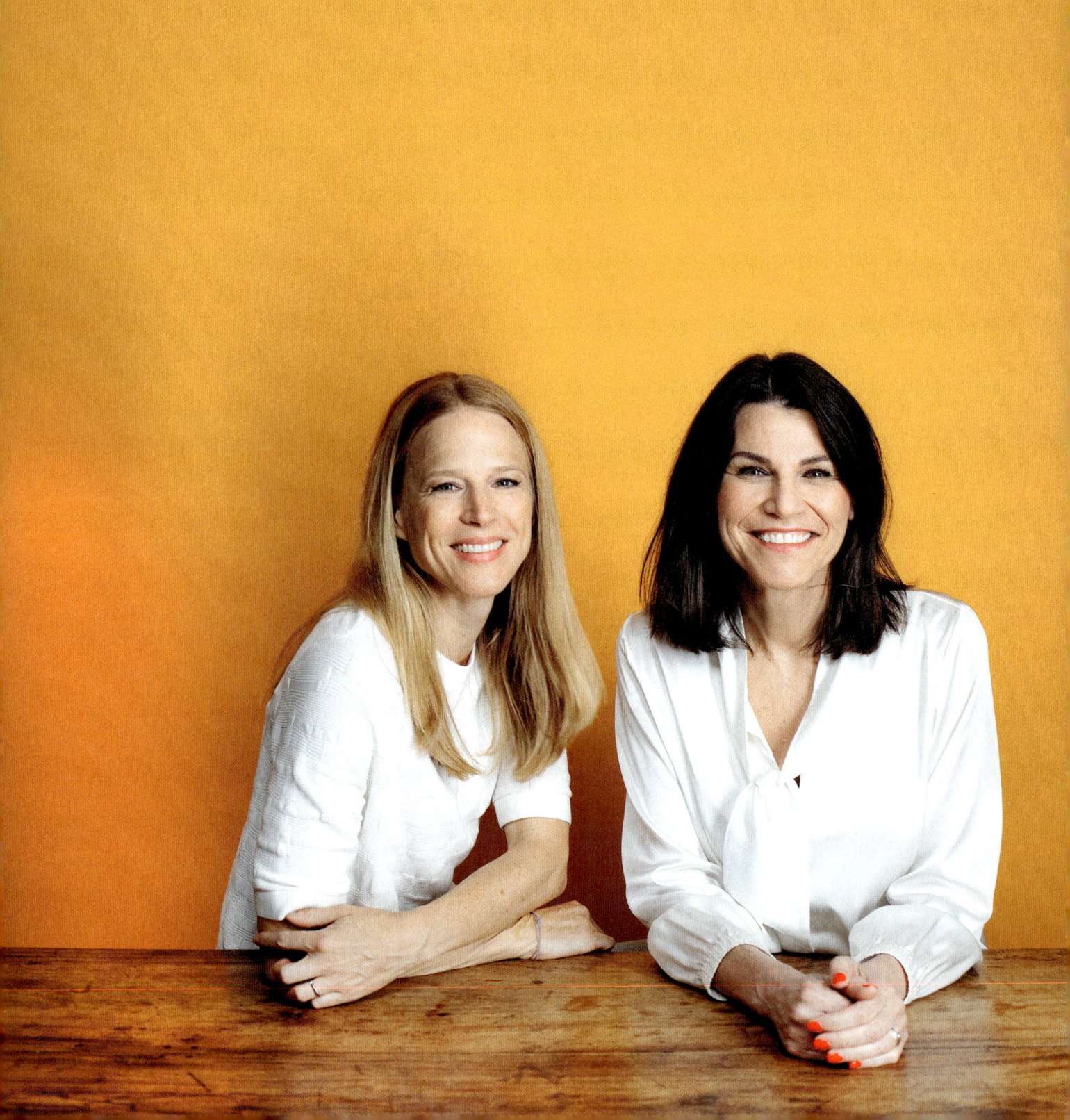

Liebe Leserin,

als Professorin für Frauenheilkunde und als Journalistin beschäftigen wir uns tagtäglich mit all den Fragen, die sich Frauen in Sachen Ernährung und Gesundheit stellen. Immer wieder wird uns deutlich: Viele wissen bei all dem medialen Hype um Diäten und den ständig neuen Ernährungsrichtlinien nicht, wo sie ansetzen sollen. Übergewicht ist weltweit auf dem Vormarsch. Die WHO spricht folgerichtig von einer Epidemie.

Doch was bedeutet gesunde Ernährung eigentlich? Wie findet man den Durchblick im Diäten-Dschungel? Für unser »Tag für Tag leichter«-Sachbuch haben wir eine Vielzahl an brandaktuellen Studien ausgewertet und legen dar, was wirklich Gewicht hat – und was getrost vergessen werden kann. Doch aus unserer Arbeit wissen wir auch: Nicht jeder, der schlank ist, ist auch gesund. Aus diesem Grund stehen die »Dünnen Dicken« gerade mit Recht im Fokus der Forschung. Und auch nicht jeder, der sich vermeintlich gesund ernährt, ist schlank. In unserem Sachbuch beleuchten wir, woran das liegt, gehen auf hormonelle Zusammenhänge ein, geben spezielle Ernährungsempfehlungen für Frauen in Schwangerschaft und Stillzeit, den Wechseljahren und bei Regelbeschwerden. Warum Fasten so sinnvoll ist, weshalb Achtsamkeit und Genuss zusammengehören und was unter einer intuitiven Ernährung zu verstehen ist, erfahren Sie dort.

Wie Sie gesunde Ernährung einfach und genussvoll in Ihren Alltag integrieren, fragen Sie sich jetzt? Damit sind Sie nicht allein. Der BMEL-Ernährungsreport belegt: 92 Prozent der Deutschen ist wichtig, dass ihr Essen gesund ist. Und 49 Prozent legen Wert auf eine schnelle und einfache Zubereitung. Diesem Anliegen sind wir gefolgt und haben dafür die besten Rezepte für unser »Tag für Tag leichter«- das Kochbuch entwickelt. Damit ab sofort statt hochkalorischer Fertigprodukte nährstoffreiche und köstliche Gerichte auf Ihren Teller kommen. Wir wollen es Ihnen so einfach wie möglich machen, haben Sie doch mit Alltag, Beruf, Familie und Co. mehr als genug am Hut. Wonach steht Ihnen also der (Geschmacks-)Sinn? Nach schmackhaften Rezepten, die gut vorzubereiten sind? Nach Sattmachern für Eilige? Oder nach bekömmlichen Rezepten gegen Ihren Blähbauch? Vitaminbooster oder Stimmungsaufheller sollen es sein? Oder doch innovative Low-Carb Rezepte? Auch Gerichte voller gesunder Fette oder mit einem hohen Gehalt an pflanzlichen Proteinen finden Sie hier. Egal, ob Frühstück oder kalte und warme Gerichte – für Ihre individuellen Bedürfnisse wird gesorgt.

Und weil wir wissen, wie schwer bei einer Ernährungsumstellung der Abschied von den eigenen Lieblingsgerichten fällt, haben wir uns hierfür etwas ganz Besonderes überlegt. Mit ein paar einfachen Tricks können Sie Gerichte wie Pasta, Pizza oder Curry so abwandeln, dass Sie auch zu Ihrem Abnehmvorhaben passen. Rundum versorgt und voller Genuss werden Sie sich mit unseren Rezepten Tag für Tag leichter fühlen. Wenn Sie im Alltag und beim Kochen die 15 goldenen »Tag für Tag leichter«-Regeln im Hinterkopf behalten, sind Gewicht abnehmen und Gewicht halten spielend einfach für Sie.

Leben und schlemmen Sie wohl!

Herzlichst,

Ihre Professor Dr. med. Marion Kiechle
und Julie Gorkow

Interview mit Prof. Dr. med. Marion Kiechle und Julie Gorkow

Sie haben ein Sachbuch über das Thema Ernährung geschrieben und parallel dieses Kochbuch herausgegeben – wie kamen Sie dazu? Warum beschäftigt Sie das Thema Essen?

MK: Für Frauen ist »Essen« ein zentrales Thema. Ich kenne keine Frau, die sich nicht Gedanken über das Essen macht. Viele meiner Patientinnen wollen dazu mehr wissen und fragen mich in der Sprechstunde um Rat. Den Frauen ist bewusst, dass Nahrung entscheidend für ihre Gesundheit ist und sie fragen mich: Was soll ich kochen? Was ist gut für meine Kinder? Was darf ich in der Schwangerschaft essen? Was soll ich beim Stillen essen oder nicht essen? Was kann ich essen, damit ich nicht zunehme? Was kann ich essen, damit ich die Pfunde aus der Schwangerschaft wieder loswerde? Was kann ich essen, damit ich gesund bleibe – oder nach einer Krankheit – wieder gesund werde?

> »ICH KENNE KEINE FRAU, DIE SICH NICHT GEDANKEN ÜBER DAS ESSEN MACHT. VIELE MEINER PATIENTINNEN WOLLEN DAZU MEHR WISSEN UND FRAGEN MICH IN DER SPRECHSTUNDE UM RAT.« MK

JG: Als Beauty- & Health-Redakteurin ist die Ernährungswissenschaft für mich ein zentrales Thema. Generell gibt es auf Beautythemen in den Medien immer viel Resonanz von Frauen, man kann das bei den Websites von Frauenzeitschriften sehr gut beobachten – Beautythemen »klicken« gut, viele Frauen lesen sich die Beiträge durch. Besonders viel Aufmerksamkeit bekommt das Thema »Diät«. Es gibt immer viele neue Ernährungstrends, die man aber natürlich richtig einordnen muss. Bei monotonen Diäten wie »Abnehmen mit Aktivkohle« oder der »Rührei-Diät« bin ich skeptisch, dass damit auf gesunde Art und Weise das Wunschgewicht auf Dauer funktioniert. Aus vielen wissenschaftlichen Studien weiß man, dass sich die Ernährung auf den gesamten Körper auswirkt, also beispielsweise auch Haut und Haare verschönern kann; im Umkehrschluss kann ein Zuviel an ungesunder Ernährung aufgrund der fehlenden Nährstoffe den gesamten Körperzustand entsprechend negativ beeinflussen. Sie können noch so viele teure Cremes und Haarkuren verwenden, eine gesunde Ernährung ist die Basis für ein gutes Aussehen. Interessant ist ebenfalls, dass das Essen auch Einfluss auf unsere Psyche hat. So gelten Omega-3-Fettsäuren, Eiweiße, z.B. aus Walnüssen, Bohnen und Eiern, aber auch Folsäure als gesund, da sie sich nachweislich vielfältig positiv auf Körper und Geist auswirken.

> »AUS VIELEN WISSENSCHAFTLICHEN STUDIEN WEISS MAN, DASS SICH DIE ERNÄHRUNG AUF DEN GESAMTEN KÖRPER AUSWIRKT, ALSO BEISPIELSWEISE AUCH HAUT UND HAARE VERSCHÖNERN KANN; IM UMKEHRSCHLUSS KANN EIN ZUVIEL AN UNGESUNDER ERNÄHRUNG AUFGRUND DER FEHLENDEN NÄHRSTOFFE DEN GESAMTEN KÖRPERZUSTAND ENTSPRECHEND NEGATIV BEEINFLUSSEN.« JG

Studien zeigen, dass unsere Gesellschaft zu Übergewicht neigt. Wir Deutschen werden immer dicker. Woran liegt das?
JG: Ich denke, dass die Verfügbarkeit von Essen eine große Rolle spielt. Überall begegnen uns im Alltag Köstlichkeiten, wir können essen wo wir stehen und gehen – und tun das eben auch oft. Zu oft! Haben wir Hunger – oder eben eigentlich nur Appetit? –, dann essen wir irgendwo meist irgendwas und warten nicht zwingend, bis wir zuhause an einem schön gedeckten Tisch sitzen. Die Esskultur hat sich verändert. Und damit haben wir auch den eigenen Rhythmus für unsere Mahlzeiten verloren – also ruhig mal vier bis fünf Stunden nichts zwischen den Zähnen zu haben. Der Mahlzeiten-Rhythmus ist aber wiederum wichtig, um den Stoffwechsel im Gesamten auf Touren zu halten.

> »MEINER ERFAHRUNG NACH IST NIEMAND FREIWILLIG ODER GRUNDLOS ÜBERGEWICHTIG BZW. ZU DICK. IRGENDETWAS STECKT MEIST DAHINTER UND DIESER SACHE SOLLTE MAN ZUERST AUF DEN GRUND GEHEN.« MK

MK: Meiner Erfahrung nach ist niemand freiwillig oder grundlos übergewichtig bzw. zu dick. Irgendetwas steckt meist dahinter und dieser Sache sollte man zuerst auf den Grund gehen. Bei Frauen steckt oft das sogenannte »Emotionale Essen« dahinter, d. h. ein Essen aus Frust, Trauer, Stress oder Einsamkeit. Denn Essen befriedigt leider alle diese emotionalen Bedürfnisse. Das sollte zum Beispiel mit Hilfe von verhaltensmedizinischen Therapien angegangen werden, um den Bedürfnissen und Emotionen auf andere Weise zu begegnen.

Oft wird behauptet, dass sich auch Hormone bzw. Hormonschwankungen auf das Gewicht auswirken ...
MK: Manchmal schon. Für Frauen sind die Jahre rund um die Menopause eine besonders sensible Phase für eine Gewichtszunahme. Neben den möglichen hormonell bedingten Gefühlsschwankungen, können auch Wassereinlagerungen durch die hormonelle Dysbalance auftreten, und der Zeiger an der Waage zeigt plötzlich zwei bis drei Kilo mehr an, ohne dass Frau mehr isst. Die depressiven Verstimmungen, evtl. ausgelöst durch Hormonschwankungen und der Frust darüber und überhaupt das Älterwerden, können die negative Emotion verstärken, und zum Trost wird gegessen. Dann erfolgt eine radikale Diät nach der anderen und der Stoffwechsel wird mehr und mehr ausgebremst. Ich glaube es den Frauen, wenn sie mir sagen, dass sie kaum etwas essen und nicht abnehmen, sondern eher zunehmen.

Was machen die Frauen denn falsch?
MK: Nach einigen Crash-Kuren oder auch Nulldiäten ist eine Gewichtszunahme nicht ungewöhnlich, weil der Grundumsatz mit jeder Diät abnimmt. Bei diesen Frauen muss der Grundumsatz und Stoffwechsel durch Essen wieder gepusht werden. Wichtig ist hier die genügend hohe Aufnahme von Eiweißen und Ballaststoffen. Sie machen satt und fördern den Muskelaufbau, was wiederum den Grundumsatz steigert. Ich empfehle Frauen vor allem Fisch, fettarme Milchprodukte, Nüsse und Hülsenfrüchte als Proteinquellen. Die Muskeln müssen neben der richtigen »Fütterung« auch bewegt werden. Wer Ausdauersport macht wie

Joggen oder Schwimmen und das dann noch mit einem ausgewogenen Krafttraining kombiniert, liegt genau richtig. Yoga und Pilates zum Beispiel trainieren ideal die Tiefenmuskulatur.

JG: Ein generelles Problem ist, dass wir uns alle zu wenig bewegen. Die Gründe kennen wir ja selber: Viele haben Bürojobs und sitzen die meiste Zeit. Und es ist einfach sehr bequem das Auto zu nehmen, Bus oder U-Bahn zu fahren. Dabei sind genau diese alltäglichen Wege entscheidend für unsere Gesundheit und Fitness. Denn wichtiger als ein- bis zweimal die Woche ins Sportstudio zu rennen ist es, die kontinuierliche Bewegung in den Alltag zu integrieren. Der viel zitierte Klassiker: Treppensteigen anstatt den Lift zu nehmen stimmt leider. Gehen Sie zusätzlich noch ins Fitnessstudio – bingo! Der dort angebotene Mix aus Ausdauer und Krafttraining an den Geräten und in den diversen Kursen ist ideal für die Fettverbrennung und den Muskelaufbau und außerdem motivierend, da man das Sportprogramm selber nach Lust und Laune variieren kann. Gerade hat eine Studie herausgefunden, dass beim Krafttraining die Geschwindigkeit der Übungen eine wesentliche Rolle spielt. Sport hilft in den Wechseljahren, aber auch generell bei miesen Stimmungen, da es die Ausschüttung von Stresshormonen wie Cortisol senkt.

> »DENN WICHTIGER ALS EIN- BIS ZWEIMAL DIE WOCHE INS SPORTSTUDIO ZU RENNEN IST ES, DIE KONTINUIERLICHE BEWEGUNG IN DEN ALLTAG ZU INTEGRIEREN.« JG

MK: Aber es sind nicht nur immer die Wechseljahre. Auch die gestresste Frau zwischen 30 und 50 Jahren hat mitunter Gewichtsprobleme. Sie ist die perfekte Mutter, Ehefrau und vielleicht auch noch berufstätig. Perfektion und Stress bestimmen ihren Alltag. Klar, werden Sie sagen, das ist die Stressesserin! Ja, und man kann hier mit Achtsamkeitsübungen und einem guten Stressmanagement sicher sehr viel erreichen. Aber ich beobachte bei diesen Frauen oft ein weiteres Phänomen: Sie nehmen zu, weil sie oftmals die Reste ihrer Familienmitglieder aufessen. Die typische Reste-Esserin also. Macht man ihr das bewusst, purzeln die Pfunde oft von ganz allein. Das Phänomen gibt es auch bei Männern, hier habe ich das schon sehr oft im Restaurant oder Biergarten beobachtet. Sie essen mitunter auch die Reste ihrer Partnerin.

> »AUCH DIE GESTRESSTE FRAU ZWISCHEN 30 UND 50 JAHREN HAT MITUNTER GEWICHTSPROBLEME. SIE IST DIE PERFEKTE MUTTER, EHEFRAU UND VIELLEICHT AUCH NOCH BERUFSTÄTIG. PERFEKTION UND STRESS BESTIMMEN IHREN ALLTAG.« MK

Apropos Partnerschaft – auch diese kann sich auf das Gewicht auswirken.

MK: Ja. Man lernt einen tollen Mann kennen, zieht mit ihm zusammen, heiratet. Das Leben verändert sich schlagartig, alles ist gemütlicher. Abende in trauter Zweisamkeit auf der Couch lösen die Club- und Restaurantbesuche ab. Es wird zusammen gekocht, gegessen und genossen. Friends and Family werden eingeladen, der Grill steht auf dem Balkon. Nach spätestens drei bis vier Jahren zeigt sich das gemütliche Eheleben auf der Waage. Das Gute daran ist, dass dies bei ihr und bei ihm der Fall ist. Wenn beide an einem Strang ziehen, sind die angefutterten Pfunde nach einiger Zeit wieder verschwunden. Zu zweit genießen, abnehmen und zusammen Sport machen, ist alles was es braucht. Das Teamwork ist dabei ein guter Erfolgsfaktor.

Auch nach einer Schwangerschaft haben einige Frauen Schwierigkeiten, die zusätzlichen Kilos, die sie zugenommen haben, wieder zu verlieren.
MK: Abnehmen nach einer Schwangerschaft ist ebenfalls ein häufiges Thema. Hier haben viele Frauen den Fehler gemacht, während der Schwangerschaft zu viel zu essen – lapidar sagen die schwangeren Frauen oft: Ich esse ja für zwei. Der Energiebedarf steigt zwar in der Schwangerschaft an, was aber von vielen überschätzt wird. Viele Frauen schlemmen daher hemmungslos darauf los und nutzen die Schwangerschaft quasi als

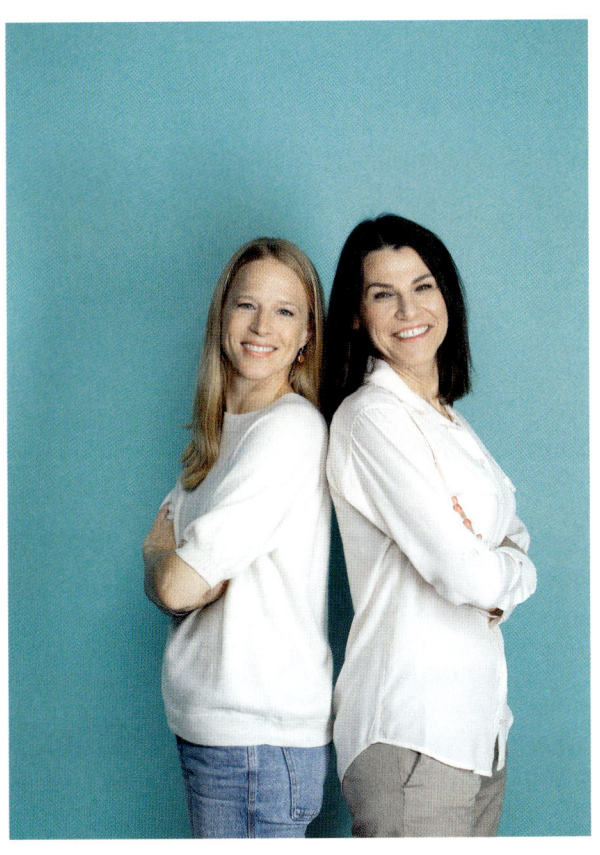

> »DER ENERGIEBEDARF STEIGT ZWAR IN DER SCHWANGERSCHAFT, WAS ABER VON VIELEN ÜBERSCHÄTZT WIRD. AB DEM VIERTEN MONAT BENÖTIGT EINE NORMALGEWICHTIGE FRAU RUND 250 KCAL MEHR PRO TAG, WAS Z. B. ZWEI MITTELGROSSEN BANANEN ENTSPRICHT. DER KALORIENBEDARF EINER SCHWANGEREN VERDOPPELT SICH ALSO MITNICHTEN, SONDERN STEIGT LEDIGLICH UM ZENN BIS 15 PROZENT.« MK

Freifahrtschein. Ab dem vierten Monat benötigt eine normalgewichtige Frau rund 250 kcal mehr pro Tag, was z. B. zwei mittelgroßen Bananen entspricht. Der Kalorienbedarf einer Schwangeren verdoppelt sich also mitnichten, sondern steigt lediglich um zehn bis 15 Prozent. Um nach der Entbindung wieder schnell in Form zu kommen, ist neben Rückbildungsgymnastik und Bewegung unbedingt Stillen zu empfehlen. Hierdurch wird der Stoffwechsel der Frau unheimlich angekurbelt und pro Tag werden gut 500 kcal mehr an Energie benötigt. Ich empfehle den Frauen eine ausgewogene, normalkalorische Ernährung (ca. 1.800 bis 2.000 kcal pro Tag) mit vollwertigen Nahrungsmitteln, die reich an Proteinen, Ballaststoffen, Mineralien und Vitaminen sind. Besonders gut geeignet sind hierfür Gemüse, Obst, Fisch und mageres Fleisch und Vollkornprodukte. Wichtig ist eine ausreichende Versorgung mit Proteinen und Ballaststoffen, da diese gut satt machen. Die zusätzliche Energie, die der Körper zur Produktion der Muttermilch benötigt, holt er sich aus den Fettpölsterchen und diese schmelzen dahin.

Was heißt es, schlank zu sein? Welche Faktoren muss man beim Gewichtsmanagement kennen? Der BMI ist ja in letzter Zeit in die Kritik geraten ...

JG: Man sollte das Wort »schlank« differenziert betrachten. Laut Lexikon meint es »wohlproportioniert groß und zugleich schmal gewachsen, geformt«. Mit unserer Schlankheitsformel meinen wir aber das eigene Wohlfühlgewicht.

Es ist absurd, einem Körperideal hinterher zu rennen, das für viele kaum erreichbar ist. Ich habe das Gefühl, dass gerade bei der jungen Generation viele Frauen eine andere Perspektive bekommen haben. Es gibt mittlerweile viele tolle Frauen, die eine Vorbildfunktion haben und für Body Positivity oder Body Neutrality stehen. Zum Beispiel Sängerin Lizzo und Schauspielerin Lena Dunham oder auch US-Comedian Celeste Barber, die auf großartige Art und Weise auf Instagram perfektionistische Frauenbilder parodiert. Das eigene Wohlfühlgewicht ist immer individuell. Deshalb ist es auch falsch, Frauen, die ein paar Kilos abnehmen möchten, zu be- oder verurteilen. Und wenn man gesund abnehmen möchte, dann muss man wissen, wie es funktioniert und welche Parameter dafür wichtig sind.

MK: Der BMI setzt Körpergewicht und Größe in Relation zueinander und kann damit keine Auskunft geben über die qualitative Zusammensetzung des Körpers. Wichtiger für die Gesundheit, aber auch für das Aussehen ist der Anteil von Muskeln und Fett. Gut trainierte Muskeln führen zu einer straffen und wohlgeformten Körpersilhouette. Jedoch wiegen sie im Vergleich zu Fettgewebe mehr, so dass bei extrem gut trainierten Menschen der BMI falsch hoch ausfallen kann. Umgekehrt kann der BMI normal ausfallen, aber trotzdem zu viel Fett im Körper vorhanden sein. Dies kann zum Beispiel bei den sogenannten TOFIs (Thin outside fat inside) der Fall sein. Aber nicht nur die Menge des Körperfettes, sondern auch die Fettverteilung ist für die Gesundheit und das Aussehen entscheidend. Speck am Bauch ist hier ganz besonders ungünstig, da darin viele Entzündungsfaktoren gebildet werden, die unsere Organe schädigen können. Eine schlanke Taille ist daher nicht nur aus optischen, sondern auch aus gesundheitlichen Gesichtspunkten erstrebenswert. Daher ist der Hosenbund-Selbst-Check als Frühwarnsystem immer zu empfehlen, wenn es darum geht ein kluges Gewichtsmanagement zu betreiben. Ich empfehle daher neben dem BMI auch den Taillenumfang im Blick zu behalten. Optimal ist ein Taillenumfang von weniger als 80 cm für Frauen und weniger als 94 für Männer.

Wenn also der alters-adaptierte BMI und Taillenumfang im normalen Bereich liegen, ist die Wahrscheinlichkeit sehr groß, dass Gewicht und Fett-Muskel-Verteilung im grünen Bereich sind. Wer es ganz genau wissen will, der lässt beim Arzt oder Ernährungsprofi eine BIA-Messung durchführen. Hiermit kann der Körperfettanteil, Muskelmasse, Wasseranteil sowie der Kalorienbedarf in Ruhe (Grundumsatz) individuell berechnet werden.

> »DAS EIGENE WOHLFÜHLGEWICHT IST IMMER INDIVIDUELL. WENN MAN GESUND (!) ABNEHMEN MÖCHTE, DANN MUSS MAN WISSEN, WIE DAS ABNEHMEN FUNKTIONIERT UND WELCHE PARAMETER DAFÜR WICHTIG SIND. .« JG

Unser Körper verändert sich mit 30, 40, 50. Worauf muss man bei der Ernährung achten, was essen wir, wovon lassen wir die Finger?

JG: Ein Problem ist, dass viele sehr gerne Süßes mögen. Laut Studien greifen Frauen eher als Männer in Stresssituationen zu Keksen, Kuchen und Schokolade; Männer essen aber insgesamt mehr Süßes als Frauen. Die Ursache ist biologischer Natur, liegt in unserem Erbgut. Unsere Vorfahren profitierten von süßen Nahrungsmitteln, denn zum einen könnte man dann davon ausgehen, dass sie nicht giftig (eher bitter!) sind, zum anderen lieferten die fruchtzucker- und kohlenhydratreichen Nahrungsmittel viel Energie in Zeiten, wo man selten wusste, wann man wieder etwas zu essen bekommen würde.

Natürlich dürfen Sie naschen, aber eben in Maßen. Und am besten nicht die ungesunde Zucker-Fett-Kombination, die natürlich zugegebenermaßen besonders lecker ist, wie beispielsweise Zimtschnecken oder Nuss-Vollmilch-Schokolade. Haben wir extremen Heißhunger auf Schokolade kann dies übrigens bedeuten, dass Magnesium im Körper fehlt – angeblich will der Körper nur das Magnesium aus dem Kakao. Meistens überfällt uns der Heißhunger aber aus anderen, emotionalen Gründen.

Da wir mit den Jahren automatisch Pfunde zulegen da der Stoffwechsel nicht mehr so auf Touren ist wie in unseren Zwanzigern, sollten wir uns nicht nur damit auseinandersetzen was wir essen, sondern auch, wann wir essen. Die Vorzüge des Intervallfastens haben wir im Sachbuch ausführlich erklärt. Auch unsere Darmgesundheit bzw. unser Mikrobiom spielt eine maßgebliche Rolle. Hier wird viel geforscht und immer wieder Erstaunliches herausgefunden.

MK: Mit steigendem Alter ändert sich unser Stoffwechsel – er fährt langsamer. Grund hierfür ist vor allem das Altern unserer Organe, die den Stoffwechsel in Gang halten. Dies hat zur Folge, dass unser Grundumsatz abnimmt und wir immer weniger an Energie benötigen, um diesen aufrecht zu erhalten. Hinzu kommt, dass wir uns mit zunehmendem Alter noch weniger bewegen. Auch das ist ganz normal, denn die ersten Unzulänglichkeiten und Wehwehchen stellen sich ein und erlauben uns oft die eine oder andere Sportart nicht mehr, die wir früher so gerne betrieben haben.

Dadurch sinkt der tägliche Kalorienverbrauch und auf lange Sicht verringert sich der Grundumsatz weiterhin, weil durch weniger Bewegung auch die Muskulatur abnimmt. Unsere Muskeln sind aber wichtige Antriebsmotoren unseres Stoffwechsels, denn sie verbrauchen in Ruhe dreimal so viel Energie wie Fettgewebe.

> MIT STEIGENDEM ALTER ÄNDERT SICH UNSER STOFFWECHSEL – ER FÄHRT LANGSAMER. GRUND HIERFÜR IST VOR ALLEM DAS ALTERN UNSERER ORGANE, DIE DEN STOFFWECHSEL IN GANG HALTEN. DIES HAT ZUR FOLGE, DASS UNSER GRUNDUMSATZ ABNIMMT UND WIR IMMER WENIGER AN ENERGIE BENÖTIGEN, UM DIESEN AUFRECHT ZU ERHALTEN. MK

Berücksichtigt man nun all diese Faktoren, so benötigt ein Mensch im Alter von 80 Jahren rund 600 kcal weniger als mit 30 Jahren. Um diesem Phänomen gerecht zu werden und seine Figur bis ins hohe Alter zu behalten, ist vor allem darauf zu achten, dass die Muskulatur möglichst nicht oder wenig abbaut. Dies ist nicht nur die Grundlage für eine straffe und gute Figur, sondern auch für den Stoffwechsel gerade ab 50 Jahren wichtig. Unsere Muskeln benötigen zum einen Bewegung, aber auch die richtige Nährstoffzufuhr. Und das sind vor allem Proteine! Mit steigendem Alter ist eine ausreichende Eiweißzufuhr extrem wichtig, um dem Muskelabbau nachhaltig entgegenzuwirken. Während in der Jugend 0,8 g Protein pro kg Körpergewicht ausreichen, sollte man im Alter 1 Gramm Eiweiß pro Kilogramm Körpergewicht pro Tag essen.

Gerade bei Frauen stelle ich immer wieder fest, dass die meisten zu wenig Eiweiß zu sich nehmen, weil sie z. B. weder Fleisch noch Fisch oder Geflügel mögen und sich dann wundern, wenn sie zunehmend außer Form geraten. Natürlich mag oder kann nicht jeder Mensch täglich Fleisch oder Fisch essen, daher müssen Alternativen wie Joghurt, Quark und Hüttenkäse integriert werden, die ebenfalls gute Eiweiß- und Kalziumlieferanten sind. Zu meinen absoluten Favoriten gehören jedoch pflanzliche Proteine, die in Hülsenfrüchten wie Linsen, Bohnen, Kichererbsen, Edamame oder auch Nüssen und Samen, z. B. Kürbiskernen, zu finden sind. Diese Lebensmittel liefern zudem reichlich Ballaststoffe, die unseren Stoffwechsel und die Verdauung zusätzlich günstig beeinflussen. Frauen, die ohne Süßes nicht auskommen, empfehle ich Quark oder Joghurt mit frischen Früchten und Nüssen. Proteine sind nicht nur Benzin für unsere Muskeln, sondern auch unheimlich gute Sattmacher.

Die Figur kann sich insbesondere bei Frauen mit dem Alter ändern. Durch das Absinken der weiblichen Geschlechtshormone mit Eintritt der Wechseljahre kann es zu einer Umverteilung der Fettansammlungen am Körper der Frauen kommen. Haben wir in jüngeren Jahren eher am Busen und Po, an Hüften und Oberschenkeln zugelegt, so wächst mit zunehmendem Alter eher ein Bäuchlein. Die Fettverteilung der Frau im Alter gleicht sich somit der des Mannes an. Viel Bauchfett ist gesundheitlich ungünstig, da es die Entstehung von Herz-Kreislauf-Erkrankungen und Diabetes fördert. Daher sollte man allein aus gesundheitlichen Gründen ab 50 Jahren nicht übermäßig an Gewicht zulegen. Frauen, die aus Gründen von Wechseljahrebeschwerden Hormone einnehmen, zeigen diese männlichen Fettumverteilungsmuster übrigens nicht. Außerdem hat die Hormoneinnahme auch einen günstigen Einfluss auf das Gewicht, die Cholesterinwerte und die Diabeteshäufigkeit.

> »GERADE BEI FRAUEN STELLE ICH IMMER WIEDER FEST, DASS DIE MEISTEN ZU WENIG EIWEISS ZU SICH NEHMEN, WEIL SIE Z. B. WEDER FLEISCH NOCH FISCH ODER GEFLÜGEL MÖGEN UND SICH DANN WUNDERN, WENN SIE ZUNEHMEND AUSSER FORM GERATEN.« MK

Müssen wir alle das Essen wieder neu »lernen«?

JG: Wer stark übergewichtig ist, der sollte – in erster Linie seiner Gesundheit zuliebe – seine Ernährungsgewohnheiten unter die Lupe nehmen und schauen, was er über das Essen und das Gewichtsmanagement dazu lernen kann. Wer sein Gewicht halten möchte oder sich einfach für gesunde Ernährung interessiert, der kann anhand der vielen neuen Erkenntnisse der Ernährungswissenschaften auch für sich ein paar Rückschlüsse ziehen und sein Ernährungsverhalten im Alltag verändern.

Schon der Besuch im Café wirft die Frage auf: Lakotsefreien, Soja- oder Hafermilch-Cappuchino?

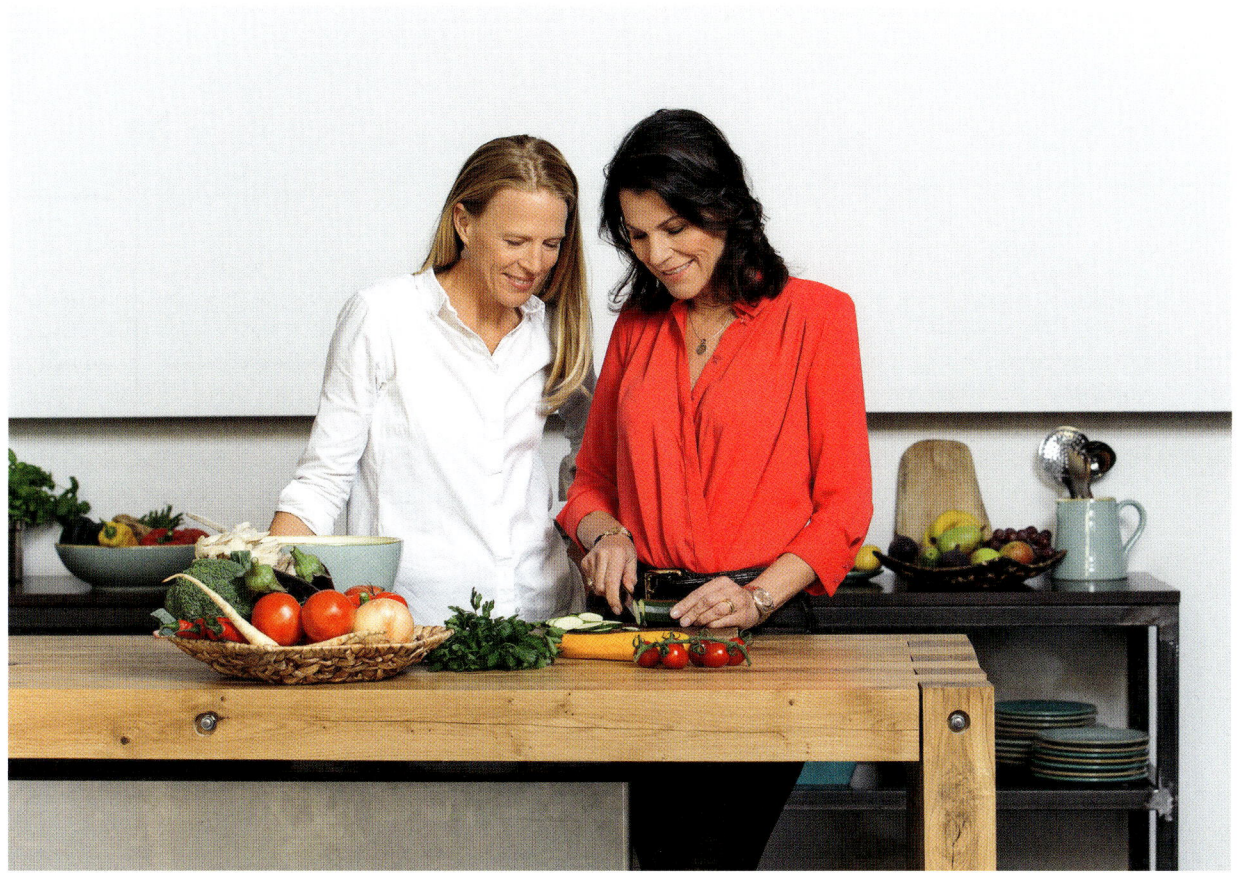

MK: »Ich bevorzuge Fisch oder Hüttenkäse als Eiweißlieferanten. Ich liebe Chicoreésalat mit Birne und Makadamianüssen – ein echtes Protein-Power-Meal für die Frau über 50.«

JG: »Ich bevorzuge die italienische Küche: Gemüse-Antipasti aus dem Ofen, Tomate mit Mozzarella, Spaghetti jeglicher Art und Fisch. Und die Gemüselasagne gehört ebenfalls zu meinen Favoriten.«

Soll zu viel Soja nicht den Hormonhaushalt durcheinanderbringen? Im Supermarkt grübelt man weiter vor sich hin: Ist das Müsli mit 30 Prozent weniger Zucker vertretbar? Muss man das mit dem Zucker – auch Honig und Agavendicksaft? – nicht ganz lassen? Beim Abendessen im Restaurant geht's dann weiter: Ein Steak? Ist rotes Fleisch nicht ungesund? Muss es nicht dann wenigstens vom Biobauernhof aus der Region kommen? Und was war nochmal mit dem Lachs? Steckt in ihm nicht eine geballte Ladung an Schadstoffen plus Mikroplastik? In diesem Moment schießt einem der Gedanke durch den Kopf: Mir doch egal, ich esse was ich will. Was ist dann aber mit dem Fakt, dass eine gesunde Ernährung unser Leben verlängert und vor Krankheiten schützen kann? Gesund alt werden möchte man doch schon ganz gern.

Was können wir tun? Wir müssen zu allererst das Hungergefühl wieder spüren, das Magenknurren. Nicht nur beim Wahrnehmen des Nahrungsangebotes, sondern auch unseren Hunger betreffend gilt: Achtsamkeit und Bewusstheit. Je weniger der Magen zum Verarbeiten hat, desto mehr macht er sich bemerkbar, beginnt durch die Kontraktion der Magenwand mit uns zu kommunizieren, uns »anzuknurren«. Natürlich müssen Sie jetzt nicht immer bis zum Magenknurren warten, um Mahlzeiten zu sich zu nehmen. Es ist aber eine interessante und wichtige Erfahrung für uns, die wir es ja kaum mehr – durch das viele Herumsnacken und den zu kurzen Abständen zwischen den Mahlzeiten – zu einem Magenknurren kommen lassen, das klassische Hungergefühl wieder zu entdecken. Wir beide mussten es übrigens auch erst wieder wahrnehmen lernen. Uns hat dabei das Spontan-Intervallfasten geholfen. Haben wir zum Beispiel bei einer Essenseinladung am Abend zu viel und auch zu spät gegessen, dann überspringen wir das Frühstück, trinken nur einen Tee oder Kaffee. Spätestens um 12 Uhr rumort der Magen auf Hochtouren, der Körper verlangt nach Essen. Probieren Sie es mal aus, Sie werden sofort erkennen, dass es sich nicht um Appetit, sondern um echten Hunger handelt.

MK: Wenn Sie auf Dauer Ihr Gewicht halten wollen, sprechen Sie bitte nicht von einer Diät, sondern besser vom Essen. Diät klingt immer nach Verboten und ist damit schon gescheitert. Denn eines ist klar: Es ist ein lebenslanges Projekt, weshalb Ihre Intuition sehr wichtig ist. Versuchen Sie zu ergründen, warum Sie zu viel und in welchen Situationen Sie essen. Wer nur isst, wenn er Hunger hat, nimmt nicht zu. Viele von uns essen, um ihre negativen Emotionen zu befriedigen. Frust, Stress, Einsamkeit, Trauer und Wut sind ganz vorne. Wenn man es geschafft hat, dies zu ergründen und die Gefühle anderweitig befriedigen kann, so ist man einen großen Schritt weiter.

> **WIR MÜSSEN ZU ALLERERST DAS HUNGERGEFÜHL WIEDER SPÜREN, DAS MAGENKNURREN. NICHT NUR BEIM WAHRNEHMEN DES NAHRUNGSANGEBOTES, SONDERN AUCH UNSEREN HUNGER BETREFFEND GILT: ACHTSAMKEIT UND BEWUSSTHEIT. JG**

Welche Tricks und Rituale helfen für eine gesunde Ernährung?

Beide: Es gibt ein paar Basics, die wirklich helfen, sich gesünder zu ernähren, auf die wir beide schwören …

1. Generell gilt: Drei gesunde Mahlzeiten am Tag einnehmen. Wer Intervallfastet läßt Frühstück oder Abendessen weg. Frühstück ist nicht immer ein Muss. Vielen reicht ein Kaffee am Morgen – auch gut. Den Zucker bitte beim Kaffee (und beim Tee auch) weglassen. Wer mag gibt noch einen Schuss Milch oder Hafer-, Reis- oder Soja-Drink dazu.

2. Drei normale Portionen pro Tag essen, heißt einen Teller pro Mahlzeit. Wer es gewohnt war mehrere Teller zu essen, also zu den »Volumenessern« gehört, sollte vor dem Mittag- und Abendessen eine klare Suppe oder einen Salat essen. Das bremst den Heißhunger. Noch wirksamer ist es, wenn man zwischen der Vorspeise (Suppe, Salat) und dem Hauptgericht 15 bis 20 Minuten wartet, weil dann der Magen gefüllt wurde und der erste Sättigungseffekt eintritt. Man isst dann zur Hauptspeise deutlich weniger und ist vor allem schneller satt.

3. Keine Snacks zwischendurch. Diese pushen den Insulinspiegel und begünstigen damit das Anlegen von Fettreserven. Wer unbedingt nach dem herzhaften Essen etwas Süßes braucht, sollte dies direkt nach dem Hauptgang essen. Desserts wie Sorbet oder Früchte sind die leichte Alternative zu Schokotarte oder Crême brûlée.

4. Keine Fertiggerichte und stark verarbeiteten Lebensmittel essen. Diese enthalten viele versteckte Kalorien in Form von Fetten und Zucker. Wer sich hauptsächlich von Fertiggerichten ernährt, nimmt im Durchschnitt 500 Kilokalorien pro Tag mehr zu sich. Dies bedeutet, dass man pro Woche 1 Pfund an Gewicht zulegt. Wir haben im Rezeptteil klassische Lieblingsgerichte vorgestellt, und wie man sie selbst zubereiten kann. Ihre verwandten Fertiggerichte aus dem

Lebensmittelgeschäft enthalten alle eben deutlich mehr Kalorien. Ein anderes Beispiel sind auch die fertigen Fruchtjoghurts aus dem Kühlregal. Diese enthalten in der Regel sehr viel Zucker. Die Alternative ist ein fettarmer Jogurt mit frischen Früchten vermischt. Daher der Tipp: Alle Lebensmittel hinsichtlich Alkohol, Fett und Zucker checken und diese drei Dinge reduzieren.

5. Ballaststoffe essen (die zumeist ebenfalls in Fertiggerichten fehlen), ideal 30 bis 40 Gramm pro Tag. Sind in Vollkornprodukten, Obst und Gemüse enthalten. Sie machen satt und regulieren die Verdauung. Außerdem beeinflussen sie positiv die Darmbakterien und sorgen dafür, dass unser Körper mehr Energie aufwenden muss, um die Nahrung aufzuschlüsseln. Gemüse, Obst und Vollkornprodukte enthalten auch Mineralien und Vitamine. Fünf Portionen (eine Portion ist eine Handvoll) Obst und Gemüse pro Tag essen. Zwei Portionen Obst und drei Portionen Gemüse/Salat.

6. Ausreichend Proteine zu sich nehmen, um die Muskeln zu füttern (siehe oben: 1 Gramm pro Kilogramm Körpergewicht pro Tag). Günstig sind pflanzliche Eiweiße (Hülsenfrüchte), da weniger Fett enthalten ist oder Fisch und Geflügel.

7. Keinen Alkohol trinken und wenn, dann nur zu besonderen Anlässen. Alkohol ist ein Zellgift mit vielen Kalorien. Ein Gramm reiner Alkohol enthält stolze sieben Kilokalorien. Wenn ein Partyabend bevorsteht, dann bitte merken: Während der Party immer wieder Mineralwasser dazwischen trinken. Damit nimmt man automatisch weniger Alkohol zu sich und der Kater am nächsten Tag hält sich in Grenzen.

8. Die richtigen Fette essen. Eher pflanzliche, ungesättigte Fette mit einer günstigen Omega-3- und Omega-6-Zusammensetzung, wie z. B. Leinöl oder Rapsöl. Alle Fette meiden, die beim Erkalten hart und weiß sind.

9. Bewusst und genussvoll essen. Sich Zeit nehmen für das Essen, nicht nebenbei essen, nicht Fernsehen oder Zeitung lesen beim Essen.

10. Das Essen zuhause nur an einem bestimmten Essplatz genießen.

11. Jeden Bissen bewusst kauen, mindestens 20-mal. Am Anfang findet man das intensive Kauen merkwürdig, aber es geht dann irgendwann in Fleisch und Blut über. Währenddessen das Besteck ablegen, das hilft gegen hastiges Weiteressen. Gut gekautes Essen wird besser verdaut und lässt den Blutzuckerspiegel weniger schnell ansteigen.

12. Keine Reste der Kinder oder Partner essen oder beim Aufräumen in der Küche die Reste der Töpfe auskratzen und essen. Das sind alles extra Kalorien, die Sie getrost vermeiden können.

13. Im Restaurant Finger weg vom Brotkorb und der Butter. Schieben Sie beides als erstes als einen bewussten Akt von sich weg. Wenn Sie in Gesellschaft ein Menue essen, wählen Sie als Vorspeise eine klare Suppe mit Gemüse (z.B. Minestrone) oder einen gemischten Salat (Salat sättigt extrem gut). Vorsicht: Abends können wir Rohkost wie Salat nicht gut verdauen – Suppen oder gegartes/gegrilltes Gemüse eignen sich besser als Vorspeise.

14. Wenn Sie Gewicht verlieren möchten, dann kommen Sie um Bewegung nicht herum: Täglich 7.000 bis 10.000 Schritte gehen oder ihr Sportprogramm intensivieren. Überlegen Sie sich, wie mehr Bewegung in Ihren Alltag kommt. Wollen Sie vielleicht künftig mit dem Fahrrad zur Arbeit fahren oder einen Teil des Weges zu Fuß gehen?

15. Achten Sie auf einen guten und ausreichenden Schlaf. Menschen mit Schlafmangel neigen dazu mehr zu essen als sie brauchen. Wer schläft, isst nicht. Nicht bei Licht schlafen, Fenster gut verdunkeln und für frische Luft sorgen.

Auf was Frauen besonders achten sollten

KALZIUM UND VITAMIN D

Frauen ab der Menopause sollten ein besonderes Augenmerk auf ihre Knochengesundheit legen. Durch die Abnahme der Östrogene kann es bei unzureichender Nahrungsaufnahme von Kalzium und Vitamin D zu einer Abnahme der Knochensubstanz (Osteoporose) kommen. Dabei spielt das Vitamin D die entscheidende Rolle: Es sorgt für die Verstoffwechselung des Knochenminerals Kalzium (dieses verleiht unserem Skelett Stabilität und Festigkeit).

Vitamin D können wir entweder mit dem Essen aufnehmen, oder es wird in der Haut unter Sonneneinstrahlung (UVB) gebildet. Allerdings nimmt mit zunehmendem Alter die Vitamin-Synthesefähigkeit der Haut ab. Im Alter von 70 Jahren hat sich die Kapazität der Haut zur Vitamin-D-Synthese um etwa 75 Prozent reduziert. Während in jüngeren Jahren ein gelegentliches Sonnenbad ausreicht, um 80 bis 100 Prozent des Vitamin-D-Bedarfs abzudecken, können ältere Menschen trotz häufiger Sonnenbestrahlung nur noch Bruchteile des benötigten Vitamin D in der Haut produzieren. Wichtig ist es daher gerade ab 50 Jahren auf eine ausreichende Kalzium- (1 g täglich) und Vitamin-D-Zufuhr (20 µg täglich) durch die Nahrung zu achten.

> **VITAMIN D KÖNNEN WIR ENTWEDER MIT DEM ESSEN AUFNEHMEN ODER AUCH IN DER HAUT UNTER SONNENEINSTRAHLUNG (UVB) BILDEN. ALLERDINGS NIMMT MIT ZUNEHMENDEM ALTER DIE VITAMIN-SYNTHESEFÄHIGKEIT DER HAUT AB.**

Sehr gute Kalziumlieferanten können bestimmte Mineralwässer sein, aber auch Milchprodukte, insbesondere Hartkäse, grünes Gemüse, Obst, Getreideprodukte und Nüsse.

Vitamin-D-reiche Lebensmittel sind fettreiche Fische, Pilze, Milchprodukte, Eier, aber auch Innereien. Allerdings nehmen, laut der Nationalen Verzehrstudie in Deutschland, die meisten Menschen (80 Prozent der Männer und 90 Prozent der Frauen) nicht genügend Vitamin D durch ihre Nahrung auf. Daher empfehlen viele Ärzte älteren Menschen, gerade über die Wintermonate hinweg, entsprechende Ergänzungsmittel, z. B. Tabletten mit 20.000 I.E., die dann einmal die Woche einzunehmen sind. Konkreter Vitamin-D-Mangel führt zu einer steigenden Zahl von Hüftgelenk- und Oberschenkelhalsfrakturen, vor allem bei Frauen ab dem 55. Lebensjahr. Eine Mangelversorgung bedingt eine Mineralisationsstörung der Knochen, es wird nicht genügend Kalzium eingebaut, die Knochenmasse verringert sich. Einer neuen Untersuchung zufolge führt der Mangel an Vitamin D dazu, dass das mineralisierte Knochengewebe, das den Knochen umgibt, keine schützende Wirkung entfalten kann. Der Knochen altert vorzeitig und wird weniger widerstandsfähig – Brüche können die Folge sein. Demnach reduziert ein Mangel an Vitamin D nicht nur die Knochendichte, sondern wirkt sich auch auf die Knochenqualität aus.

Daneben hat Vitamin D einen günstigen Einfluss auf das Immunsystem allgemein: Es unterstützt den Körper in seiner Abwehrfähigkeit, aber auch bei Wundheilung und allgemeiner Regeneration. Und es hilft der Muskulatur, indem es den Muskelaufbau befördert, aber auch die schnellere Muskelkontraktion – was wiederum das Risiko von gefährdenden Stürzen bei Älteren verringert.

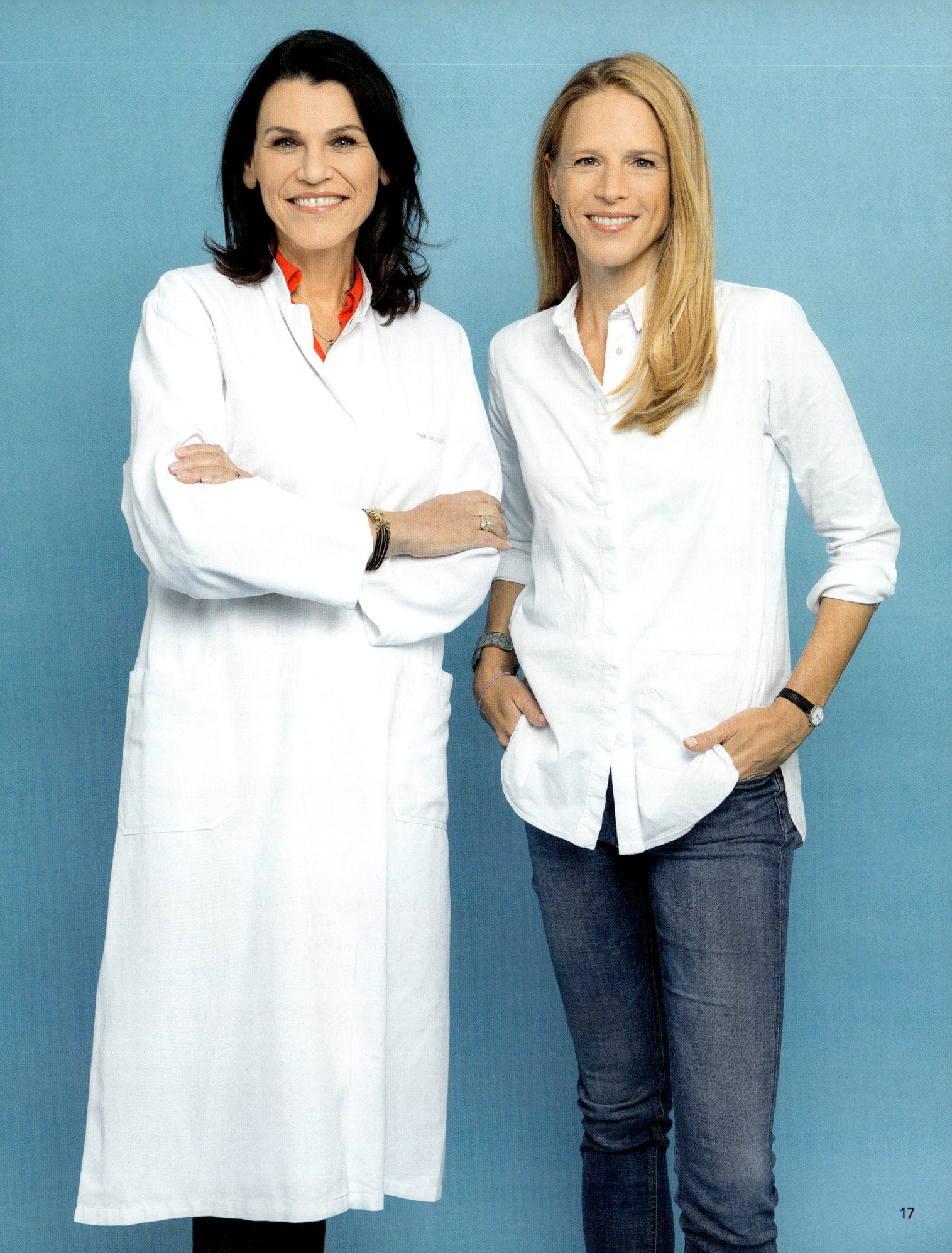

Der Umgang mit Salz und Zucker

Wir haben natürlich mit vielen Frauen gesprochen, die uns ihre Probleme beim Abnehmen im Alltag geschildert haben. Jede Frau ist anders, daher gibt es sicher kein allgemeingültiges Rezept, z. B. welche Bewegungsformen in welchem Maß für jemanden besonders geeignet sind. Auch sind die Geschmacksvorlieben sehr individuell.

Was uns aber bei vielen Frauen aufgefallen ist: Sie sagen häufig, dass sie sich ja um gesundes Essen, gerade auch Zwischendurch, bemühen und dass Sie häufig Obst zu sich nehmen. Und davon dann auch ziemlich viele Portionen. Auch hier sei gewarnt: Früchte, besonders Trockenfrüchte, können ganz schöne Mengen an Zucker – und damit an Kalorien – enthalten. Und unser letztes Augenmerk hier soll auf der Verwendung von Salz liegen, besonders in Fertiggerichten oder Backwaren. Ein Zuviel an Salz ist schlecht für die Darmgesundheit und kann dort die Darmbakterien ungünstig beeinflussen – was sich wiederum negativ auf den gesamten Stoffwechsel auswirkt.

TROCKENFRÜCHTE – ZUCKERBOMBENKONZENTRAT

Trockenfrüchte sind populär: Ob als Zuckerersatz in Müslimischungen oder in der vegetarischen und veganen Küche, sie finden immer mehr Fans. Und wie mit allem: in Maßen genommen, kein Problem. Man sollte nur beachten, dass durch das Trocknen den Früchten bis zu 80 Prozent ihres Wassergehaltes entzogen werden kann – was sie eben konserviert. Gerade Trauben, Datteln und Feigen werden dadurch aber zu wahren Zuckerbomben. Während 100 Gramm frische Feigen mit ca. 65 kcal zu Buche schlagen, weist die gleiche Menge an getrockneten Früchten knappe 250 kcal aus. Und das ist dann als Zwischensnack doch zu berücksichtigen.

NATRIUMCHLORID, BESSER BEKANNT ALS SALZ

Absolut essenziell für Menschen ist die Einnahme von Salz. Für einen gesunden Erwachsenen sind ungefähr 5 Gramm pro Tag genug – da sind sich viele Studien aber uneinig: Die Empfehlungen schwanken zwischen 4 bis 6 Gramm. Für den Körper reichen aber schon bis zu 2 Gramm pro Tag aus.

Leider ist davon – wie auch aus vielen anderen Lebensmitteln – ein Zuviel geworden: Tatsächlich liegt die real konsumierte Tagesmenge in unseren Landen bei geschätzten 10 bis 12 Gramm.

Geheime Salzlieferanten: Fertiggerichte und sogar Backwaren

Das meiste Salz, das wir zu uns nehmen, kommt aber nicht aus dem lange verteufelten Salzstreuer; es steckt in produzierten Lebensmitteln wie Backwaren, aber auch in Wurst und Käse.

Auch und besonders in Fertig- und Tiefkühlgerichten, wie z. B. Tomatensaucen oder Pizzen, findet man – neben einem Übermaß an Zucker und Fetten – hohe Salzkonzentrate. Daher finden Sie die gängigsten Fertiggerichte in diesem Buch als Rezepte zum Selbermachen. Selbst süße Backwaren enthalten einen überdurchschnittlichen Prozentsatz an Salz. Warum das so ist? Salz wirkt in Gerichten, ebenso wie Zucker, als Geschmacksverstärker und wird bewusst von der Lebensmittelindustrie zu diesem Zweck eingesetzt.

Neben Bluthochdruck hat ein Zuviel an Salz leider auch negative Auswirkungen auf unsere Figur. Salz verändert unseren Stoffwechsel, es unterstützt den Körper dabei, Reserven »für schlechte Zeiten« zu anzulegen und speichern – was sich dann eben an überflüssigen Pfunden bemerkbar machen kann.

Obst mit wenig Zucker unter 8 g Zucker pro 100 g Frucht

OBSTSORTE	KILOKALORIEN (KCAL)	ZUCKERGEHALT PRO 100 GRAMM
Aprikose	42,3	7,8 g
Avocado	160	0,7 g
Brombeere	29,9	2,7 g
Erdbeere	32,1	5,5 g
Guave	34,0	6,7 g
Grapefruit	48,0	7,0 g
Heidelbeere	42,1	6,0 g
Himbeere	34,0	4,8 g
Johannisbeere (rot)	43,3	4,7 g
Papaya	12,9	2,4 g
Stachelbeere	44,0	8,0 g
Wassermelone	32,0	7,0 g
Zitrone	30,0	2,5 g

Obst mit mittlerem Zuckergehalt über 8,0 bis max. 10,0 g Zucker pro 100 g

OBSTSORTE	KILOKALORIEN (KCAL)	ZUCKERGEHALT PRO 100 GRAMM
Kiwi	61,0	9,0 g
Orange	47,1	9,2 g
Pfirsich	40,7	8,9 g
Stachelbeere	44,0	8,5 g
Zwetschge	43,3	8,8 g

Obst mit hohem Zuckergehalt ab 10 g Zucker pro 100 g Frucht

OBSTSORTE	KILOKALORIEN (KCAL)	ZUCKERGEHALT PRO 100 GRAMM
Ananas	58,9	13,1 g
Apfel	51,9	11,4 g
Banane	94,0	21,0 g
Birne	52,4	12,4 g
Feige	63,2	12,9 g
Granatapfel	78,0	16,7 g
Granatapfel	78,0	16,7 g
Kaki	71,0	16,0 g
Litschi	66	15,0 g
Mandarine	50,2	10,1 g
Mango	60,3	12,8 g
Maracuja	80,1	13,4 g
Mirabelle	64,4	14,0 g
Nektarine	56,9	12,4 g
Pflaume	47,1	10,2 g
Sauerkirsche	57,7	11,0 g
Süßkirsche	63,4	13,3 g
Weintraube	71,1	15,6 g

FRÜH-
STÜCK

Guten Morgen Frühstücksfans! Hier finden Sie eine Vielzahl von süßen und pikanten Rezepten, die auf leichte Weise für einen guten und energiereichen Start in den Tag sorgen.

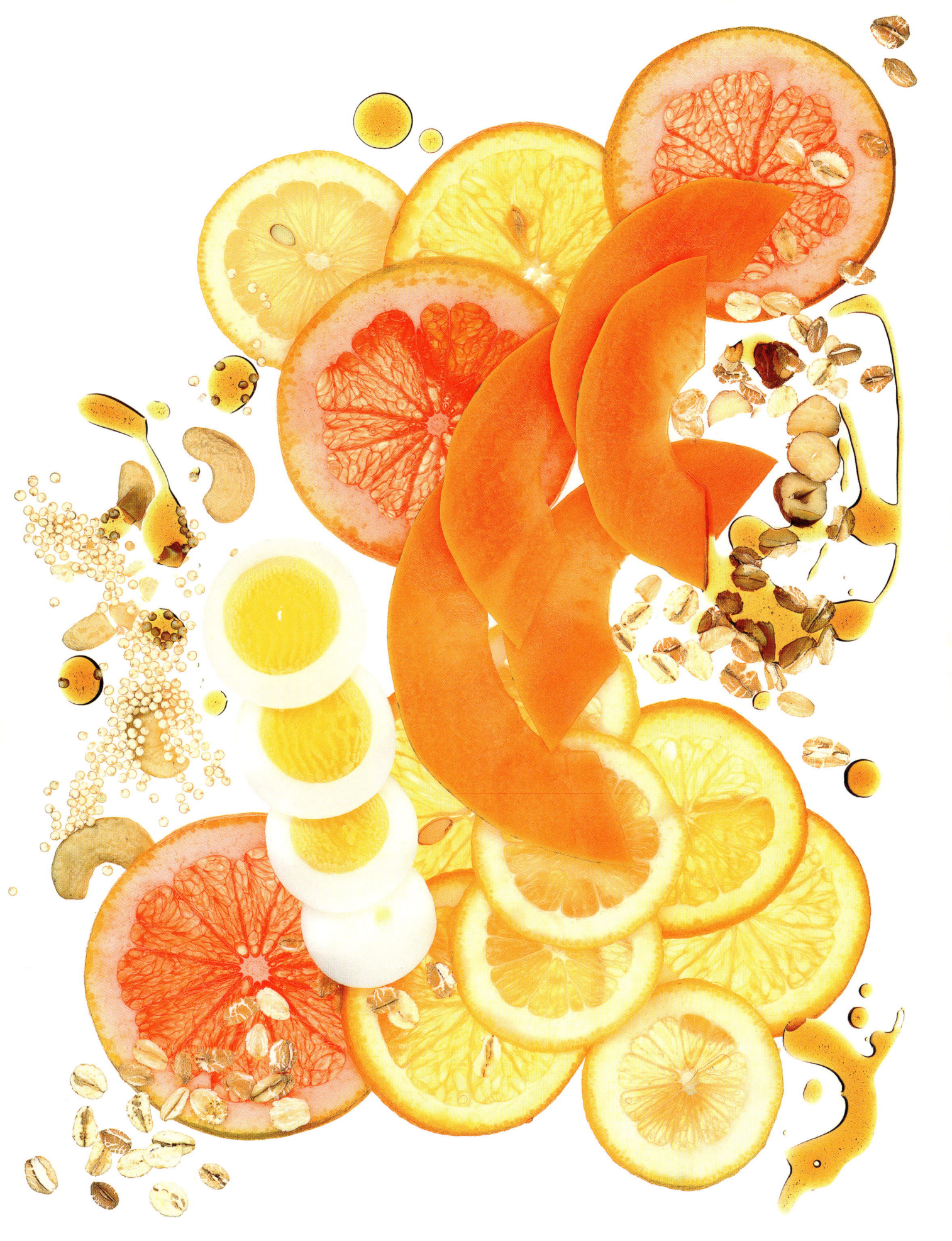

Frischkorn-Müsli
mit Erdbeerjoghurt

Pro Portion ca. 385 kcal, 16 g E, 10 g F, 56 g KH

BALLASTSTOFFREICH

FÜR 2 PERSONEN
Zubereitung: 15 Min.
Kühlen: über Nacht

30 g Cashewkerne
100 g geschroteter Dinkel (ersatzweise Weizen; evtl. frisch geschrotet; s. Infos)
250 g Erdbeeren
250 g Joghurt (1,5 % Fett)
½ TL gemahlene Vanille
2 EL Apfeldicksaft

1. Die Cashewkerne grob hacken und in einer kleinen beschichteten Pfanne ohne Fett bei mittlerer Hitze ein paar Minuten rösten, bis sie ein bisschen Farbe angenommen haben. Herausnehmen.

2. Die Cashewkerne in einer Schüssel mit dem geschroteten Dinkel und 200 ml kaltem Wasser verrühren und zugedeckt über Nacht kalt stellen.

3. Am nächsten Morgen die Erdbeeren waschen, putzen und in Stücke schneiden. Die Erdbeerstücke, bis auf ein paar zum Garnieren, mit dem Joghurt und der gemahlenen Vanille verrühren. Die Dinkelschrotmischung aus dem Kühlschank nehmen und den Apfeldicksaft unterrühren. Die Mischung auf zwei Schalen verteilen und mit dem Erdbeerjoghurt toppen. Die übrigen Erdbeeren darauf verteilen.

Infos & Varianten
Für Schrot werden Getreidekörner grob zerkleinert, dadurch werden sie aufgeschlossen und sind nach dem mehrstündigen Einweichen auch roh genießbar. Da die ganzen Körner samt Schale zerkleinert werden, sind alle wertvollen Vitamine und Mineralien ebenso wie die Ballaststoffe enthalten – ein Gesundheits-Plus! Sie können geschroteten Weizen und Dinkel fertig kaufen. Wer jedoch regelmäßig Frischkornmüsli zum Frühstück isst, kauft besser ganze Körner und schrotet sie in kleinen Mengen selbst. Dabei leistet eine Getreidemühle ebenso gute Dienste wie ein Hochleistungsmixer.

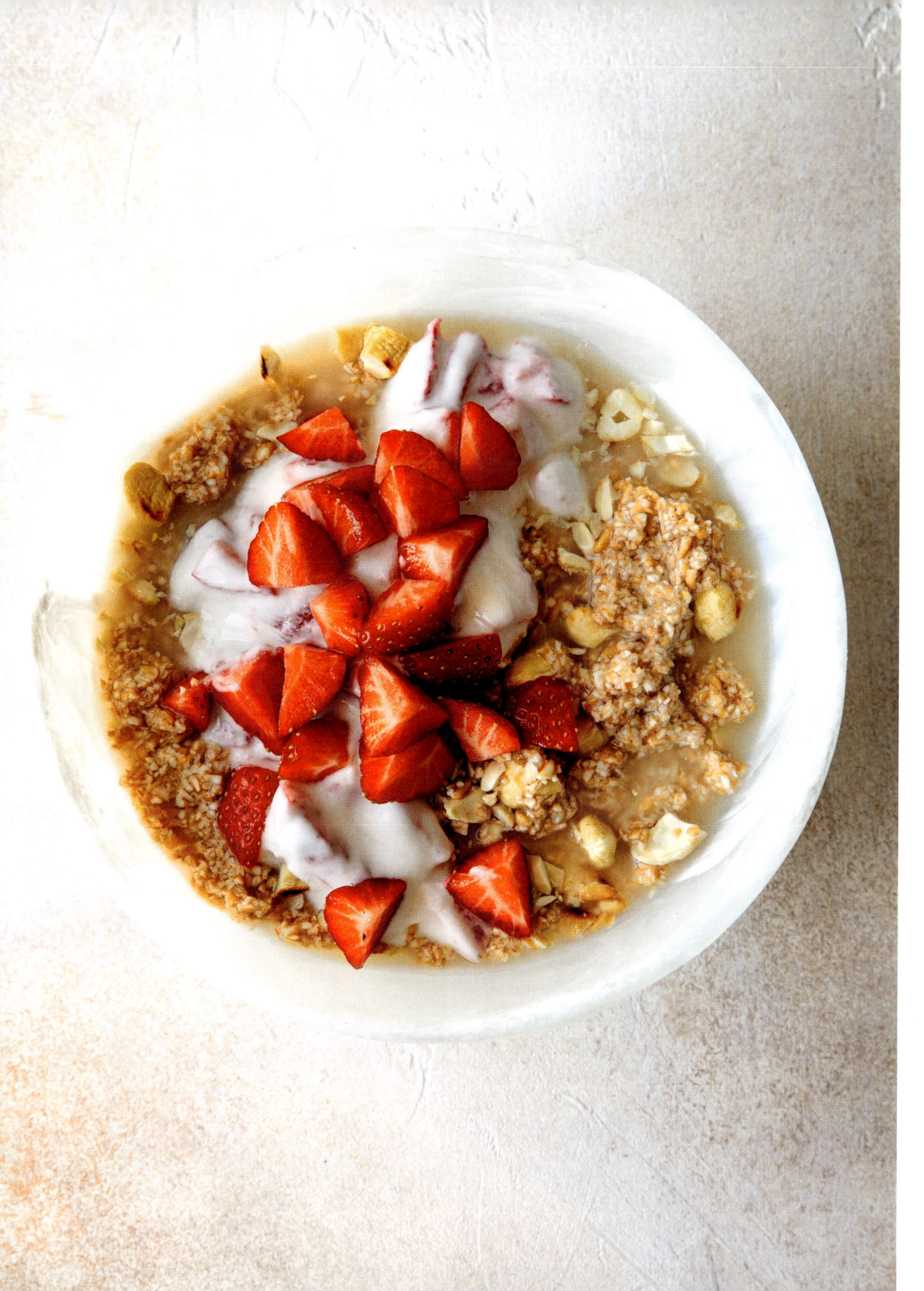

Melonen-Müsli
mit Cashewkernen

Pro Portion ca. 365 kcal, 12 g E, 11 g F, 53 g KH

GUT BEKÖMMLICH | GEGEN BLÄHBAUCH

FÜR 2 PERSONEN
Zubereitung: 15 Min.

---

30 g Cashewkerne
60 g gemischte Getreideflocken
½ Zuckermelone (z. B. Cantaloupe)
250 g Joghurt (1,5 % Fett)
1 Prise gemahlene Kurkuma
1 EL Ahornsirup
250 ml Orangensaft (ersatzweise Multivitaminsaft)

Tipps & Varianten

Veganer geben Sojaghurt zur Melone. Statt der gemischten Getreideflocken können Sie auch nur eine Flockensorte verwenden. Vielfalt bei den Zutaten sorgt aber auch für Vielfalt bei den gesunden Inhaltsstoffen.
Zuckermelonen gibt es in diversen Varianten. Ob Honig-, Cantaloupe- oder Charantais-Melone – alle liefern gesunde Süße.

1. Die Cashewkerne grob hacken und mit den Getreideflocken in einer beschichteten Pfanne ohne Fett rösten, bis sie angenehm duften. Die Mischung etwas abkühlen lassen.

2. Die Kerne aus der Melonenhälfte herauskratzen, die Melone schälen und das Fruchtfleisch in kleine Würfel schneiden. Die Melonenwürfel mit Joghurt, Kurkuma und Ahornsirup verrühren und auf zwei Schalen verteilen. Den Orangensaft darübergießen und die Cashew-Flocken-Mischung darüberstreuen. Das Müsli sofort servieren.

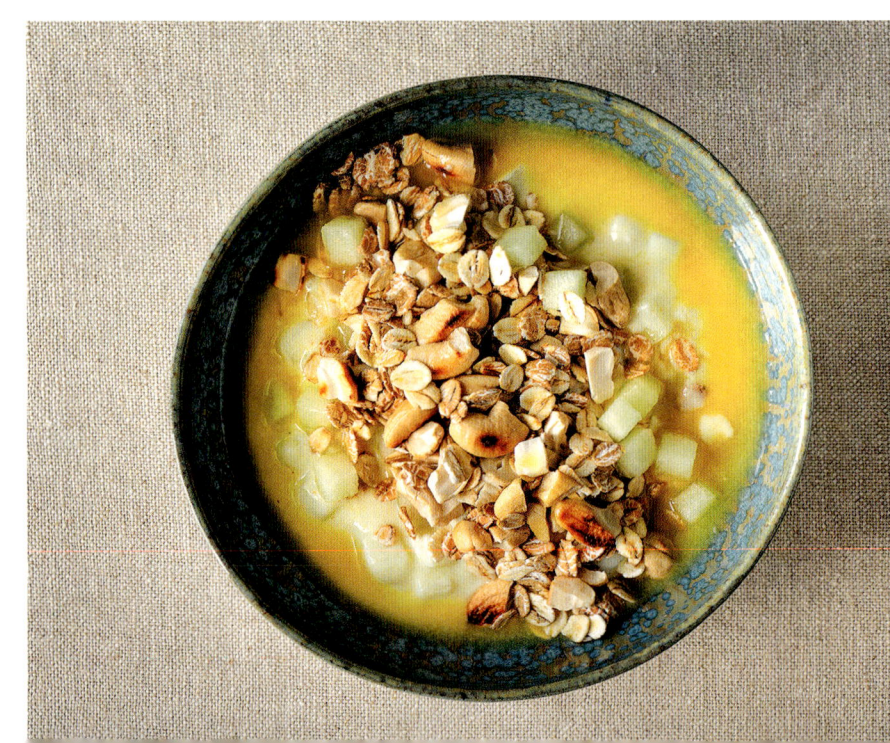

› FRÜHSTÜCK

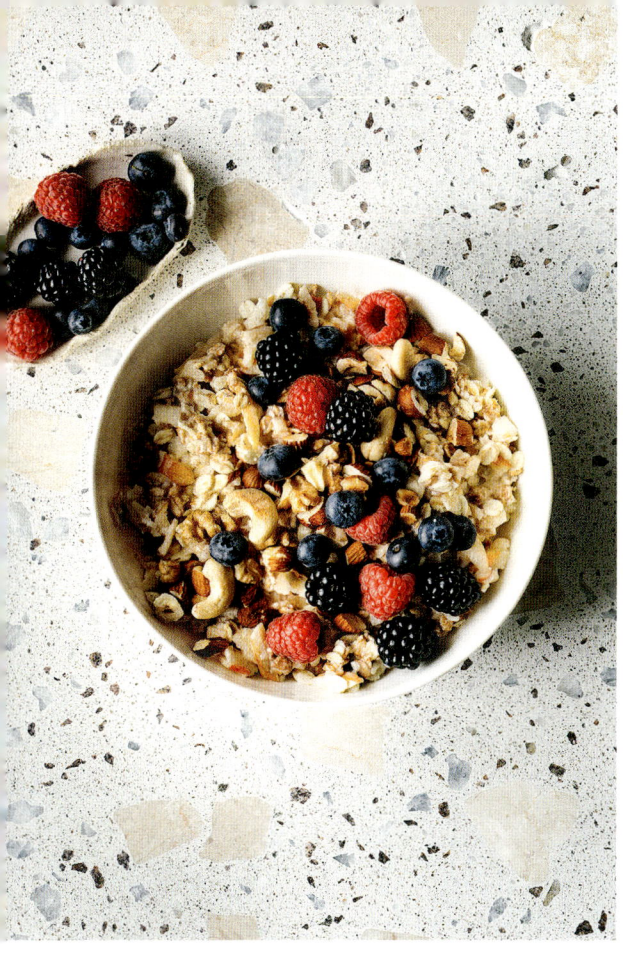

Bircher Müsli
mit gemischten Beeren

Pro Portion ca. 390 kcal, 13 g E, 14 g F, 51 g KH

GUT VORZUBEREITEN | BALLASTSTOFFREICH

FÜR 2 PERSONEN
Zubereitung: 15 Min.
Quellen: über Nacht

---

80 g gemischte Getreideflocken
200 ml Milch (1,5 % Fett)
1 großer aromatischer Apfel
   (z. B. Boskop)
2 EL Zitronensaft
1 EL Apfeldicksaft (ersatzweise
   flüssiger Honig)
30 g gemischte Nusskerne
   (z. B. Mandeln, Walnusskerne,
   Haselnusskerne, Cashewkerne)
100 g gemischte Beeren
   (z. B. Himbeeren, Heidelbeeren,
   Brombeeren)
100 g Joghurt (1,5 % Fett)

1. Die Getreideflocken in einer Schüssel mit der Milch übergießen und zugedeckt über Nacht quellen lassen.

2. Am nächsten Morgen den Apfel waschen, gut abreiben und auf einer Haushaltsreibe grob raspeln, dabei das Kerngehäuse aussparen. Die Apfelraspel mit dem Zitronensaft beträufeln und mit dem Apfeldicksaft unter die eingeweichten Getreideflocken mischen. Das Müsli auf zwei Schalen verteilen.

3. Die Nusskerne grob hacken und in einer beschichteten Pfanne ohne Fett goldbraun rösten. Die Beeren verlesen, kurz abbrausen und nach Belieben etwas kleiner schneiden. Den Joghurt zum Müsli geben. Die Beeren und die gerösteten Nüsse zum Servieren auf das Müsli streuen.

Info
Wunderbar ausgewogen – ein bunter Strauß an Gesundem. Getreideflocken liefern Ballaststoffe, Milch und Joghurt sorgen für Eiweiß, Nüsse für gesundes Fett, Früchte für Frische und Vitamine. So ein Müsli macht lange satt und hilft, die Anforderungen des Tages zu meistern.

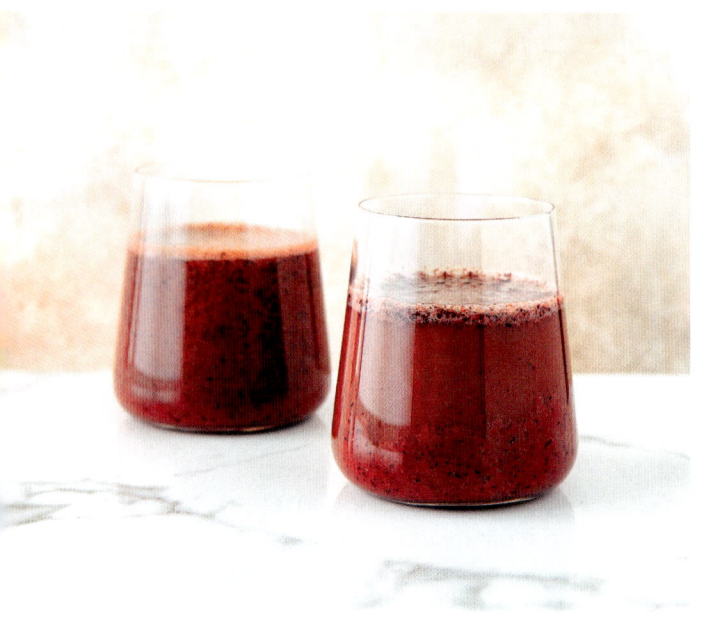

FÜR 2 PERSONEN
Zubereitung: 10 Min.

Heidelbeer-Shake

Pro Portion ca. 120 kcal, 5 g E, 3 g F, 17 g KH

<u>GUT VERTRÄGLICH</u>

100 g Heidelbeeren (ersatzweise TK, aufgetaut) • ½ kleine Bio-Zitrone • 2 TL Apfelsüße (ersatzweise Apfeldicksaft) • 250 g Kefir (1,5 % Fett) • 10 g lösliche Haferflocken • Eiswürfel (nach Belieben; ersatzweise Mineralwasser)

1. Die Heidelbeeren kurz abbrausen, gut abtropfen lassen und verlesen. Die Zitrone heiß abwaschen und abtrocknen, etwas Schale fein abreiben und den Saft auspressen.

2. Heidelbeeren, Zitronenschale und -saft, Apfelsüße, Kefir und die Haferflocken im Mixer oder mit dem Pürierstab in einem hohen Rührbecher pürieren. In zwei Gläser füllen und nach Belieben Eiswürfel dazugeben.

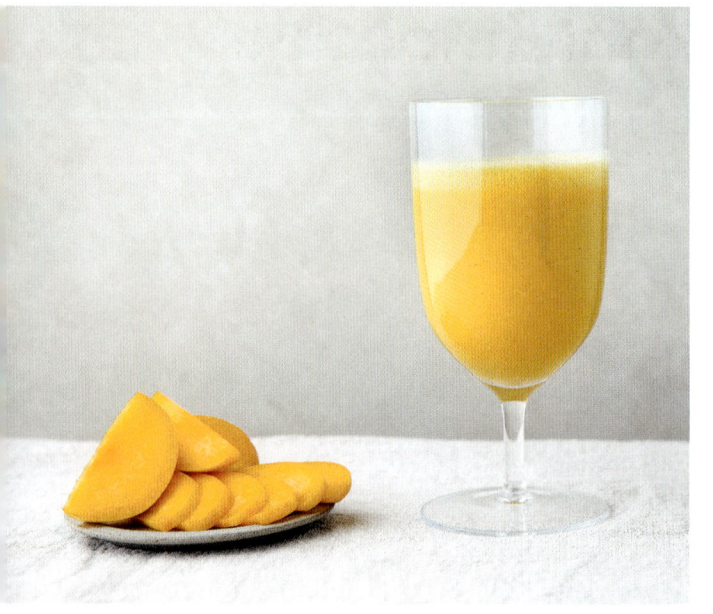

FÜR 2 PORTIONEN
Zubereitung: 10 Min.

Pfirsich-Smoothie

Pro Portion ca. 120 kcal, 12 g E, 0 g F, 17 g KH

<u>LEICHT</u>

2 reife Pfirsiche (ca. 200 g; netto ca. 170 g) • 200 g Skyr • 200 ml Mineralwasser mit Kohlensäure • 1 Prise gemahlene Vanille • 2 TL Rohrohrzucker

1. Die Pfirsiche waschen, halbieren und entsteinen, dann grob würfeln. Das Fruchtfleisch zusammen mit dem Skyr, dem Mineralwasser, der gemahlenen Vanille und dem Rohrohrzucker im Mixer oder mit dem Pürierstab in einem hohen Rührbecher pürieren.

2. Den Pfirsich-Smoothie in zwei hohe Gläser füllen und sofort servieren.

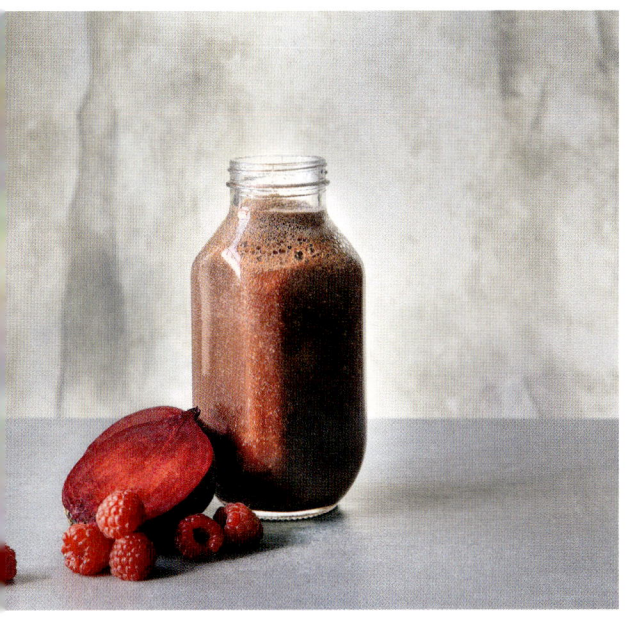

FÜR 2 PERSONEN
Zubereitung: 15 Min.

Red-Velvet-Mix

Pro Portion ca. 205 kcal, 3 g E, 5 g F, 36 g KH

<u>VITAMINREICH</u>

125 g Rote Bete (vakuumverpackt) • 80 g Himbeeren (frisch oder TK) • 2 EL Cashewkerne • 1 EL Apfeldicksaft (ersatzweise Agavendicksaft) • ½ TL gemahlene Kurkuma • 125 ml Kirschsaft (ersatzweise Orangensaft) • 125 ml Mineralwasser mit Kohlensäure

1. Die Roten Beten grob würfeln. Dabei die Knollen am besten mit einer Gabel halten und mit einem Messer zerschneiden – so bleiben die Hände sauber.

2. Die Roten Beten mit Himbeeren, Cashewkernen, Apfeldicksaft, Kurkuma, Kirschsaft und Mineralwasser im Mixer oder mit einem Pürierstab in einem hohen Gefäß ausgiebig pürieren. Den Red-Velvet-Mix in zwei hohe Gläser füllen und bald genießen.

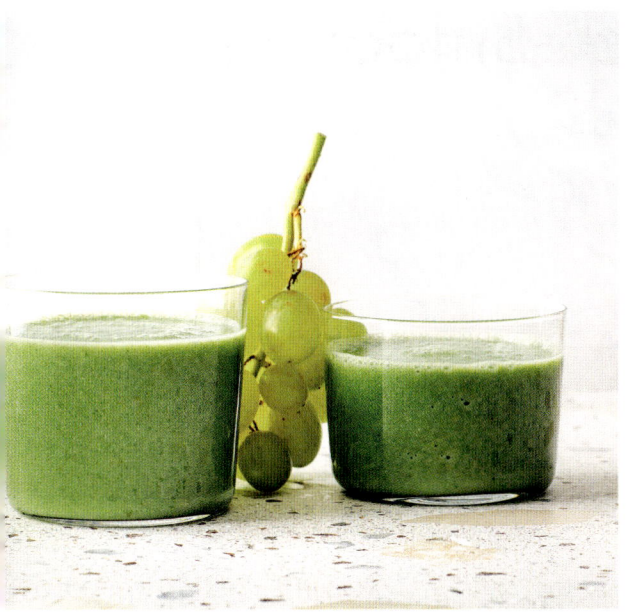

FÜR 2 PERSONEN
Zubereitung: 15 Min.

Grünkohl-Smoothie

Pro Portion ca. 225 kcal, 5 g E, 7 g F, 33 g KH

<u>WINTERLICHER VITAMIN-BOOSTER</u>

40 g Grünkohl (geputzt; ersatzweise TK-Grünkohl) • 1 kleine Birne • 1 EL Zitronensaft • 200 g kernlose weiße Weintrauben • 100 ml Orangensaft • 25 g geschälte gemahlene Mandeln • 2 TL Agavendicksaft

1. Frischen Grünkohl waschen, TK-Grünkohl auftauen lassen. Die Birne waschen, vierteln, entkernen und grob würfeln, sofort mit dem Zitronensaft beträufeln. Die Trauben waschen und von den Stielen zupfen.

2. Grünkohl, Birne und Trauben mit Orangensaft, gemahlenen Mandeln und Agavendicksaft im Mixer oder in einem hohen Rührbecher mit dem Pürierstab pürieren. Den Drink in zwei Gläser füllen und genießen.

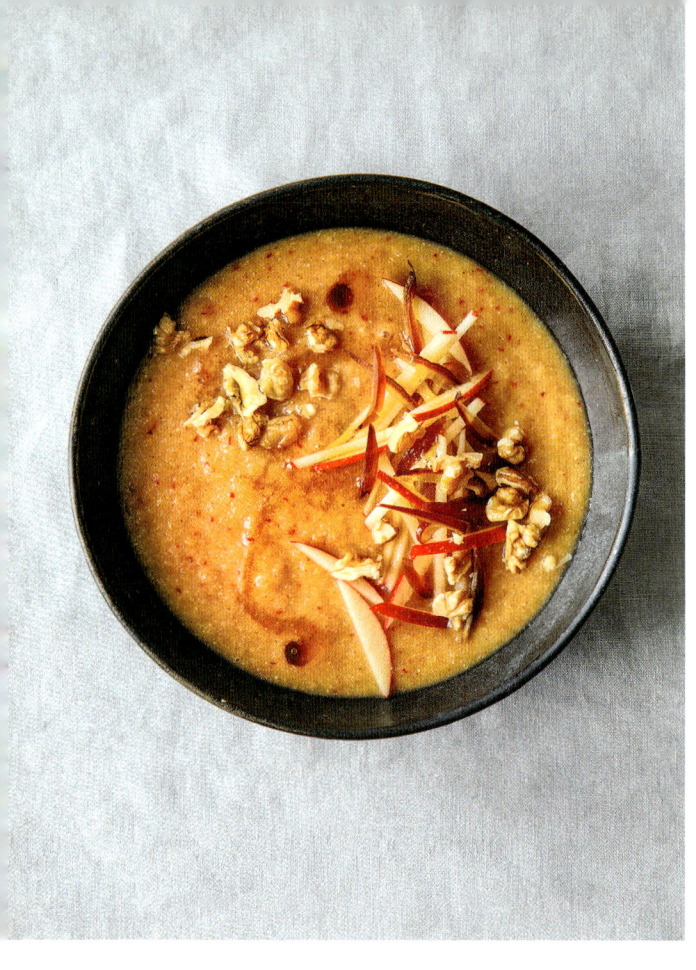

Dattel-Smoothie-Bowl
mit Chia-Samen

Pro Portion ca. 275 kcal, 5 g E, 9 g F, 44 g KH

<u>ARABISCHES ZUM LÖFFELN</u>

FÜR 2 PERSONEN
Zubereitung: 20 Min.

---

2 Orangen
1 großer Apfel
1 EL Zitronensaft
6 getrocknete Datteln (ca. 50 g)
½ TL Zimtpulver
2 TL Chia-Samen
2 EL Walnusskerne
2 TL flüssiger Honig

1. Die Orangen mit einem Messer so schälen, dass auch die weiße Haut überwiegend entfernt wird. Die Orangen grob zerschneiden und dabei die Kerne entfernen.

2. Den Apfel waschen und gut abreiben, vierteln und entkernen. Ein Viertel in schmale Streifen schneiden, in einem Schälchen mit dem Zitronensaft vermischen und beiseitestellen.

3. Die Datteln eventuell entsteinen. 2 Datteln in schmale Streifen schneiden und beiseitestellen. Die restlichen Datteln mit den Orangenstücken, den Apfelvierteln, dem Zimtpulver und den Chia-Samen im Mixer oder mit dem Pürierstab in einem hohen Rührbecher pürieren. Auf zwei Schalen verteilen.

4. Die Walnusskerne grob hacken und mit den Apfel- und Dattelstreifen auf die Bowls geben. Den Honig darüberträufeln und die Bowls sofort servieren.

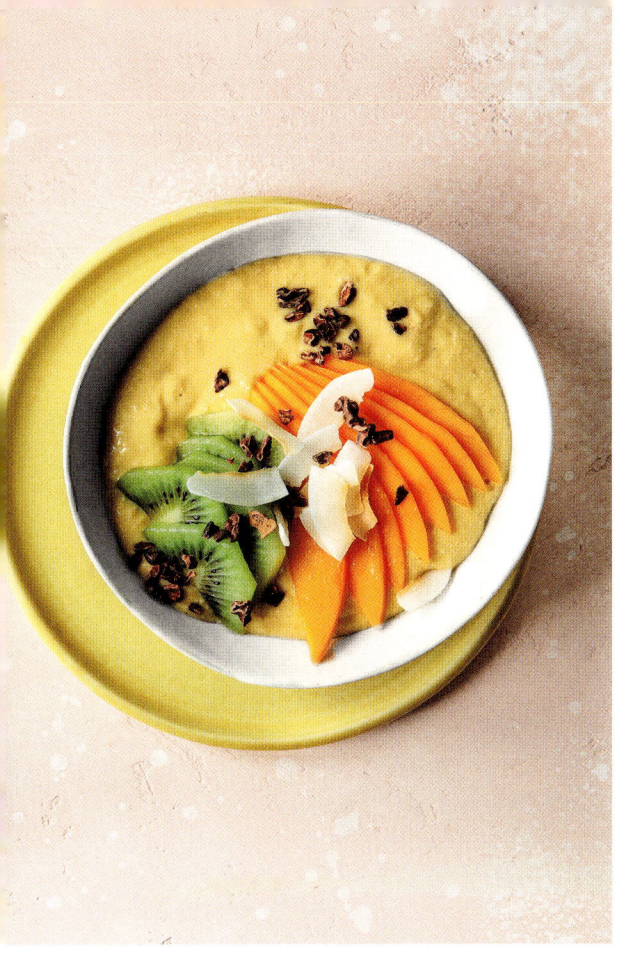

Tropical Smoothie-Bowl
mit Mango

Pro Portion ca. 290 kcal, 6 g E, 12 g F, 38 g KH

<u>PERFEKT GEGEN WINTERBLUES</u>

FÜR 2 PERSONEN
Zubereitung: 15 Min.

---

1 kleine reife Mango
1 kleine Banane
2 EL Limettensaft
100 g Joghurt (1,5 % Fett)
75 ml Orangensaft
4 EL lösliche Haferflocken (ca. 20 g)
1 Kiwi
2 EL Kokoschips
1 EL Kakao-Nibs

1. Die Mango schälen. Einige dünne Streifen vom Stein schneiden und zum Garnieren beiseitelegen, das restliche Fruchtfleisch ebenfalls vom Stein abschneiden. Die Banane schälen und in Stücke schneiden.

2. Die Mango (bis auf die dünnen Streifen) und die Banane mit Limettensaft, Joghurt, Orangensaft und Haferflocken im Mixer oder in einem hohen Rührbecher mit dem Pürierstab pürieren. Den Smoothie auf zwei Schalen verteilen.

3. Die Kiwi schälen, halbieren und in Scheiben schneiden. Mit den Mangostreifen, den Kokoschips und den Kakao-Nibs auf den Smoothie-Bowls verteilen. Sofort servieren.

Kernige Quinoa-Bowl
mit Erdbeeren

Pro Portion ca. 420 kcal, 12 g E, 16 g F, 55 g KH

<u>VIELE VITAMINE UND WERTVOLLE FETTSÄUREN</u>

FÜR 2 PERSONEN
Zubereitung: 15 Min.

20 g Walnusskerne
20 g Sonnenblumenkerne
200 g Haferdrink (ungesüßt)
80 g Quinoa (hell oder bunt)
1 Prise gemahlene Vanille
150 g Erdbeeren (frisch oder TK, aufgetaut)
100 g kernlose rote Weintrauben
100 g Joghurt (1,5 % Fett)
2 TL dunkler aromatischer Honig

1. Die Walnusskerne und die Sonnenblumenkerne grob hacken und in einer kleinen beschichteten Pfanne ohne Fett rösten, bis sie angenehm duften und etwas Farbe angenommen haben. Herausnehmen.

2. Den Haferdrink mit der Quinoa und der gemahlenen Vanille in die Pfanne geben, unter Rühren einmal aufkochen, dann bei kleiner Hitze ca. 15 Min. köcheln und ausquellen lassen. Etwas abkühlen lassen.

3. Die Erdbeeren und die Weintrauben waschen. Die Erdbeeren putzen und die Trauben von den Stielen zupfen. Die Früchte nach Belieben etwas kleiner schneiden.

4. Die Quinoa-Mischung auf zwei Schalen verteilen. Die Nussmischung, die Früchte und den Joghurt daraufgeben, alles mit dem Honig beträufeln und bald genießen.

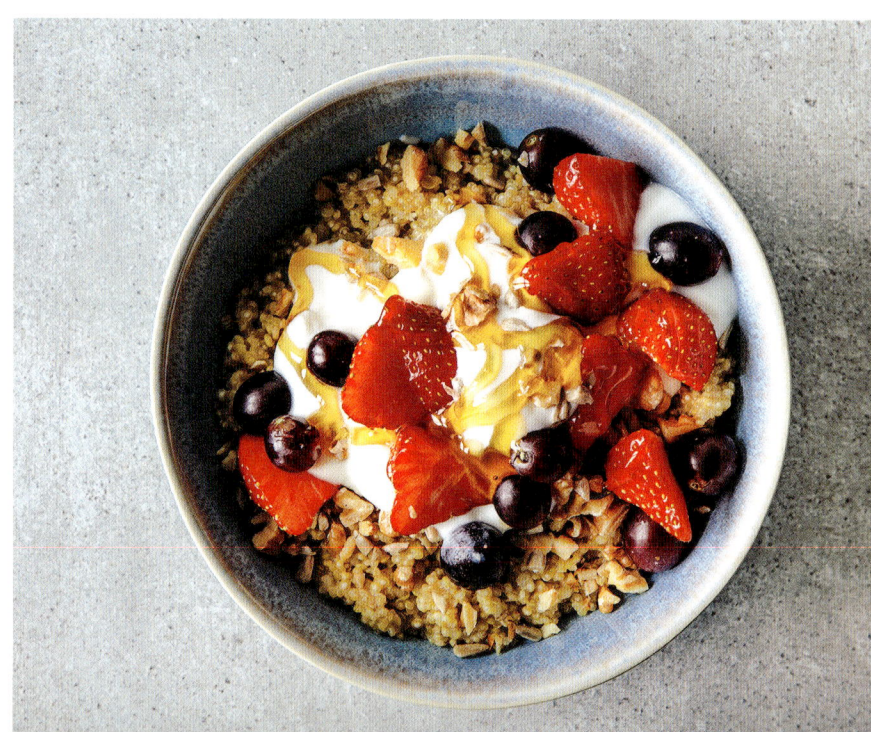

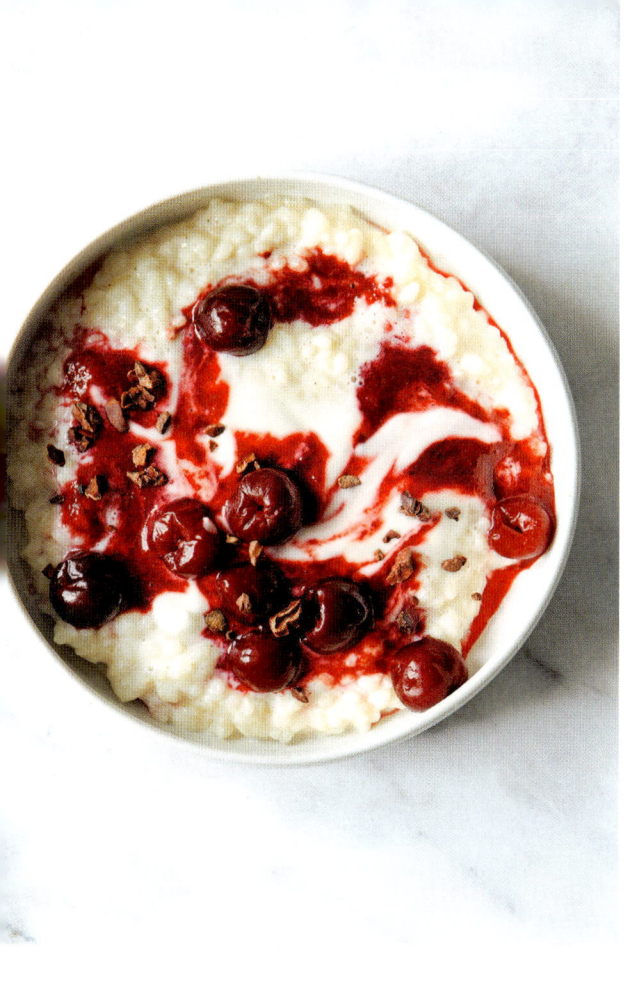

Reis-Bowl mit Kirschsauce
und Kakao-Nibs

Pro Portion ca. 365 kcal, 12 g E, 5 g F, 65 g KH

<u>GUT BEKÖMMLICH</u>

FÜR 2 PERSONEN
Zubereitung: 50 Min.

---

150 g Kirschen (entsteint; frisch oder TK, aufgetaut)
1 EL Zitronensaft
2 TL Sofort-Gelatine
250 ml Milch (1,5 % Fett)
2 Prisen gemahlener Kardamom
60 g Rundkornreis (Milchreis; am besten Vollkorn)
1 EL Agavendicksaft
75 g Joghurt
2 TL Kakao-Nibs

1. Von den Kirschen 2 EL beiseitelegen. Die restlichen Kirschen mit dem Zitronensaft und der Sofort-Gelatine im Mixer oder mit dem Pürierstab in einem hohen Rührbecher pürieren. Zugedeckt kalt stellen, damit die Gelatine anziehen kann.

2. Die Milch mit dem Kardamom und dem Reis in einem kleinen Topf aufkochen. Den Reis unter gelegentlichem Rühren bei ganz kleiner Hitze 30–40 Min. (je nach Sorte) garen.

3. Den Reis mit Agavendicksaft abschmecken und in zwei Schalen umfüllen. Den Joghurt und die Kirschsauce sowie die restlichen Kirschen daraufgeben. Die Bowls mit den Kakao-Nibs bestreuen und servieren.

Tipp
Die Bowl lässt sich gut am Vortag zubereiten und zugedeckt über Nacht im Kühlschrank aufbewahren. Und sie schmeckt auch wunderbar als süßes Hauptgericht an heißen Sommertagen

Maronen-Apfel-Bowl
mit Cranberrys

Pro Portion ca. 405 kcal, 10 g E, 9 g F, 69 g KH

VEGAN | KALIUMREICH

FÜR 2 PERSONEN
Zubereitung: 15 Min.

---

50 g gemischte Getreideflocken
2 EL Mandelstifte
1 kleiner Apfel (mit grüner Schale)
1 EL Zitronensaft
150 g geschälte gegarte Maronen (Esskastanien; z. B. vakuumverpackt)
100 ml Pflanzendrink (z. B. Hafer oder Mandel)
2 EL Ahornsirup
2 EL getrocknete Cranberrys

1. Die Getreideflocken in einer kleinen beschichteten Pfanne ohne Fett rösten, bis sie angenehm duften. Herausnehmen und beiseitestellen. Die Mandelstifte in der Pfanne ebenfalls kurz rösten und dann beiseitestellen.

2. Den Apfel waschen, gut abreiben, vierteln und entkernen. Die Viertel in dünne Scheiben schneiden und mit dem Zitronensaft beträufeln.

3. Die Maronen mit dem Pflanzendrink und dem Ahornsirup im Mixer oder mit dem Pürierstab in einem hohen Rührbecher pürieren. Die Mischung auf zwei Schalen verteilen. Die Getreideflocken, die Mandelstifte, die Apfelscheiben und die Cranberrys daraufgeben.

Info
Maronen sind reich an Kalium, helfen beim Ausscheiden von überschüssigem Natrium und beugen so Herz-Kreislauf-Erkrankungen vor. Viele weitere gesunde Inhaltsstoffe machen die Edelkastanien zu einem gesunden Snack. Greifen Sie also zu, wenn es auf Kirmes oder Weihnachtsmarkt angenehm duftet – Maronen sind die deutlich bessere Wahl gegenüber gebrannten Mandeln, Zuckerwatte oder gar Pommes und Bratwurst.

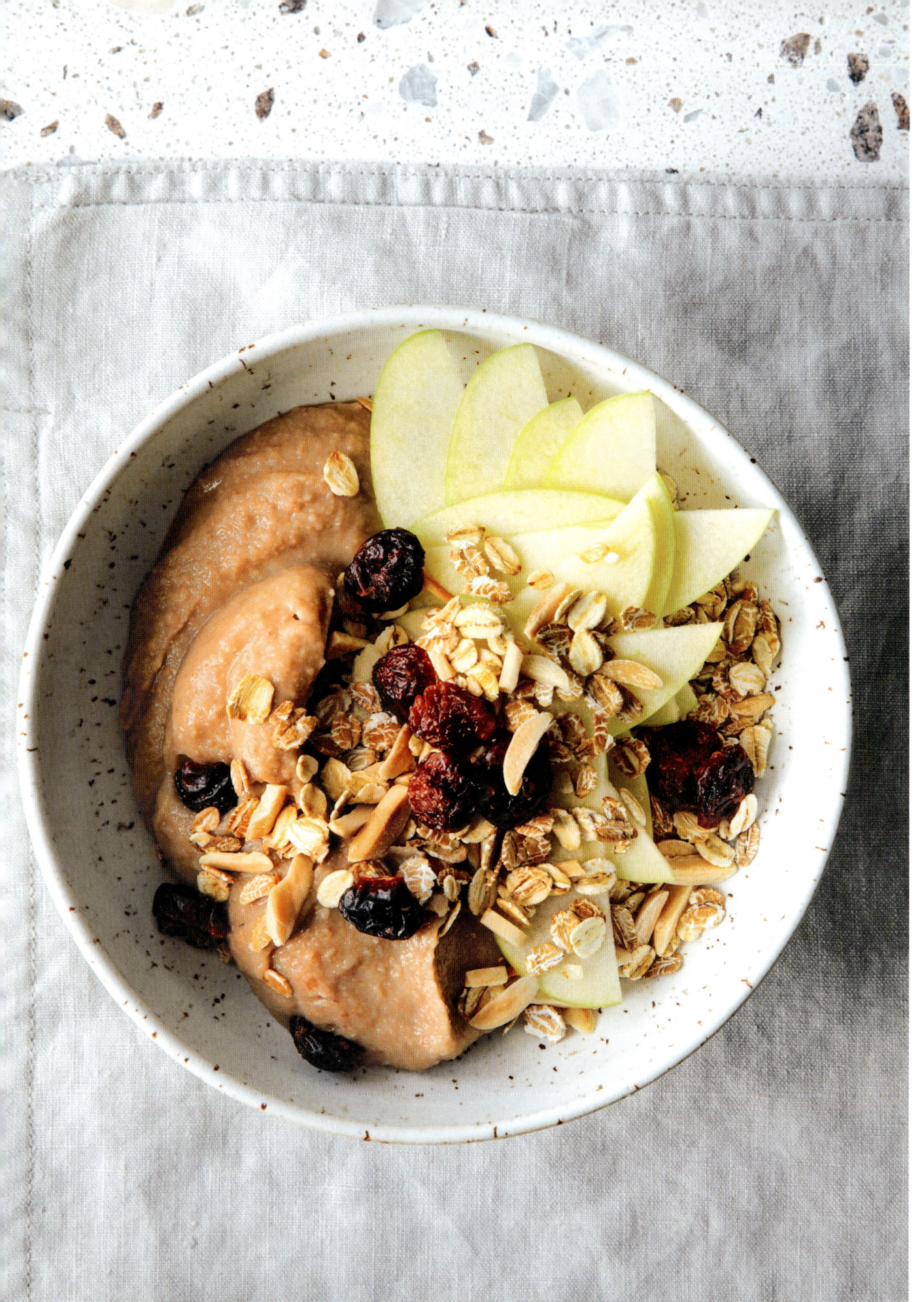

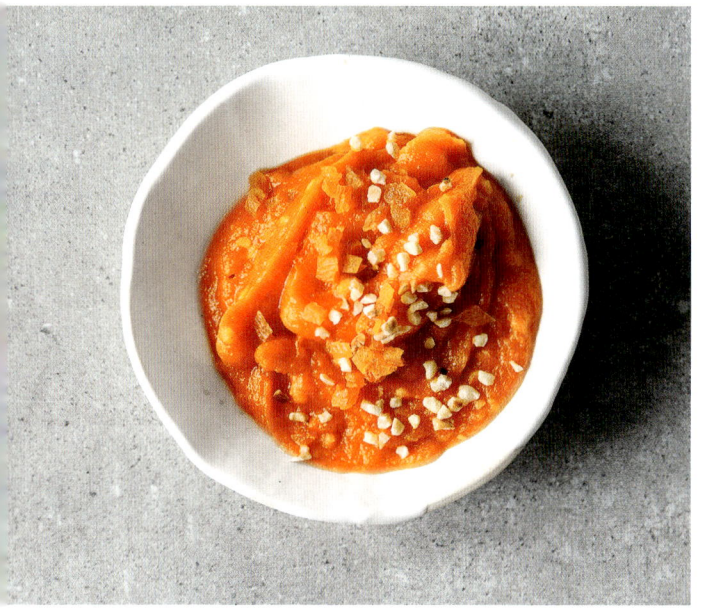

FÜR 8 PERSONEN
Zubereitung: 25 Min.

Möhren-Aufstrich

Pro Portion ca. 43 kcal, 1 g E, 2 g F, 6 g KH

BALLASTSTOFFREICH | LOW FAT

250 g Möhren • 6 getrocknete Soft-Aprikosen • 25 g gehackte Mandeln • ½ Bio-Zitrone • 1 EL Honig • ½ TL Zimtpulver

1. Möhren putzen, schälen, klein würfeln und in einen Dämpfkorb geben. Den Korb in einen passenden Topf stellen und die Möhren zugedeckt in ca. 15 Min. weich dämpfen. Inzwischen Aprikosen fein würfeln. Mandeln in einer beschichteten Pfanne ohne Fett goldbraun rösten. Zitrone heiß waschen und abtrocknen, 1 TL Schale fein abreiben und 2 EL Saft auspressen.

2. Möhren mit dem Pürierstab pürieren. Zitronenschale und -saft, Honig und Zimt unterrühren, Aprikosen und Mandeln untermischen. Den Aufstrich sofort genießen oder zugedeckt im Kühlschrank max. 4 Tage aufheben.

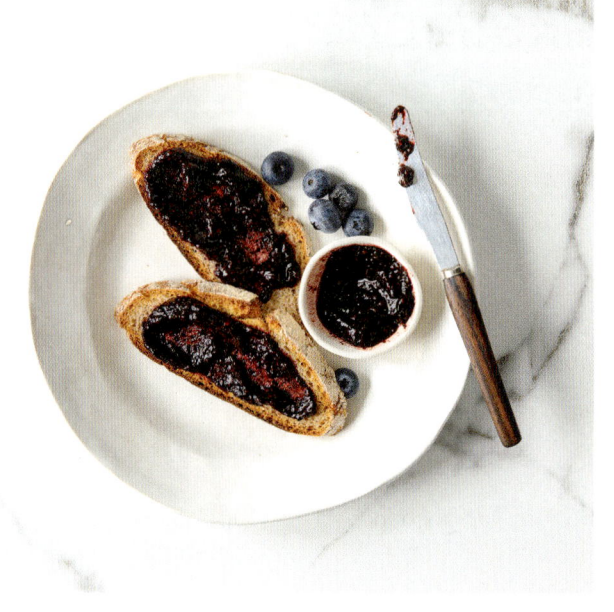

FÜR 8 PERSONEN
Zubereitung: 10 Min.
Kühlen: 1 Std.

Heidelbeercreme

Pro Portion ca. 30 kcal, 1 g E, 1 g F, 3 g KH

VEGGIE | LOW FAT

250 g TK-Heidelbeeren (aufgetaut) • 2 ½ EL Chia-Samen • ¼ TL gemahlene Vanille • 1 Prise gemahlener Anis • 1 EL Limettensaft • 1 EL Ahornsirup

1. Die Heidelbeeren in einem hohen Rührbecher mit dem Pürierstab pürieren. Chia-Samen, Vanille, Anis und Limettensaft unterrühren und alles zugedeckt mindestens 1 Std. kalt stellen.

2. Die Mischung noch einmal pürieren und mit Ahornsirup süßen. Den Aufstrich sofort genießen oder zugedeckt im Kühlschrank max. 4 Tage aufheben.

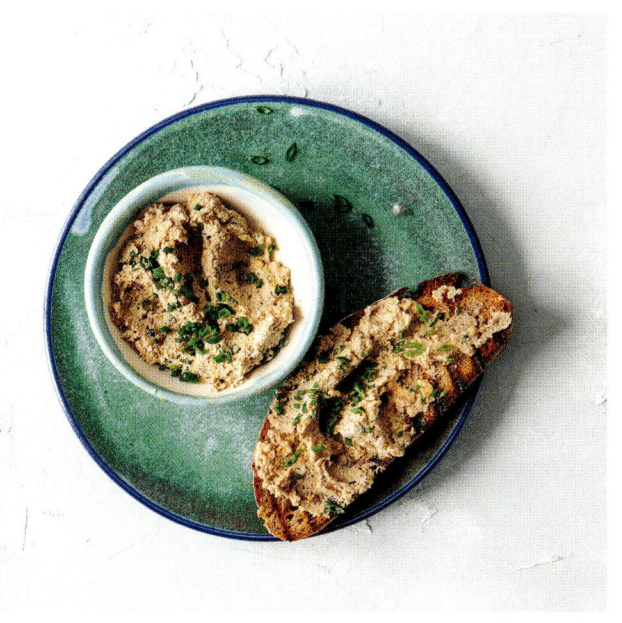

FÜR 8 PERSONEN
Zubereitung: 20 Min.
Einweichen: 1 Std.

Kerniger Aufstrich

Pro Portion ca. 125 kcal, 4 g E, 9 g F, 6 g KH

<u>LOW FAT | BALLASTSTOFFREICH</u>

100 g Sonnenblumenkerne • 1 TL getrockneter Thymian • 1 TL geräuchertes Paprikapulver • 1 TL Senfkörner • ½ TL gemahlener Koriander • 2 EL Hefeflocken • 2 EL Rapsöl • 40 g getrocknete Apfelringe • ½ Bund Schnittlauch • Salz, Pfeffer

1. Sonnenblumenkerne in 200 ml Wasser mindestens 1 Std. einweichen. In ein Sieb abgießen, Wasser auffangen. Kerne mit Thymian, Paprikapulver, Senfkörnern, Koriander, Hefeflocken und Rapsöl in einem hohen Rührbecher mit dem Pürierstab pürieren. So viel Einweichwasser dazugeben, bis die Mischung cremig ist.

2. Apfelringe fein würfeln. Schnittlauch waschen, trocken tupfen und in feine Röllchen schneiden. Beides unter die Creme rühren, mit Salz und Pfeffer würzen. Aufs Brot streichen oder max. 2 Tage aufheben.

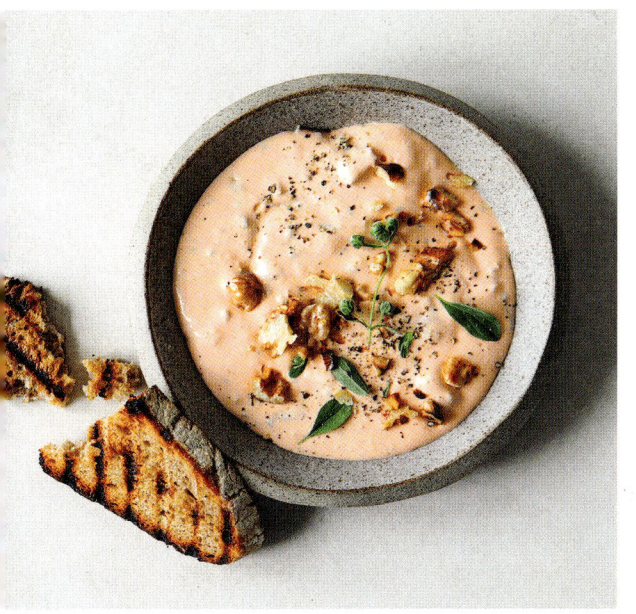

FÜR 8 PERSONEN
Zubereitung: 10 Min.

Schafskäsecreme

Pro Portion ca. 85 kcal, 4 g E, 7 g F, 2 g KH

<u>VEGGIE | LOW CARB</u>

100 g Schafskäse (Feta) • 150 g griechischer Joghurt (10 % Fett) • 2 TL Paprikamark (ersatzweise Tomatenmark) • 2 EL lösliche Haferflocken (ca. 10 g) • 2 Stängel Majoran • 30 g Walnusskerne • Pfeffer • edelsüßes Paprikapulver

1. Schafskäse, Joghurt, Paprikamark und Haferflocken in einem hohen Rührbecher mit dem Pürierstab pürieren.

2. Majoran waschen, abtrocknen, Blätter abzupfen und hacken. Walnüsse hacken und in einer beschichteten Pfanne ohne Fett rösten, bis sie duften. Beides unter die Creme rühren, mit Pfeffer und Paprika würzen.

Apfel-Porridge
mit Mandeln und Zimt

Pro Portion ca. 365 kcal, 11 g E, 12 g F, 50 g KH

<u>VEGAN | SCHONT MAGEN UND DARM</u>

FÜR 2 PERSONEN
Zubereitung: 20 Min.

300 ml Mandeldrink (ungesüßt)
100 g kernige Haferflocken
20 g Mandeln
1 großer Apfel
2 TL Apfeldicksaft
½ TL Zimtpulver

1. Den Mandeldrink in einen kleinen Topf geben, die Haferflocken hinzufügen und beides gut verrühren. Die Mischung unter Rühren zum Kochen bringen. Ca. 2 Min. bei kleiner Hitze köcheln lassen, dann vom Herd nehmen und einige Minuten quellen lassen.

2. Die Mandeln grob hacken und in einer kleinen beschichteten Pfanne ohne Fett bei mittlerer Hitze unter Rühren rösten, bis sie angenehm duften. Herausnehmen und beiseitestellen.

3. Den Apfel waschen und gut abreiben, ohne das Kerngehäuse grob raspeln und sofort unter den Brei rühren. Den Porridge mit Apfeldicksaft und Zimt abschmecken, auf zwei Schälchen verteilen und mit den Mandeln bestreuen.

Info
Der Apfel sorgt nicht nur für Frische, sondern auch für viel Volumen. So fühlt man sich nach dem Genuss des Porridge gut gesättigt und gestärkt.

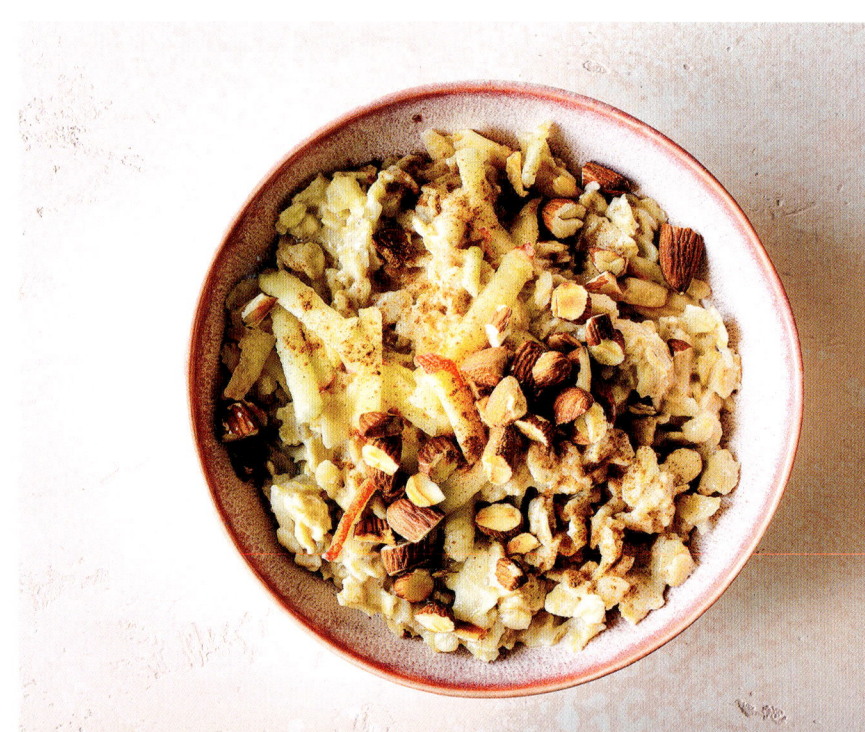

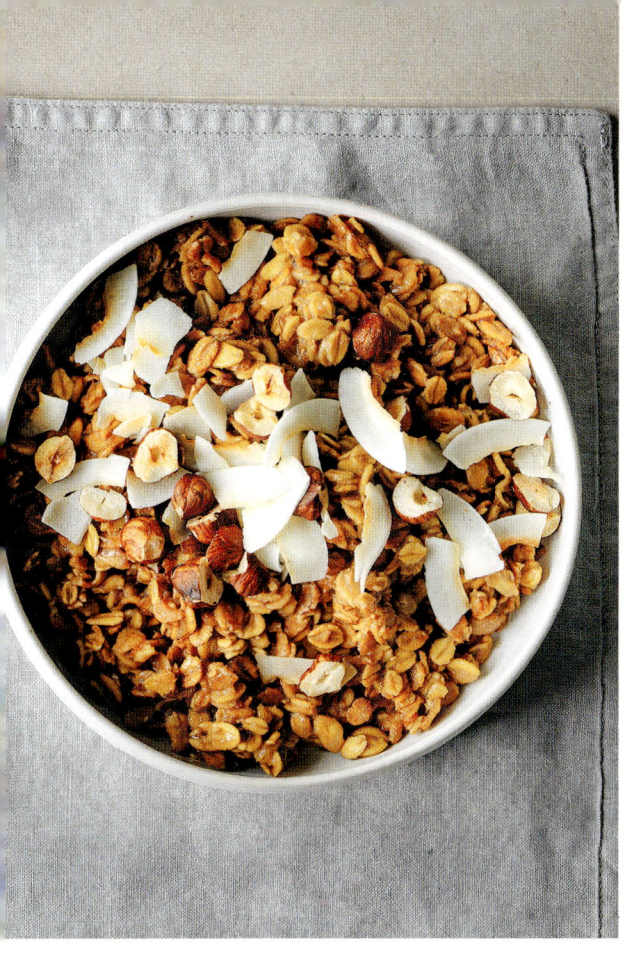

Kaffee-Haselnuss-
Porridge mit Kokos

Pro Portion ca. 340 kcal, 9 g E, 14 g F, 40 g KH

SCHNELLER MUNTERMACHER

FÜR 2 PERSONEN
Zubereitung: 10 Min.

---

25 g Haselnusskerne
300 ml Kokosdrink (ungesüßt)
100 g 3-Korn-Flocken (z. B. Hafer, Gerste und Dinkel; ersatzweise nur eine Flockensorte)
2 TL lösliches Kaffeepulver
2 TL Kokosblütenzucker
1 EL Kokoschips

1. Die Haselnusskerne grob hacken und in einem kleinen Topf ohne Fett bei mittlerer Hitze leicht rösten, bis sie angenehm duften. Herausnehmen und beiseitestellen.

2. Den Kokosdrink und die Flocken in den Topf geben und mit Kaffeepulver und Kokosblütenzucker würzen. Alles verrühren und einmal aufkochen lassen.

3. Den Porridge auf zwei Schalen verteilen, mit den gerösteten Haselnüssen und den Kokoschips bestreuen und am besten sofort servieren.

Müsli = gesundes Frühstück? Nicht immer. Bei den Produkten im Supermarkt ist oftmals reichlich Zucker enthalten. Die Gesamtmenge des Süßmachers ist leider manchmal nur schwer zu entdecken, weil sich Zucker auf der Zutatenliste hinter verschiedenen Namen versteckt. Auch ist das enthaltene Getreide nicht immer Vollkorn, und die knusprigen Cornflakes sind zwar sehr beliebt, aber aufgrund des reichlich enthaltenen Zuckers und der verwendeten Auszugsmehle nicht unbedingt die gesündeste Wahl.

Fruchtiges Granola – *für den Vorrat*

Pro Portion ca. 285 kcal, 6 g E, 15 g F, 30 g KH

VEGAN | REICH AN GESUNDEN FETTEN

FÜR 8 PERSONEN
Zubereitung: 30 Min.

120 g Nusskerne (eine oder mehrere Sorten; z. B. Mandeln, Walnüsse, Haselnüsse, Pinienkerne, Cashewkerne, Kürbiskerne) • 200 g kernige Getreideflocken (eine oder mehrere Sorten; z. B. Hafer, Dinkel, Gerste) • 40 g Rapsöl • 60 g Agavendicksaft • 1 TL gemahlene Vanille • 100 getrocknete Früchte (z. B. Aprikosen oder Mango)

1. Den Backofen auf 180° vorheizen. Ein Backblech mit Backpapier belegen.

2. Die Nusskerne grob hacken und in einer Schüssel mit den Getreideflocken, dem Öl, dem Agavendicksaft und der Vanille vermischen. Die Mischung auf dem Backblech verteilen und im Ofen (Mitte) 12–14 Min. rösten. Achtung, gegen Ende der Garzeit das Granola beobachten. Anfangs geht der Röstvorgang langsam vonstatten, gegen Ende sehr schnell. Das Granola nicht zu dunkel werden lassen, sonst schmeckt es bitter.

3. Inzwischen die Trockenfrüchte klein schneiden. Unter das geröstete Granola rühren und die Mischung abkühlen lassen. In einem dunklen Glas luftdicht verschlossen aufbewahren. Beim Frühstück mit Joghurt, Milch oder einem ungesüßten Pflanzendrink mischen – optimal sind auch zusätzliche frische Früchte.

Info & Varianten
Perfekt für einen guten Start in den Tag: Vollkorngetreide, kombiniert mit Früchten und einem Milchprodukt. So ein Frühstück versorgt unseren Körper mit Energie und den notwendigen Nährstoffen. Der hohe Anteil an Ballaststoffen im Getreide und in den Früchten lässt den Blutzuckerspiegel langsam ansteigen und macht satt bis zum Mittagessen.
Noch schneller lässt sich eine trockene Müslimischung vorbereiten. Dafür nehmen Sie als Basis gemischte Vollkornflocken. Für gut verträgliche Sättigung gehören Nüsse dazu. Übrigens schmecken fast alle Nüsse aromatischer, wenn sie in einer Pfanne ohne Fett kurz geröstet werden.
Die Grundmischung können Sie aufpeppen: Für würzigen Biss sorgen Sesam- oder Leinsamen, Schoko-Fans rühren Kakao-Nibs oder Kakaobohnensplitter unter. Freunde exotischer Genüsse geben geröstete Kokosraspel oder -chips dazu. Wer morgens nicht schnippeln mag, mischt getrocknetes Obst unter das Müsli.

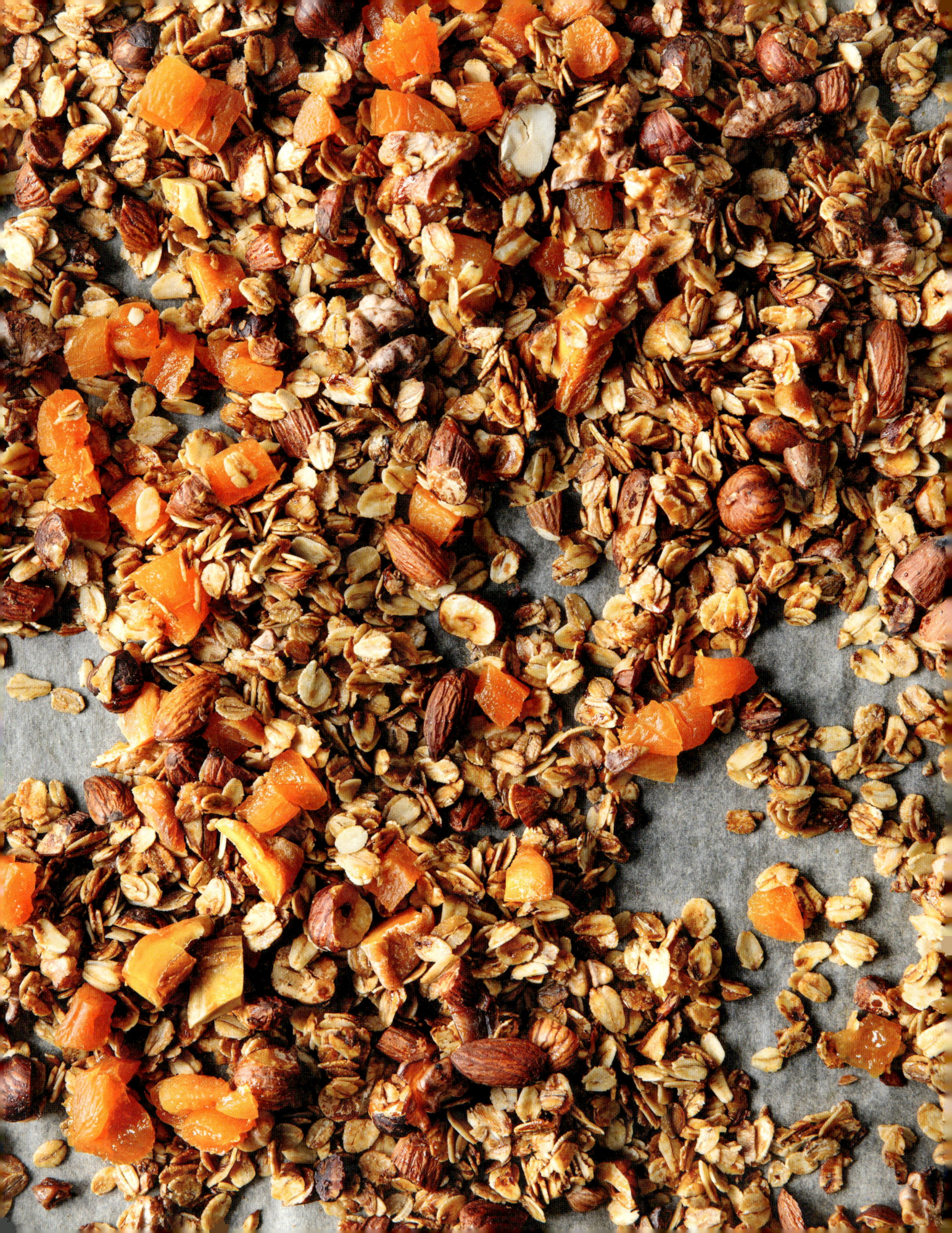

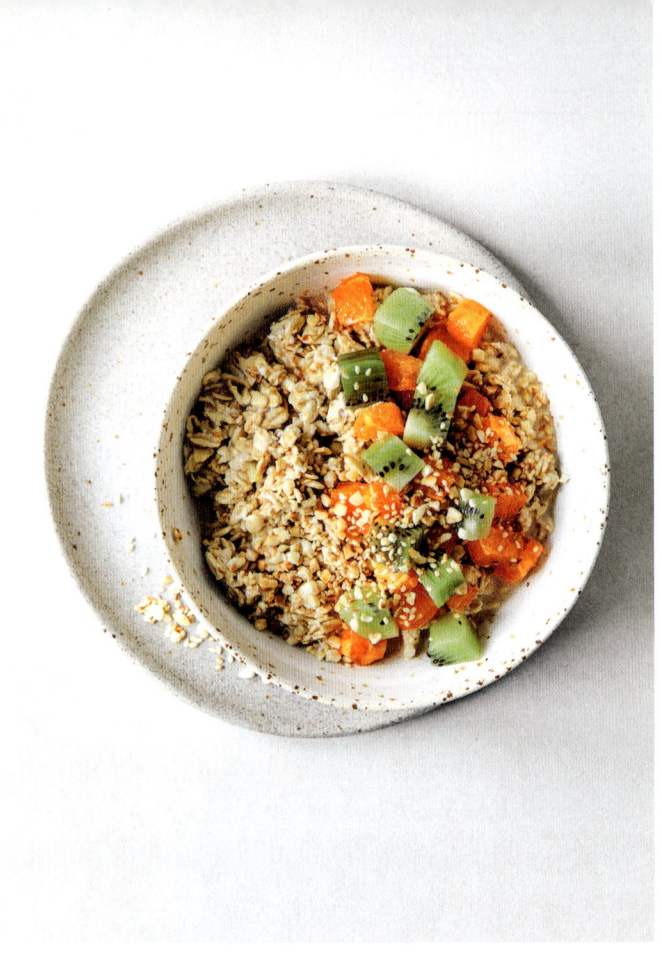

Info & Variante

Ideal für Langschläfer: abends blitzschnell gemixt und über Nacht kalt gestellt – so steht das Frühstück im Nu auf dem Tisch. Nur das Obst sollten Sie morgens frisch vorbereiten, der gesunden Vitamine wegen.

Statt Haferflocken können Sie auch eine Flockenmischung nehmen, für Biss sorgen Walnüsse oder Pinienkerne, und bei den Früchten nehmen Sie das, was gerade Saison hat!

Overnight Oats mit
Mandeln und Sesam

Pro Portion ca. 395 kcal, 12 g E, 16 g F, 48 g KH

<u>FÜR EILIGE | MACHT LANGE SATT</u>

FÜR 2 PERSONEN
Zubereitung: 15 Min.
Quellen: über Nacht

---

1 EL weißer Sesam
3 EL gehackte Mandeln
100 g kernige Haferflocken
200 ml Pflanzendrink (z. B. Hafer)
½ TL Zimtpulver
1 Kiwi
2 Mandarinen

1. Den Sesam und die Mandeln in einer kleinen beschichteten Pfanne ohne Fett kurz rösten, bis sie angenehm duften.

2. In eine Schüssel geben, die Haferflocken und den Pflanzendrink hinzufügen und alles gut verrühren. Die Mischung mit Zimt würzen und gut zugedeckt über Nacht in den Kühlschrank stellen.

3. Am nächsten Morgen die Kiwi und die Mandarinen schälen und klein schneiden. Die Overnight Oats auf zwei Schalen verteilen, die Früchte daraufgeben und das Ganze servieren.

Tipps

Auch hier können Sie wunderbar variieren: statt Gerstenflocken gern auch mal Haferflocken nehmen, statt Orangensaft schmeckt auch Multivitaminsaft, und die Papaya lässt sich beispielsweise durch Ananas ersetzen.

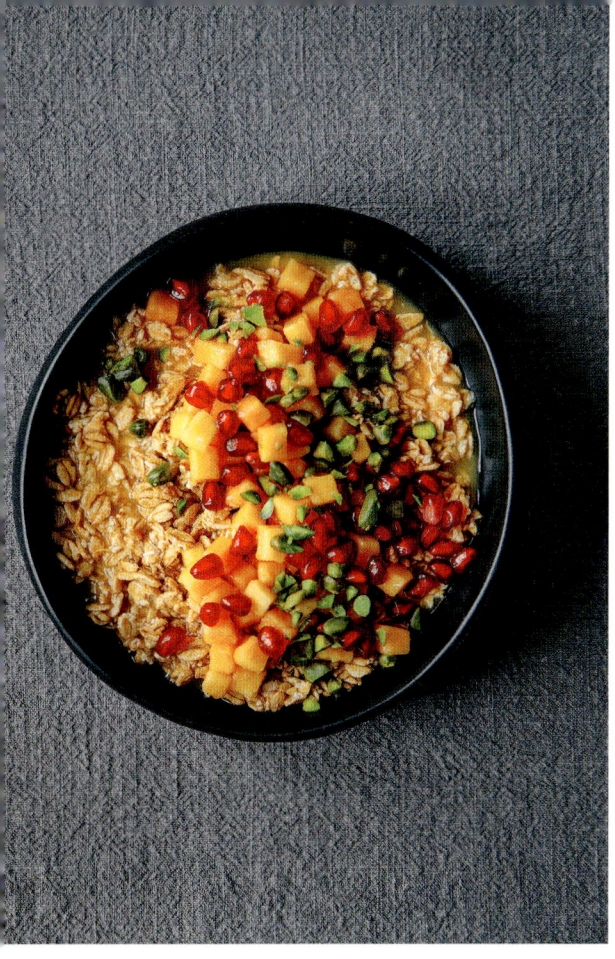

Gerstencreme mit Papaya und *Granatapfelkernen*

Pro Portion ca. 375 kcal, 7 g E, 6 g F, 56 g KH

<u>LAKTOSEFREI | VEGAN</u>

FÜR 2 PERSONEN
Zubereitung: 20 Min.

---

80 g feine Gerstenflocken
175 ml Orangensaft
4 TL Agavendicksaft
1 kleine reife Papaya
  (ca. 400 g Fruchtfleisch)
2 EL Zitronensaft
20 g Granatapfelkerne
20 g gehackte Pistazienkerne

1. Die Gerstenflocken mit dem Orangensaft und 2 TL Agavendicksaft verrühren und zugedeckt ca. 10 Min. quellen lassen.

2. Inzwischen die Papaya entkernen, das Fruchtfleisch aus der Schale lösen und in kleine Würfel schneiden. Mit dem Zitronensaft und dem übrigen Agavendicksaft (2 TL) mischen.

3. Die Gerstencreme auf zwei Schalen verteilen und die Papayawürfel daraufgeben. Alles mit den Granatapfel- und den Pistazienkernen bestreuen und bald servieren.

Chia-Pancakes
mit Pflaumen

Pro Portion ca. 370 kcal, 10 g E, 12 g F, 52 g KH

<u>LAKTOSEFREI</u>

FÜR 2 PERSONEN
Zubereitung: 25 Min.

15 g Chia-Samen
70 g Dinkelmehl (Type 1050)
2 TL Weinsteinbackpulver
¼ TL gemahlene Vanille
1 Ei
125 ml Haferdrink
300 g Pflaumen
1 EL Rapsöl
2 TL Rohrohrzucker
1 TL Zimtpulver

1. Die Chia-Samen in einer Schüssel mit dem Mehl, dem Backpulver und der Vanille mischen. Das Ei und den Haferdrink unterrühren und den Teig ca. 10 Min. quellen lassen.

2. Inzwischen die Pflaumen waschen, vierteln und entsteinen. 1 TL Öl in einer kleinen beschichteten Pfanne erhitzen und die Pflaumen darin auf beiden Seiten kurz anbraten. Den Rohrohrzucker und den Zimt darüberstreuen, ganz kurz erhitzen und die Pfanne vom Herd nehmen.

3. Parallel dazu das restliche Öl (2 TL) mit einem Pinsel in einer großen beschichteten Pfanne verteilen und erhitzen. Für jeden Pancake (ergibt ca. 6 Stück) gut 1 EL Teig in die Pfanne geben und evtl. leicht verstreichen. Die Pancakes bei mittlerer Hitze pro Seite ca. 2 Min. backen, auf Teller verteilen und mit den Pflaumen anrichten.

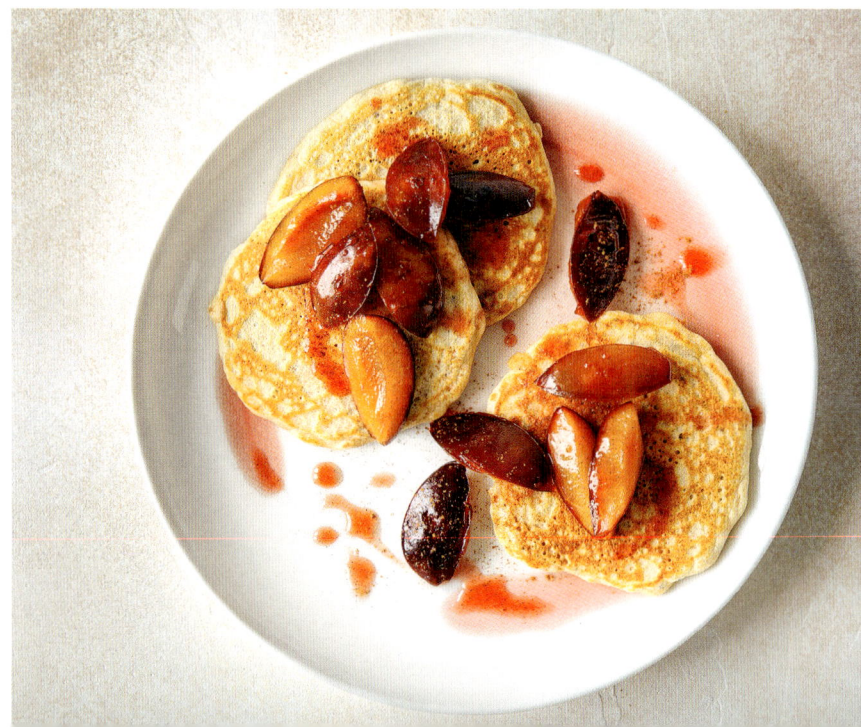

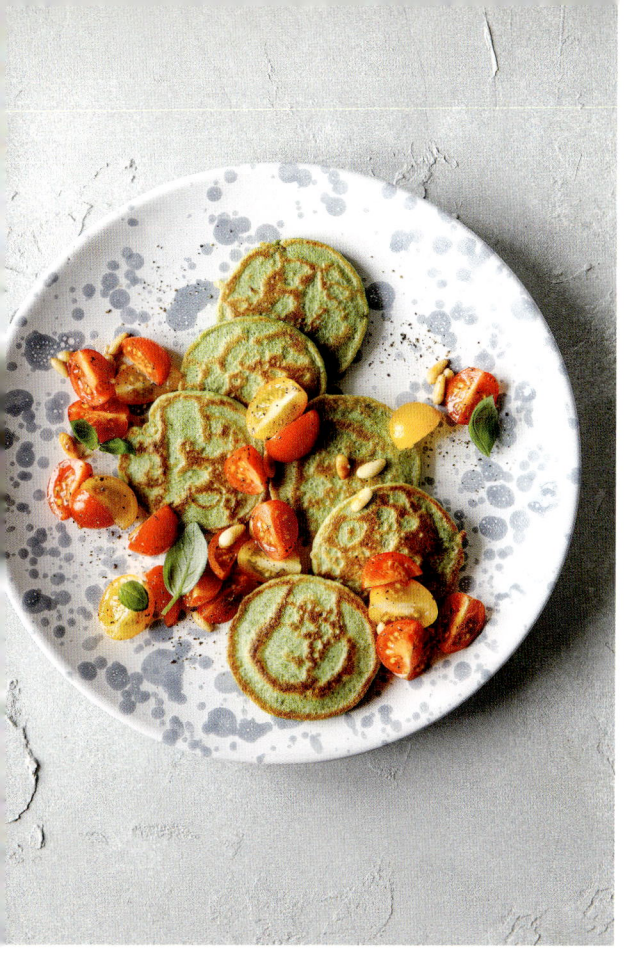

Basilikum-Blini
mit Tomaten

Pro Portion ca. 430 kcal, 12 g E, 21 g F, 48 g KH

NICHT NUR FÜRS SONNTAGSFRÜHSTÜCK

FÜR 2 PERSONEN
Zubereitung: 25 Min.

---

20 g Basilikum
100 ml Pflanzendrink (z. B. Hafer)
1 Ei
80 g Dinkelmehl (Type 630)
30 g Buchweizenmehl
2 TL Weinsteinbackpulver
Salz, Pfeffer
2 EL Pinienkerne
Öl zum Backen
100 g Kirschtomaten (rote und gelbe)

1. Das Basilikum waschen und trocken tupfen. Mit dem Pflanzendrink und dem Ei in einem hohen Rührbecher mit dem Pürierstab oder im Mixer pürieren. Dinkelmehl, Buchweizenmehl und Backpulver dazugeben und alles gut mixen. Den Teig mit etwas Salz und Pfeffer würzen.

2. Die Pinienkerne in einer großen beschichteten Pfanne ohne Fett goldbraun rösten. Herausnehmen und beiseitestellen. Einige Tropfen Öl mit einem Silikonpinsel in der Pfanne verteilen und erhitzen. Für jeden Blini 2 EL Teig in die Pfanne geben. Die Blini bei mittlerer Hitze pro Seite ca. 2 Min. goldbraun backen. Aus dem Teig nach und nach 8–10 Blini backen.

3. Inzwischen die Tomaten waschen, abtrocknen und vierteln, mit etwas Salz und Pfeffer würzen. Die Tomatenviertel und die Pinienkerne zum Servieren auf den Blini verteilen.

Pfannkuchen bringen die Augen von Klein und Groß zum Leuchten. Früher wurden sie oft in reichlich Butter oder Schmalz gebacken, was sie zu einer eher üppigen Angelegenheit gemacht hat. Darum verbinden wohl die wenigsten Pfannkuchen mit einer schlanken Küche. Dabei reicht ganz wenig Fett – am besten verwenden Sie Raps- oder Sonnenblumenöl, für herzhafte Servier-Kombis eignet sich übrigens auch Olivenöl.

Pfannkuchen – *mit Kiwi-Apfel-Kompott*

Pro Portion ca. 510 kcal, 23 g E, 19 g F, 58 g KH

<u>AUCH ALS SÜSSES HAUPTGERICHT</u>

FÜR 2 PERSONEN
Zubereitung: 35 Min.

1 Bio-Limette • 2 säuerliche Äpfel (z. B. Boskop) • 1 EL Apfeldicksaft • 2 Kiwis • 2 Eier • 100 g Quark (Magerstufe) • 100 g Dinkelmehl (Type 1050) • 1 Prise Salz • ca. 125 ml Mineralwasser mit Kohlensäure • 20 g Mandelblättchen (ca. 3 EL) • ca. 2 TL Rapsöl

1. Die Limette heiß waschen und abtrocknen, die Schale fein abreiben und den Saft auspressen. Die Äpfel vierteln, schälen und entkernen, quer in nicht zu feine Scheiben schneiden und in einen Topf geben. Limettenschale und -saft sowie den Apfeldicksaft dazugeben. Alles gut zugedeckt bei mittlerer Hitze 2–3 Min. dünsten.

2. Kiwis schälen, halbieren, in Scheiben schneiden und vorsichtig unter die Äpfel mischen. Kompott in eine Schüssel umfüllen und abkühlen lassen.

3. Für die Pfannkuchen die Eier mit dem Quark, dem Mehl, dem Salz und dem Mineralwasser zu einem glatten Teig verquirlen.

4. Die Mandelblättchen in einer beschichteten Pfanne (ca. 24 cm Ø) ohne Fett goldbraun rösten, herausnehmen und beiseitestellen.

5. Einige Tropfen Öl mit einem Silikonpinsel in der Pfanne verteilen und erhitzen. Ein Viertel des Teigs in die Pfanne geben, durch Schwenken verteilen und bei mittlerer Hitze pro Seite in ca. 1–2 Min. goldbraun backen. Auf einen Teller geben und zugedeckt warm halten. Wieder Öl in der Pfanne verteilen und 3 weitere Pfannkuchen backen.

6. Die Pfannkuchen mit dem Kompott anrichten und mit den Mandelblättchen bestreuen.

Info & Tipps
Gute beschichtete Pfannen sind unverzichtbar für eine fettarme Küche. Selbst bei ausgesprochen pfleglicher Behandlung müssen sie nach einigen Jahren ausgetauscht werden – die Beschichtung versagt ihren Dienst. Für eine lange Lebensdauer die Pfanne nicht zu stark erhitzen, keinesfalls mit scharfen Gegenständen darin rühren und die Pfanne nicht in der Spülmaschine säubern. Für einen saftigen Schmarren backen Sie die Hälfte des Teigs auf einer Seite goldbraun, zupfen ihn in Stücke, streuen 1–2 TL Rohrohrzucker darüber und backen die Stücke einige Minuten, bis sie rundherum goldbraun sind und der Zucker karamellisiert.

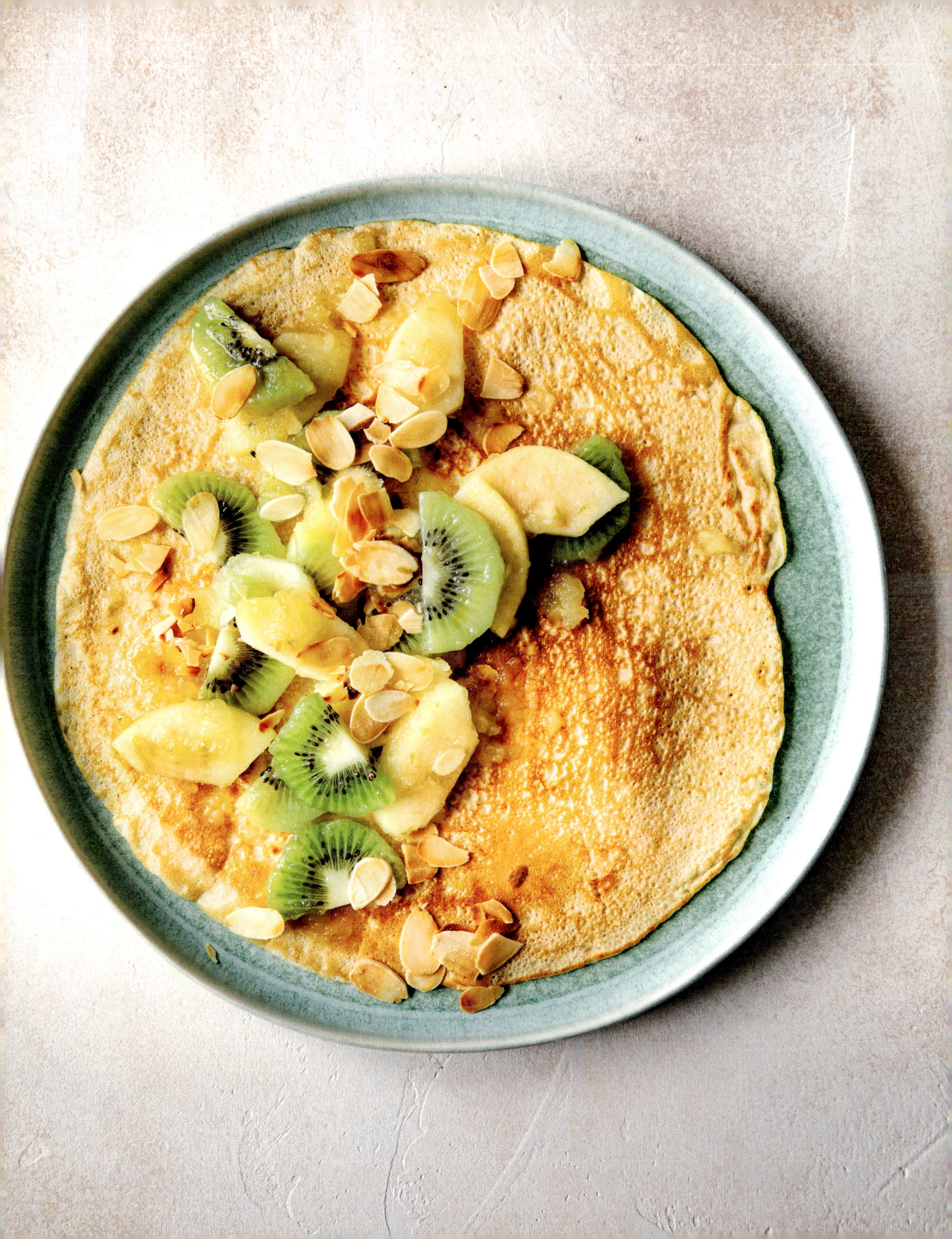

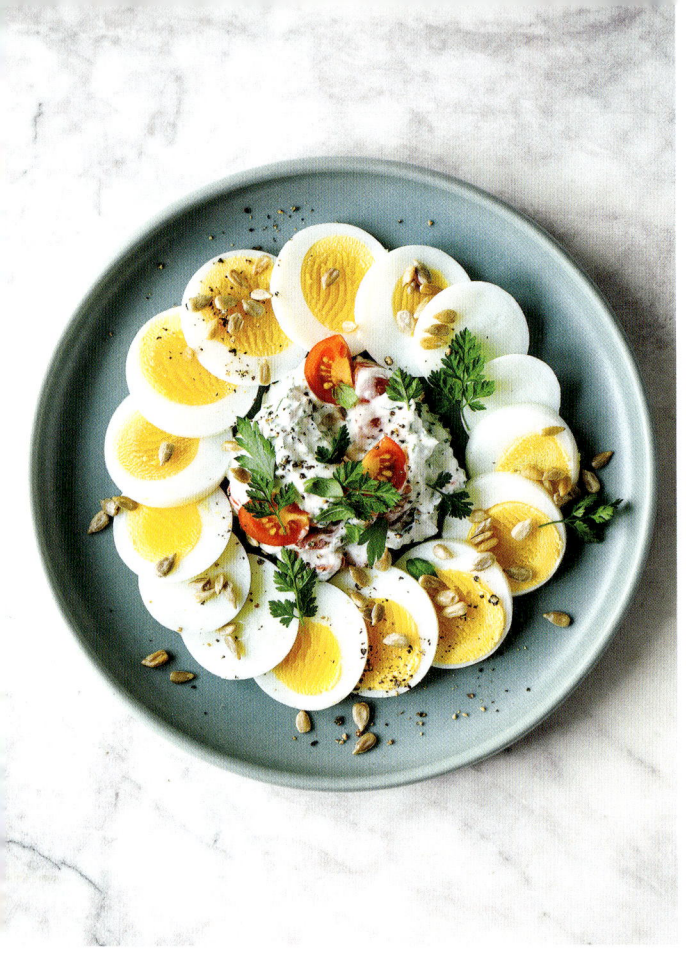

Eier-Carpaccio
mit Tomaten-Kräuter-Quark

Pro Portion ca. 380 kcal, 33 g E, 24 g F, 8 g KH

<u>LOW CARB</u>

FÜR 2 PERSONEN
Zubereitung: 25 Min.

4 Eier
1 Handvoll gemischte Kräuter (z. B. Basilikum, Petersilie, Kerbel, Schnittlauch)
75 g Kirschtomaten
250 g Quark (20 % Fett)
Salz, Pfeffer
2 EL Sonnenblumenkerne

1. Die Eier anstechen und in kochendem Wasser oder im Eierkocher in ca. 10 Min. hart kochen.

2. Inzwischen die Kräuter waschen und trocken tupfen. Grobe Stängel entfernen. Einige Blättchen zum Garnieren beiseitelegen, die restlichen Kräuter hacken, den Schnittlauch in Röllchen schneiden. Die Kirschtomaten waschen und vierteln. Die Kräuter und die Tomaten mit dem Quark verrühren, alles mit Salz und Pfeffer abschmecken.

3. Die Sonnenblumenkerne in einer kleinen beschichteten Pfanne ohne Fett kurz rösten, dann die Pfanne vom Herd nehmen.

4. Die Eier kalt abschrecken, pellen und in dünne Scheiben schneiden. Die Scheiben überlappend auf zwei Teller verteilen. Die Sonnenblumenkerne darüberstreuen und den Quark daneben anrichten. Mit den beiseitegelegten Kräutern garnieren und servieren.

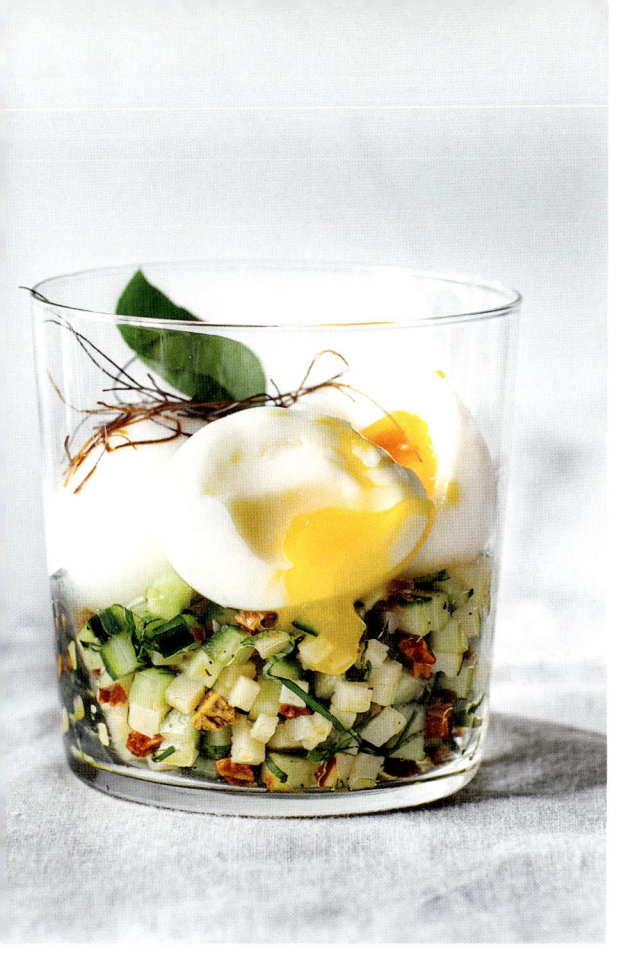

Tomaten-Eier im Glas
mit Parmesan

Pro Portion ca. 305 kcal, 20 g E, 23 g F, 3 g KH

ZUM AUSLÖFFELN

FÜR 2 PERSONEN
Zubereitung: 15 Min.

4 Eier (S)
4 Stängel Basilikum
40 g Parmesan
4 getrocknete Soft-Tomaten (ca. 35 g)
100 g Salatgurke
Salz, Pfeffer
2 TL Olivenöl
Chilifäden

1. Die Eier anstechen und in kochendem Wasser oder im Eierkocher in 5–6 Min. wachsweich kochen.

2. Inzwischen das Basilikum waschen und trocken tupfen, die Blätter abzupfen und in feine Streifen schneiden. Den Parmesan und die getrockneten Tomaten in feine Würfel schneiden. Die Gurke putzen, waschen und ebenfalls fein würfeln. Alle Zutaten mischen, mit Salz und Pfeffer würzen. Das Olivenöl unterrühren und alles auf zwei Gläser verteilen.

3. Die Eier kalt abschrecken und pellen. Nach Belieben halbieren und 2 Eier in jedes Glas geben. Alles mit den Chilifäden garnieren.

Schaumomelett mit *geräuchertem Lachs*

Pro Portion ca. 340 kcal, 24 g E, 26 g F, 4 g KH

FÜRS SONNTAGSFRÜHSTÜCK

FÜR 2 PERSONEN
Zubereitung: 25 Min.

½ Bund Dill
½ Bund Frühlingszwiebeln
4 Eier
4 EL Milch
Salz, weißer Pfeffer
1 EL Olivenöl
1 EL weißer Sesam
50 g geräucherter Lachs

1. Den Dill waschen, trocken tupfen und ohne die groben Stiele hacken. Die Frühlingszwiebeln putzen, waschen und in dünne Ringe schneiden.

2. Die Eier trennen. Die Eigelbe mit Milch, Salz, Pfeffer und der Hälfte des Dills verrühren. Die Eiweiße zu steifem Schnee schlagen und unterheben. 1 TL Öl mit einem Pinsel in einer beschichteten Pfanne verteilen und erhitzen. Die Hälfte der Eiermasse hineingeben, einen Deckel auflegen und das Omelett bei kleiner Hitze in ca. 6 Min. stocken lassen. Das Omelett auf einen Teller gleiten lassen und zugedeckt warm halten. Aus der übrigen Eiermasse auf die gleiche Weise in 1 TL Öl ein zweites Omelett backen.

3. Inzwischen die Frühlingszwiebeln und den Sesam mit dem übrigen Öl (1 TL) in einen kleinen Topf geben, mit etwas Salz und Pfeffer würzen und bei mittlerer Hitze unter Rühren ca. 5 Min. andünsten.

4. Die Omeletts auf Teller gleiten lassen und die Frühlingszwiebel-Sesam-Mischung auf eine Hälfte geben. Die Omeletts in der Mitte zusammenklappen. Den Lachs in schmale Streifen schneiden und darauf verteilen.

Info & Tipps
Räucherlachs ist nicht gerade kalorienarm, aber so geschmacksintensiv, dass kleine Menge für großen Genuss reichen. Zudem stecken wertvolle Fettsäuren im Lachs, und die sollten wir häufiger zu uns nehmen.
Wer kein Fan von geräuchertem Lachs ist, gibt stattdessen feine magere Schinkenstreifen auf das Omelett – das kann roher oder gekochter Schinken sein, ganz nach Vorliebe.

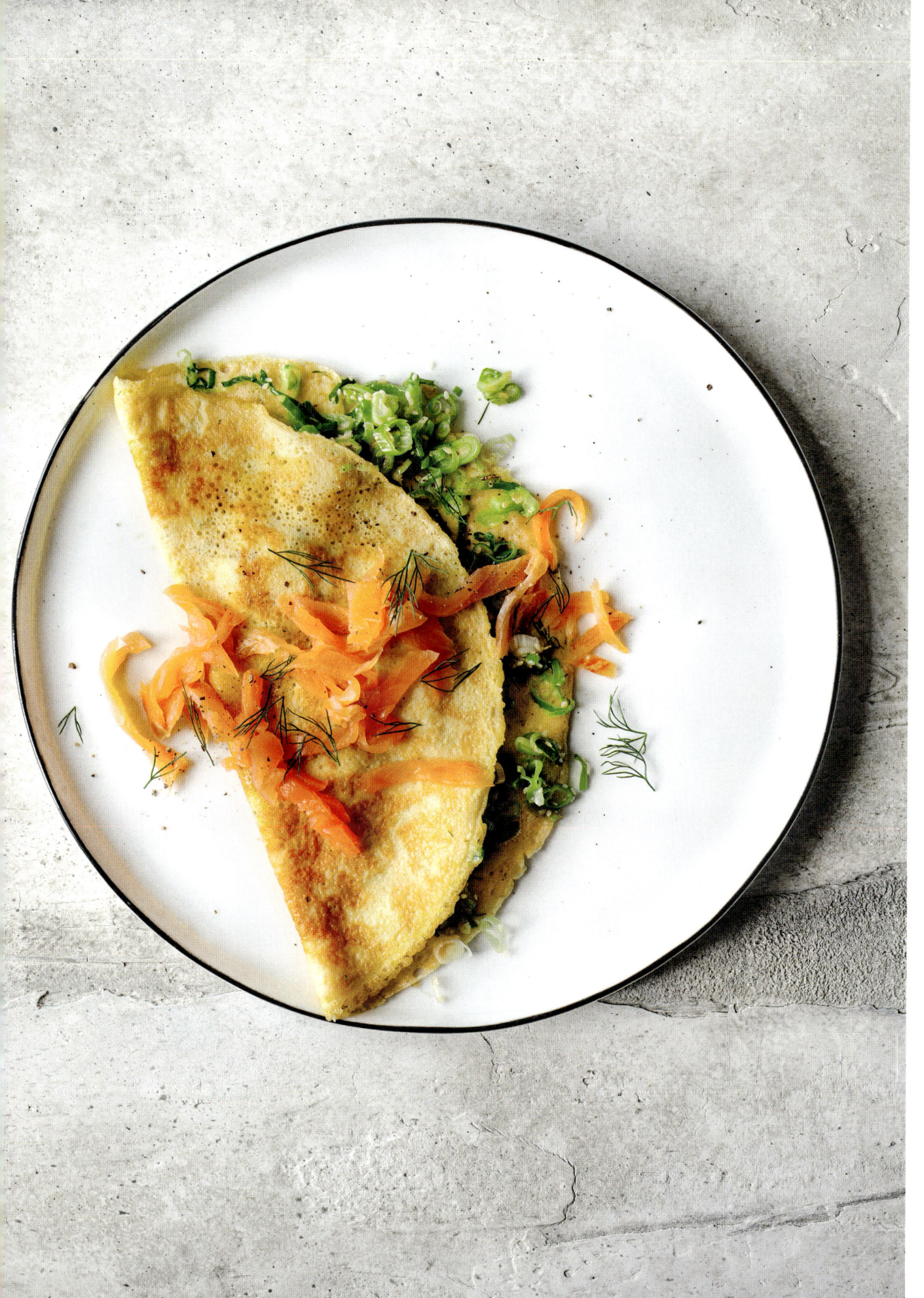

Italo-Omelett
mit Radicchio

Pro Portion ca. 295 kcal, 19 g E, 20 g F, 9 g KH

SOMMER-FEELING AUF DEM TELLER

FÜR 2 PERSONEN
Zubereitung: 20 Min.

2 kleine Köpfe Radicchio
4 Schalotten
1 kleine Knoblauchzehe
4 Eier
70 ml Milch
Salz, Pfeffer
1 EL Olivenöl
1 EL Aceto balsamico bianco
10 g Parmesan
geräuchertes Paprikapulver

1. Den Radicchio waschen, die äußeren Blätter entfernen und die Köpfe vierteln. Die Schalotten schälen und in dünne Scheiben schneiden. Den Knoblauch schälen und zerdrücken. Die Eier mit der Milch, Salz und Pfeffer verquirlen.

2. Das Öl in einer großen beschichteten Pfanne leicht erhitzen. Schalotten und Knoblauch darin goldgelb anbraten. Radicchio-Viertel dazugeben und auf beiden Seiten leicht andünsten, mit dem Essig beträufeln, damit sie die Farbe behalten. Die Eier darübergießen und das Omelett bei kleiner Hitze offen in ca. 6 Min. stocken lassen. Parmesan reiben.

3. Wenn das Omelett oben noch etwas feucht ist, den Parmesan daraufstreuen, für ca. 30 Sek. einen Deckel auflegen und den Parmesan schmelzen lassen. Das Omelett auf eine Platte gleiten lassen, in Stücke schneiden, auf zwei Tellern anrichten und mit Paprikapulver bestäuben.

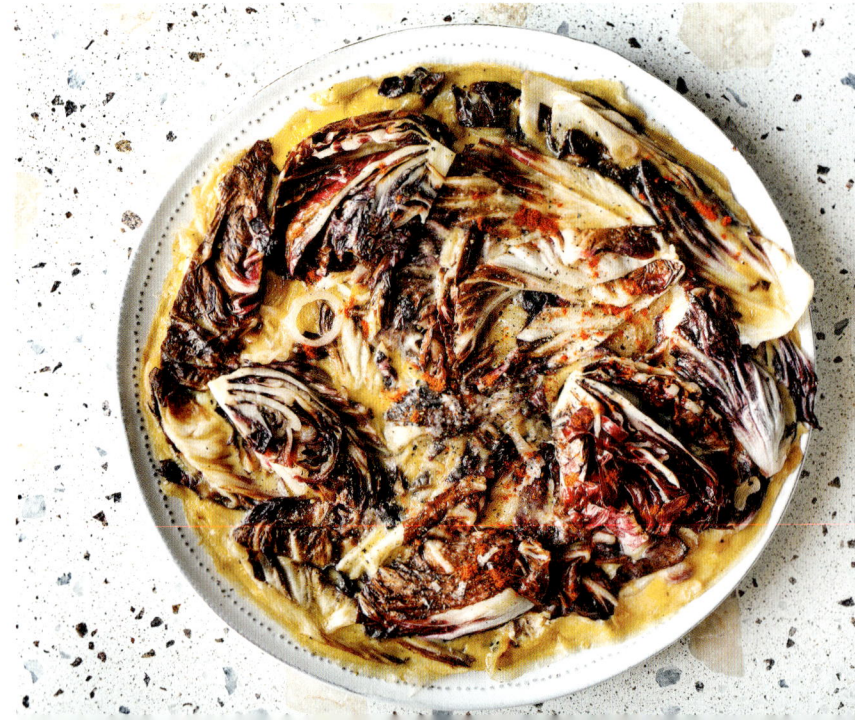

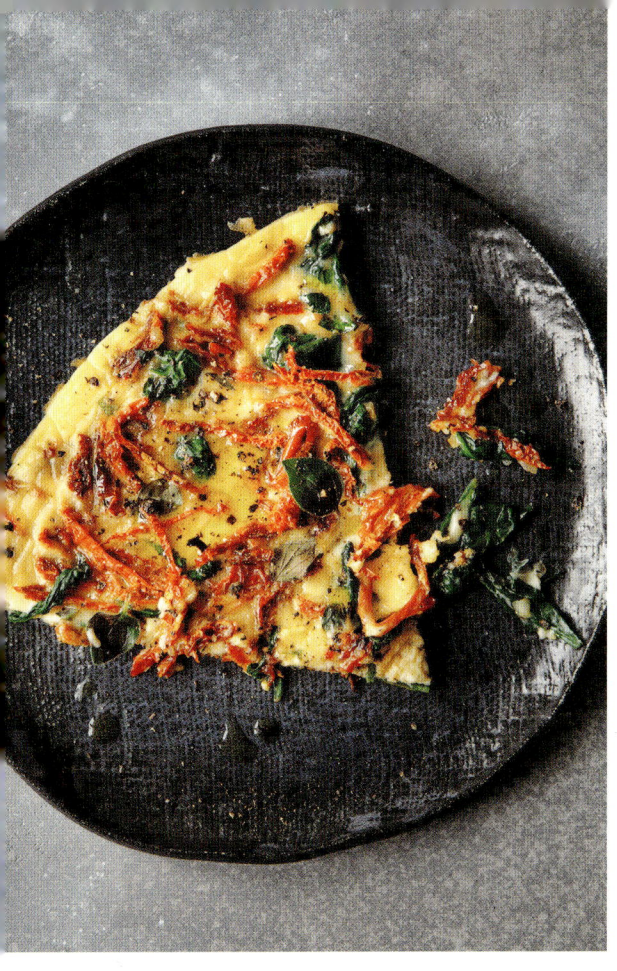

Spinat-Tomaten-Eier
mit Oregano

Pro Portion ca. 340 kcal, 19 g E, 26 g F, 7 g KH

<u>VEGGIE | GLUTENFREI</u>

FÜR 2 PERSONEN
Zubereitung: 25 Min.

---

1 kleine Zwiebel
4 Stängel Oregano
125 g Blattspinat
50 g getrocknete Soft-Tomaten
1 EL Olivenöl
Salz, Pfeffer
geräuchertes Paprikapulver
4 Eier
2 EL Frischkäse
5 EL Milch (1,5 % Fett)

1. Die Zwiebel schälen und in kleine Würfel schneiden. Den Oregano waschen und trocken tupfen, die Blätter abzupfen und etwas kleiner hacken. Den Spinat verlesen, waschen, gut trocken schleudern und kleiner schneiden. Die Soft-Tomaten in feine Streifen schneiden.

2. Das Öl in einer beschichteten Pfanne erhitzen und die Zwiebeln darin glasig andünsten. Den Oregano, den Spinat und die Tomaten dazugeben und bei kleiner Hitze ca. 5 Min. garen. Die Mischung mit Salz, Pfeffer und geräuchertem Paprikapulver würzen.

3. Die Eier in einem Schälchen mit dem Frischkäse und der Milch verquirlen. Zu den übrigen Zutaten in die Pfanne geben und bei mittlerer Hitze offen in ca. 10 Min. stocken lassen. Auf eine Platte oder auf zwei Teller geben und servieren.

Tipp
Meist werden getrocknete Tomaten in Öl eingelegt und sind ziemlich fettreich. Eine gute Alternative sind weiche getrocknete Tomaten ohne Öl, die es in Folienbeuteln – meist unter der Bezeichnung Soft-Tomaten – zu kaufen gibt.

KALTE GERICHTE

Endlich Mittagspause! Genießen Sie die unkomplizierten und leichten kalten Gerichte in Ruhe. Viele Rezepte eignen sich zum Mitnehmen. Und schmecken natürlich auch abends!

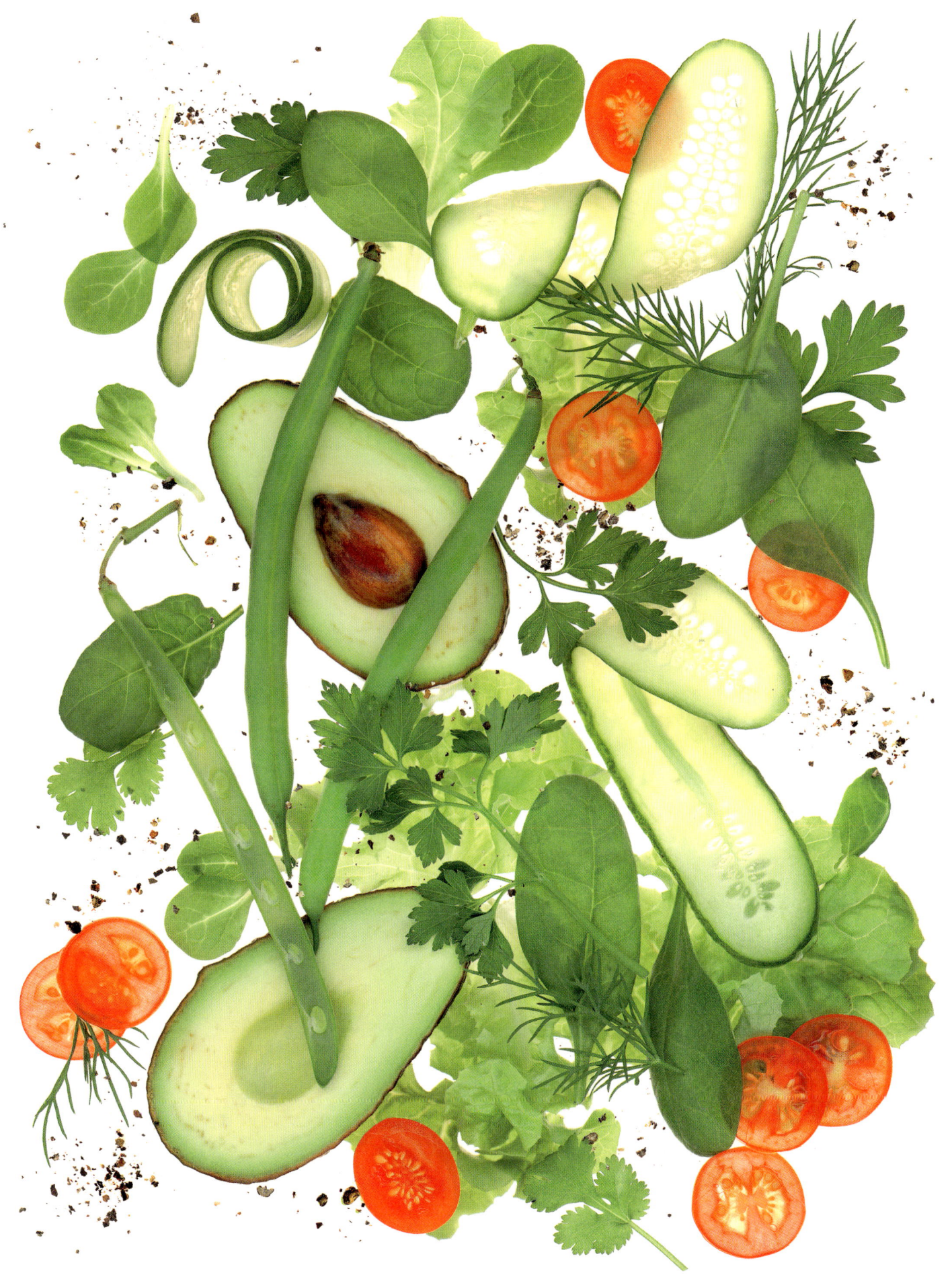

Hähnchensalat mit
Papaya und Grapefruit

Pro Portion ca. 460 kcal, 42 g E, 20 g F, 16 g KH

<u>LOW FAT | GESUNDE FETTE</u>

FÜR 2 PERSONEN
Zubereitung: ca. 30 Min.

300 g Hähnchenbrustfilet
2 EL Sojasauce (am besten salz-
*   reduziert)*
Pfeffer
1 EL Rapsöl
1 kleine Grapefruit
*   (ca. 200 g Fruchtfleisch)*
1 kleine reife Papaya
*   (ca. 300 g Fruchtfleisch)*
100 g Feldsalat
150 g Joghurt (1,5 % Fett)
2 EL Apfelessig
Salz
30 g Pekannusskerne

1. Das Hähnchenbrustfilet trocken tupfen und fein schnetzeln, in einer kleinen Schüssel mit der Sojasauce und etwas Pfeffer vermischen. Das Öl mit einem Pinsel in einer beschichteten Pfanne verteilen und erhitzen. Das Hähnchenfleisch darin bei mittlerer Hitze rundherum in ca. 5 Min. goldbraun braten. Die Pfanne beiseitestellen und das Fleisch etwas (oder vollständig) abkühlen lassen.

2. Die Grapefruit mit dem Messer schälen, dabei auch den größten Teil der weißen Haut mit entfernen (die weiße Haut schmeckt bitter, liefert aber wertvolle Inhaltsstoffe, darum nicht alles abschneiden). Die Grapefruit dann in einzelne Filets teilen und diese nach Belieben einmal durchschneiden. Abtropfenden Grapefruitsaft dabei auffangen.

3. Die Papaya halbieren und entkernen. Das Fruchtfleisch aus der Schale lösen, in kleine Würfel schneiden und mit 1–2 EL Grapefruitsaft beträufeln.

4. Den Feldsalat verlesen, waschen, trocken schleudern, kleiner zupfen und auf zwei Tellern verteilen. Grapefruitfilets, Papayawürfel und Hähnchenstreifen darauf anrichten.

5. Den Joghurt mit Essig und 1–2 EL Grapefruitsaft verrühren, mit etwas Salz und Pfeffer abschmecken und über den Salat träufeln. Die Pekannusskerne grob hacken und daraufstreuen.

Infos
Pekannüsse erinnern optisch an Walnüsse und sind tatsächlich mit ihnen verwandt. Sie schmecken allerdings noch aromatischer und etwas süßlicher. Auch sie enthalten viele wertvolle ungesättigte Fettsäuren, die als Nervennahrung gelten. Papaya tut auch viel für Gesundheit und Fitness. Unter anderem steckt das Enzym Papain darin, das Entzündungen lindern und unseren Darm entlasten kann.

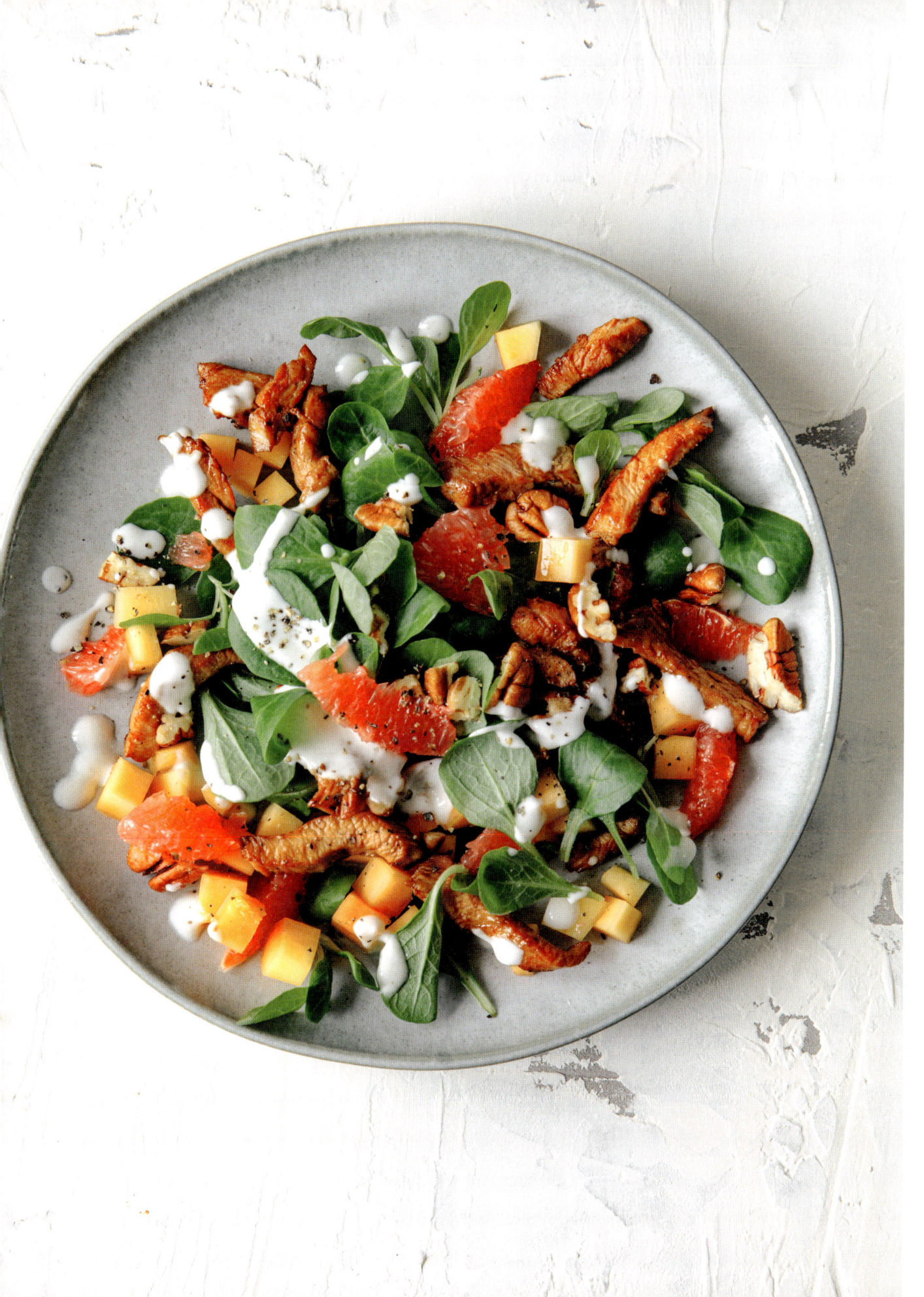

Nussiger Kartoffelsalat
mit Basilikumjoghurt

Pro Portion ca. 405 kcal, 17 g E, 15 g F, 47 g KH

GLUTENFREI | VEGGIE

FÜR 2 PERSONEN
Zubereitung: 25 Min.

400 g kleine neue Kartoffeln
Salz
150 g TK-Erbsen
1 Handvoll Rucola
50 g gemischte Nusskerne
½ Bund Basilikum
150 g Joghurt (1,5 % Fett)
Pfeffer
gemahlener Koriander

1. Die Kartoffeln waschen und abbürsten. In einem Topf in wenig Salzwasser zugedeckt in ca. 15 Min. knapp garen. Abgießen, etwas abkühlen lassen und längs vierteln.

2. Inzwischen die Erbsen zugedeckt in wenig kochendem Salzwasser ca. 5 Min. garen, in ein Sieb abgießen und abtropfen lassen. Den Rucola waschen, trocken schütteln und etwas kleiner schneiden. Die Nüsse grob hacken.

3. Das Basilikum waschen und trocken tupfen. In einem hohen Rührbecher mit dem Pürierstab oder im Mixer mit etwas Rucola und dem Joghurt pürieren. Mit wenig Salz, Pfeffer und gemahlenem Koriander abschmecken.

4. Die Kartoffeln mit den Erbsen, dem übrigen Rucola, den Nüssen und dem Basilikumjoghurt mischen. Den Salat noch einmal abschmecken und auf zwei Tellern anrichten.

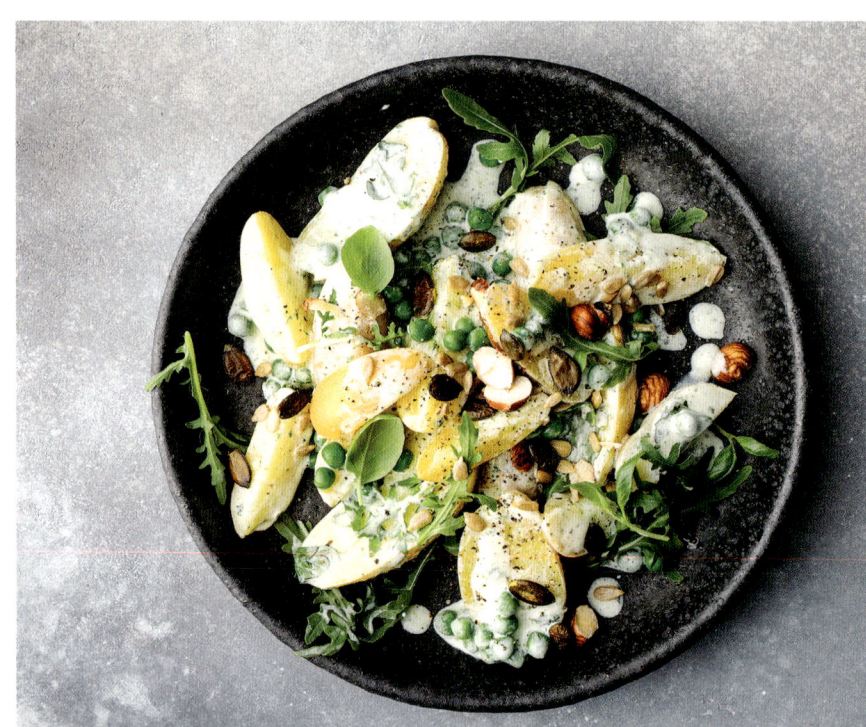

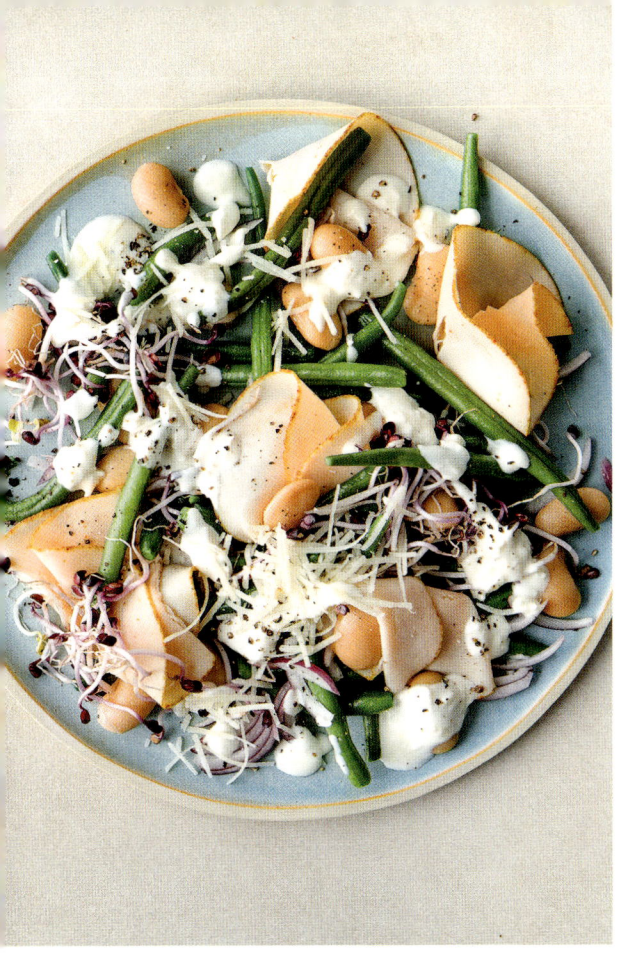

Bohnensalat mit
Parmesandressing

Pro Portion ca. 415 kcal, 39 g E, 17 g F, 23 g KH

<u>VITAMINREICH | BALLASTSTOFFREICH</u>

FÜR 2 PERSONEN
Zubereitung: 25 Min.

---

175 g grüne Bohnen
Salz
100 g Parmesan
125 g Joghurt (1,5 % Fett)
2 EL Zitronensaft
Pfeffer
1 Dose weiße Bohnen (ca. 250 g Abtropfgewicht)
1 kleine rote Zwiebel
50 g rote Rettichsprossen
100 g Hähnchenbrustaufschnitt (in dünnen Scheiben)

Info
In Sprossen steckt neben viel Geschmack auch eine Fülle an Vitaminen und Mineralstoffen. Noch ein Plus: Die Winzlinge sorgen für viel Volumen bei wenig Kalorien.

1. Die grünen Bohnen putzen, waschen und in einem kleinen Topf in wenig leicht gesalzenem Wasser zugedeckt ca. 10 Min. dünsten. (Oder die Bohnen in einem Dämpfeinsatz über kochendem Wasser dämpfen.)

2. Den Parmesan grob raspeln. 2 EL davon beiseitestellen, den Rest mit dem Joghurt und dem Zitronensaft verrühren, mit etwas Salz und Pfeffer abschmecken.

3. Die weißen Bohnen in ein Sieb abgießen, kalt abspülen und gut abtropfen lassen. Die Zwiebel schälen und in sehr feine Spalten schneiden. Die Rettichsprossen in einem Sieb kalt abbrausen und trocken tupfen.

4. Die gegarten grünen Bohnen abgießen und abtropfen lassen. Mit den weißen Bohnen und den Zwiebelspalten mischen. Den Bohnensalat mit dem Hähnchenbrustaufschnitt auf zwei Tellern anrichten. Das Dressing darüber verteilen, die Rettichsprossen und den beiseitegestellten Parmesan daraufstreuen.

Weizensalat mit
Roter Bete

Pro Portion ca. 490 kcal, 23 g E, 14 g F, 64 g KH

MACHT LANGE SATT

FÜR 2 PERSONEN
Zubereitung: 35 Min.

---

125 g Zartweizen (Schnellkoch-Weizen)
1 Bund junge Rote-Bete-Knollen (mit Grün)
Salz
1 kleine rote Zwiebel
100 g rote Weintrauben
2 EL Apfelessig
1 TL süßer Senf
Pfeffer
2 EL Olivenöl
1 Msp. Gemüsebrühe (mit 2 EL Wasser angerührt)
100 g Roastbeef-Aufschnitt (in dünnen Scheiben)

1. Den Zartweizen mit 250 ml Wasser in einen Topf geben. Unter Rühren aufkochen und zugedeckt bei ganz kleiner Hitze ca. 15 Min. garen.

2. Inzwischen die Rote-Bete-Knollen mitsamt dem Grün waschen. Das Grün abschneiden und beiseitelegen, die Knollen abbürsten, eventuell schälen, dann klein würfeln. (Am besten Handschuhe anziehen – der Saft färbt stark und nachhaltig.) Die Roten Beten mit wenig Wasser (knapp 100 ml) in einen kleinen Topf geben, leicht salzen und zugedeckt ca. 5 Min. dünsten.

3. Die Zwiebel schälen, halbieren und in dünne Scheiben schneiden. Die Weintrauben waschen, von den Stielen zupfen und halbieren. Etwas Rote-Bete-Grün grob hacken.

4. Den Essig in einer Salatschüssel mit Senf, Salz und Pfeffer verrühren, das Öl und die Brühe unterschlagen. Das Dressing abschmecken.

5. Den Weizen und die Roten Beten abgießen, abtropfen lassen und zum Dressing in die Schüssel geben. Die Zwiebeln, die Weintrauben und das Rote-Bete-Grün dazugeben, alles vermischen und pikant abschmecken. Den Salat mit dem Roastbeef-Aufschnitt auf zwei Tellern anrichten.

Tipps
Wenn es keine jungen Roten Beten gibt, nehmen Sie die etwas derberen großen Knollen, die eventuell eine geringfügig längere Kochzeit benötigen. Mischen Sie dann etwas Rucola oder Spinat unter den Salat – jeweils grob gehackt.
Zum Mitnehmen den Salat in Boxen oder Gläser füllen, den Roastbeef-Aufschnitt in Streifen schneiden und darauflegen.

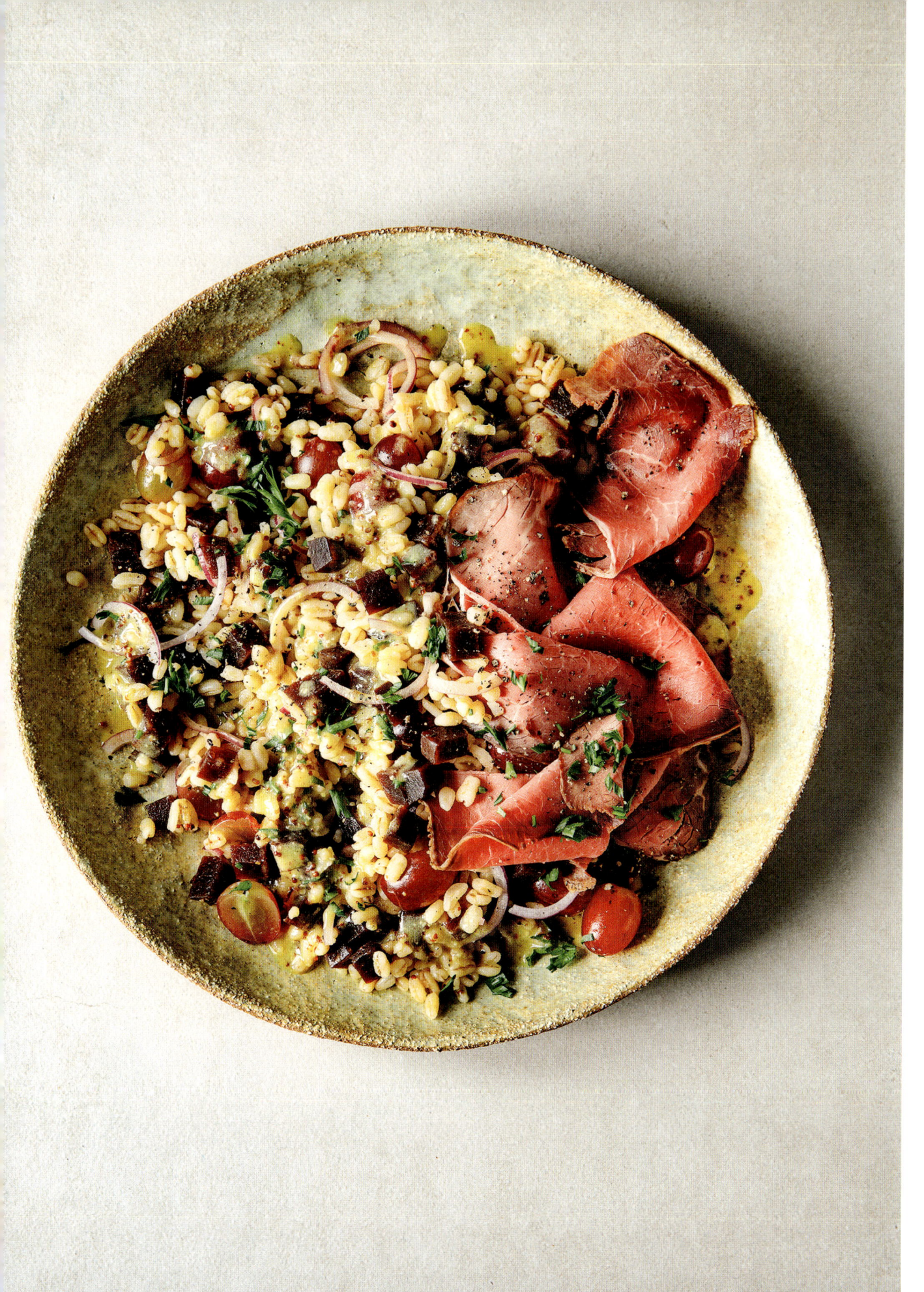

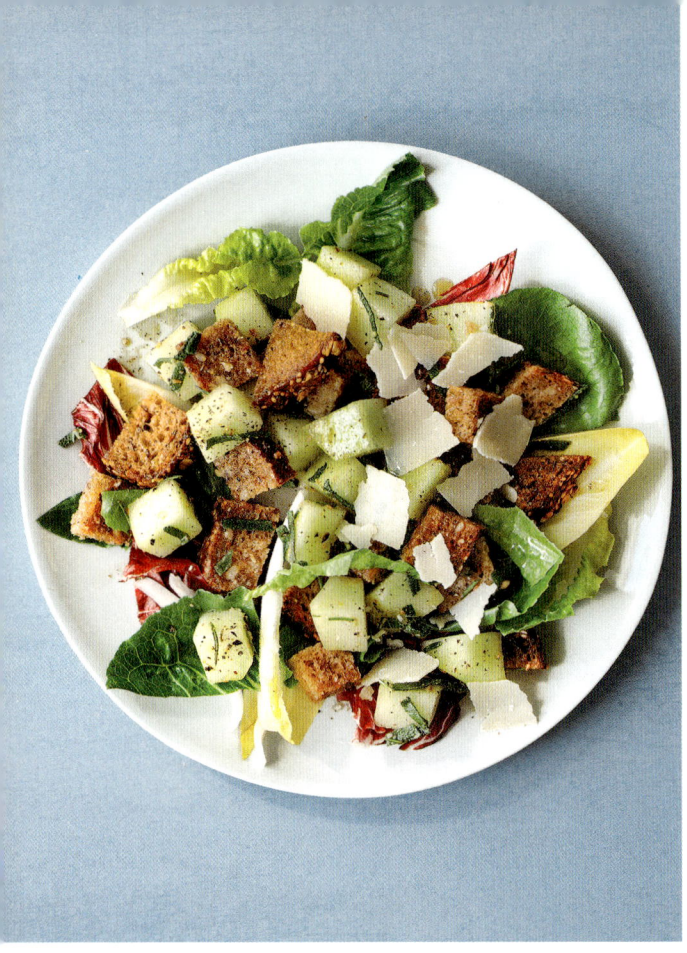

Tipps

Je aromatischer der verwendete Essig ist, desto besser schmeckt der Salat. Es lohnt sich, hier etwas mehr Geld auszugeben. Wenn Sie den Salat mit zur Arbeit nehmen, sollten Sie das geröstete Brot separat verpacken und erst kurz vorm Genießen mit den anderen Zutaten mischen, damit es knusprig bleibt.

Brotsalat
mit Melone

Pro Portion ca. 405 kcal, 12 g E, 20 g F, 44 g KH

VEGGIE | VITAMINREICH

FÜR 2 PERSONEN
Zubereitung: 20 Min.

---

6 kleine Salbeiblätter
1 Zweig Rosmarin
2 dicke Scheiben Vollkorn-Bauernbrot (ca. 140 g; gerne altbacken)
3 EL Olivenöl
1 Chicorée
1 kleiner Radicchio
1 kleiner Römersalat
½ Cantaloupe-Melone (ca. 500 g; geputzt ca. 250 g Fruchtfleisch)
5 EL aromatischer Apfelessig (ersatzweise Himbeeressig)
Salz, Pfeffer
25 g Parmesan

1. Salbei und Rosmarin waschen und trocken tupfen. Nadeln vom Rosmarin abzupfen, beide Kräuter etwas kleiner schneiden. Das Brot in mundgerechte Würfel schneiden. 1 EL Öl mit einem Pinsel in einer beschichteten Pfanne verteilen und erhitzen. Kräuter und Brot darin bei mittlerer Hitze ca. 10 Min. knusprig braten, dabei die Pfanne öfters kräftig rütteln, sodass die Zutaten gewendet werden.

2. Chicorée, Radicchio und Römersalat putzen, in einzelne Blätter teilen, waschen und gut trocken schleudern. In mundgerechte Stücke zupfen oder in breite Streifen schneiden. Die Melone entkernen und schälen, das Fruchtfleisch mundgerecht würfeln.

3. Das restliche Öl (2 EL) mit dem Essig, etwas Salz und Pfeffer verrühren und die Salatblätter darin wenden. Die Melonenstücke und zum Schluss die gerösteten Brotwürfel dazugeben. Den Salat auf zwei Teller verteilen, den Parmesan in dünnen Spänen darüberhobeln. Den Brotsalat sofort servieren.

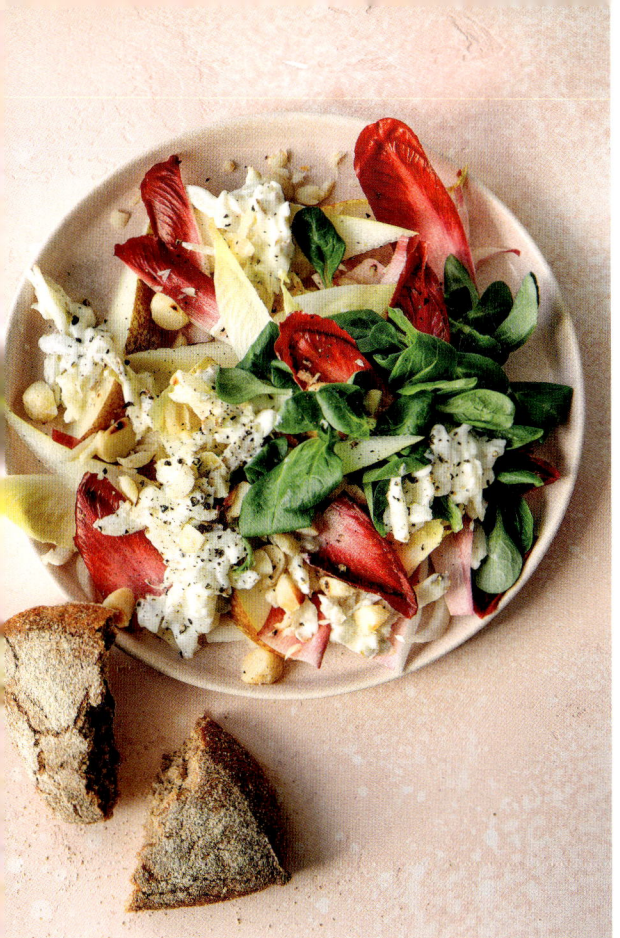

Infos

Chicorée schmeckt leicht bitter und wirkt deshalb als natürliche Appetitbremse. Da die Bitterstoffe vermehrt im Strunk stecken, diesen nicht ganz abschneiden. Bunt ist gesund – deshalb Chicorée am besten in verschiedenen Farben kaufen. Aber natürlich schmeckt der Salat auch mit nur einer Sorte.
Birnen sind säurearm und deshalb ideal bei einem empfindlichen Magen.

Chicorée-Salat
mit Birne

Pro Portion ca. 445 kcal, 10 g E, 23 g F, 43 g KH

<u>BUNT IST GESUND</u>

FÜR 2 PERSONEN
Zubereitung: 20 Min.

---

1 roter Chicorée
1 weißer Chicorée
1 Handvoll Feldsalat
2 feste Birnen
2 EL Zitronensaft
100 g Joghurt (1,5 % Fett)
2 EL Walnussöl
Salz, Pfeffer
30 g Macadamianusskerne
2 Vollkornbrötchen

1. Beide Chicoréesorten putzen und waschen, vom Strunk eine gut 1 cm dicke Scheibe abschneiden, den Rest des Chicorées längs vierteln. Den Feldsalat verlesen, waschen und trocken schütteln, die Wurzelenden abzupfen, große Blätter etwas kleiner zupfen. Chicorée und Feldsalat auf zwei Tellern verteilen.

2. Die Birnen waschen und gut trocken reiben. 1 Birne vierteln, vom Kerngehäuse befreien und in Spalten schneiden. Die Spalten im Zitronensaft wenden und zum Salat geben.

3. Die zweite Birne ohne das Kerngehäuse grob raspeln und sofort mit dem Joghurt und dem Öl verrühren. Das Dressing mit wenig Salz und Pfeffer abschmecken und über den Salat träufeln. Die Macadamianüsse grob hacken, in einer kleinen Pfanne ohne Fett goldgelb rösten und auf den Salat streuen. Die Brötchen dazu reichen.

Fertige Salatdressings gibt es inzwischen in großer Auswahl und unendlich vielen Geschmacksrichtungen zu kaufen. Der Großteil der Produkte ist aber ungemein kalorienreich, zudem stecken häufig viel Salz, Zucker (ja!) und Zusatzstoffe darin. Dabei lässt sich so ein Dressing blitzschnell selbst mixen – am besten gleich eine größere Menge. Dann steht es für die nächsten Einsätze im Kühlschrank bereit.

Salatdressing – *für den Vorrat*

Pro Portion ca. 195 kcal, 0 g E, 20 g F, 2 g KH

<u>LÄSST SICH PRIMA ABWANDELN</u>

FÜR 8 PERSONEN
Zubereitung: 10 Min.

2 Knoblauchzehen (nach Belieben) • 1 TL Salz • 1 TL Pfeffer • 1 TL flüssiger Honig (ersatzweise Apfeldicksaft oder Ahornsirup) • 1 EL Senf (Sorte nach Geschmack) • 200 ml Essig (s. Tipp) • 160 ml Öl (s. Tipp) • 125 ml leichte Gemüsebrühe

1. Nach Belieben den Knoblauch schälen und durch die Presse in eine Schüssel drücken. Salz, Pfeffer, Honig, Senf und Essig dazugeben und alle Zutaten mit einem Schneebesen gründlich verquirlen. Das Öl unterschlagen, bis das Dressing leicht cremig ist. Zum Schluss die Brühe oder 125 ml Wasser unterrühren.

2. Oder den zerdrückten Knoblauch mit den anderen Zutaten in den Mixer geben und aufschlagen, bis eine leichte Emulsion entstanden ist.

3. Das Dressing sofort verwenden oder in eine gut verschließbare Flasche mit Schraubdeckel oder Bügelverschluss abfüllen und im Kühlschrank aufbewahren. Das Dressing vor jeder Verwendung gut durchschütteln.

Tipps
Bei der Auswahl von Essig und Öl haben Sie viele Möglichkeiten. Ob Himbeer-, Apfel- oder Weinessig, Raps-, Oliven- oder Nussöl – greifen Sie zu hochwertigen, geschmacksintensiven Sorten. Je mehr Aroma in Essig und Öl steckt, desto weniger Dressing benötigen Sie später für den Salat. So sparen Sie bei den Kalorien, aber nicht beim Genuss.
Schalotten oder Zwiebeln ebenso wie Kräuter stets frisch zum Salat geben, nicht unter das Dressing für den Vorrat mischen. Zum einen lässt sich das Dressing so länger aufbewahren, zum anderen verwöhnen uns die frischen Zutaten mit mehr Aroma und gesunden Inhaltsstoffen.

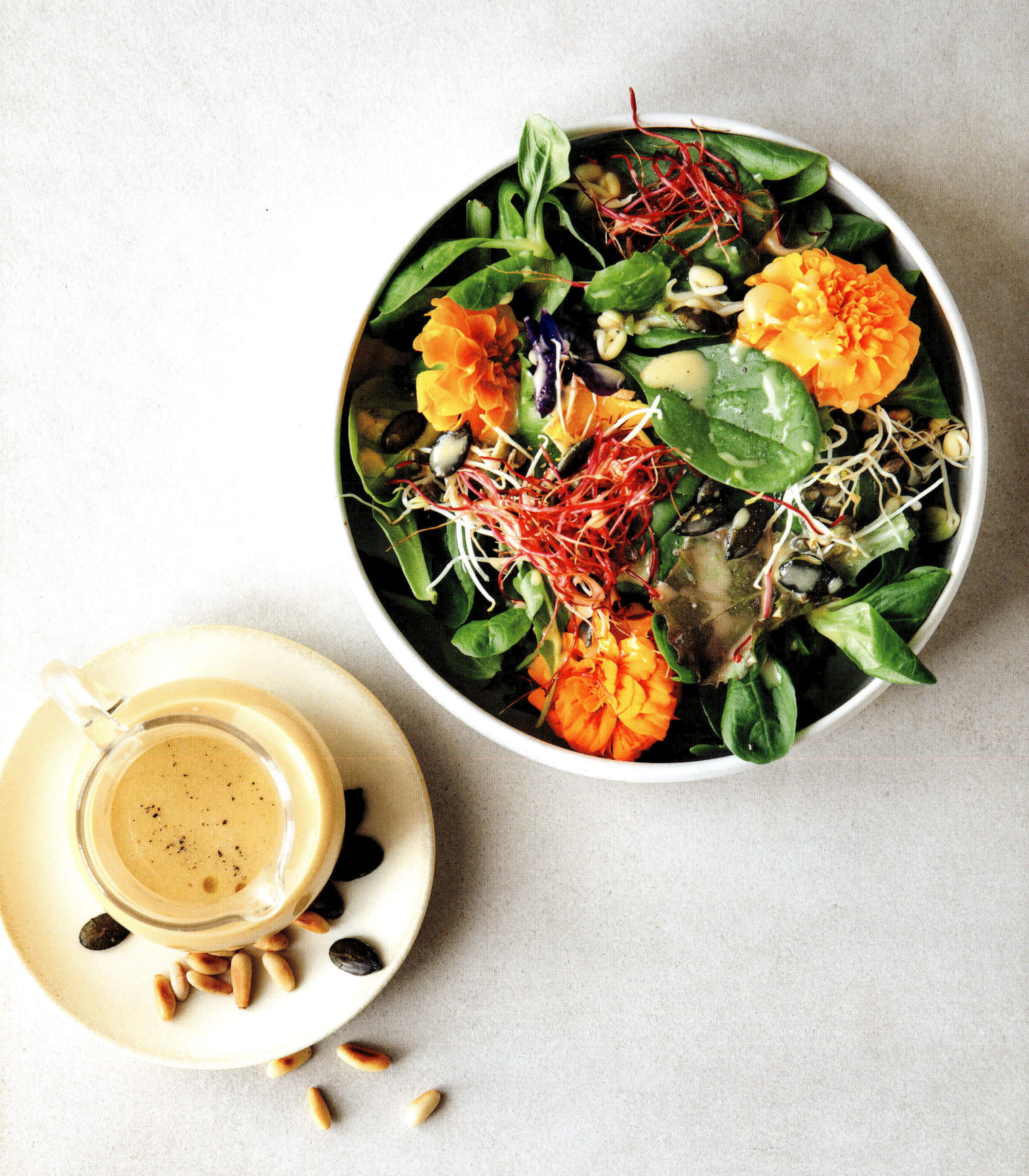

Pastinaken-Orangen-
Salat mit Putenbrust

Pro Portion ca. 435 kcal, 13 g E, 26 g F, 35 g KH

<u>PERFEKT GEGEN WINTERBLUES</u>

FÜR 2 PERSONEN
Zubereitung: 30 Min.

2 Orangen (1 davon Bio)
300 g Pastinaken
½ Bund Petersilie
1 säuerlicher Apfel
2 EL Zitronensaft
2 EL Olivenöl
75 g Joghurt (1,5 % Fett)
Salz, Pfeffer
1 Handvoll Feldsalat
100 g Putenbrustaufschnitt (in dünnen Scheiben)
30 g Walnusskerne

1. Die Bio-Orange heiß waschen und abtrocknen. Mit einem Zestenreißer etwas Schale abziehen. Den Saft von 1 Hälfte auspressen. Die andere Hälfte in Spalten schneiden und beiseitelegen. Die andere Orange schälen und die Fruchtfilets aus den Häutchen herausschneiden.

2. Pastinaken putzen, schälen und in feine Stifte schneiden. In einem Topf in wenig Wasser zugedeckt 2–3 Min. dünsten, abgießen und sehr gut abtropfen lassen. Petersilie waschen, trocken schütteln und grob hacken. Apfel waschen, trocken reiben und in feine Stifte schneiden. Im Zitronensaft wenden.

3. Öl mit Orangensaft und -schale, Joghurt, wenig Salz und Pfeffer zu einem Dressing verrühren. Pastinaken, Äpfel und Orangenfilets darin wenden. Feldsalat verlesen, waschen, trocken schütteln und auf Teller verteilen. Pastinakensalat und Putenbrust daraufgeben, mit Petersilie und Walnüssen bestreuen und mit den übrigen Orangenspalten garnieren.

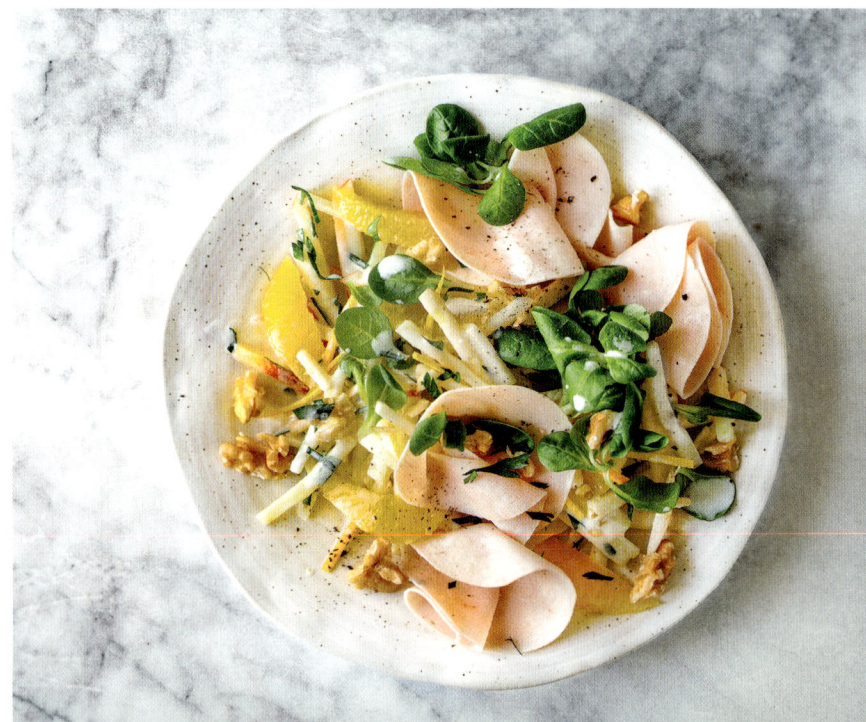

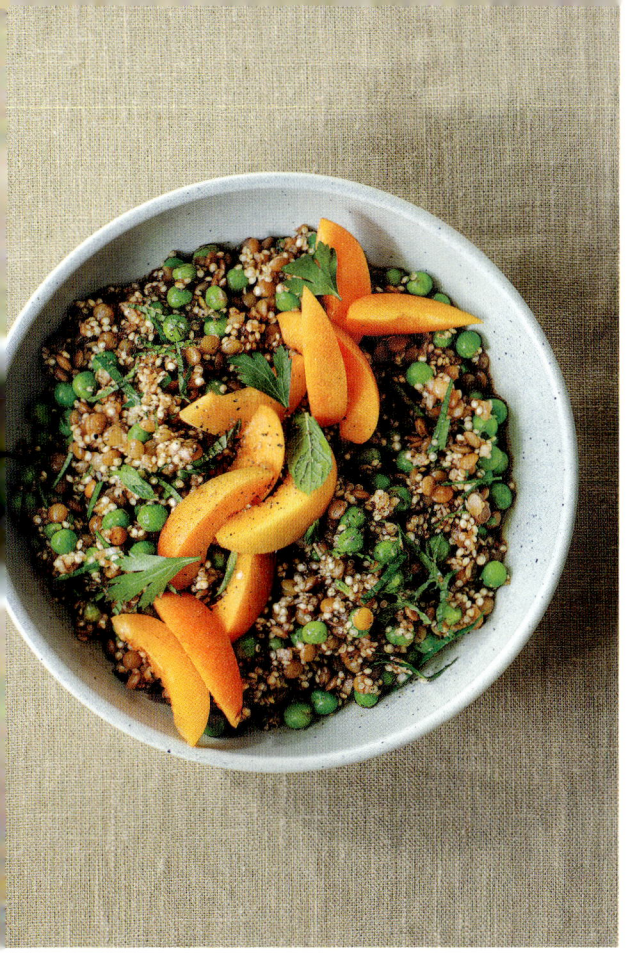

Linsen-Quinoa-Salat
mit Minze

Pro Portion ca. 435 kcal, 17 g E, 13 g F, 58 g KH

VEGAN | LOW FAT

FÜR 2 PERSONEN
Zubereitung: 30 Min.

---

250 ml Gemüsebrühe
60 g kleine Linsen (z. B. Puy- oder Belugalinsen)
75 g Quinoa
100 g TK-Erbsen
6 Stängel Minze
4 Stängel Petersilie
2 Schalotten
3 EL Aceto balsamico bianco
Salz, Pfeffer
2 EL Olivenöl
1 TL Apfeldicksaft
4 Aprikosen

1. Die Brühe mit den Linsen in einem Topf zum Kochen bringen. Die Linsen zugedeckt bei mittlerer Hitze ca. 10 Min. köcheln. Quinoa und Erbsen dazugeben und alles noch ca. 10 Min. zugedeckt garen.

2. Inzwischen Minze und Petersilie waschen und trocken tupfen, die Blätter abzupfen, einige zum Garnieren beiseitelegen, die restlichen in feine Streifen schneiden. Die Schalotten schälen und fein würfeln.

3. Die klein geschnittenen Kräuter und die Schalotten in einer Salatschüssel mit dem Essig sowie etwas Salz und Pfeffer verrühren, dann das Olivenöl mit einem Schneebesen unterschlagen. Das Dressing mit dem Apfeldicksaft abschmecken.

4. Die Aprikosen waschen und in Spalten schneiden, dabei entsteinen. Die Linsenmischung abgießen und, falls nötig, abtropfen lassen. Zum Dressing geben und unterrühren. Den Salat abschmecken und lauwarm oder kalt auf zwei Teller verteilen und mit den beiseitegelegten Kräutern und den Aprikosenspalten garnieren.

Süßkartoffel-Linsen-
Salat mit Ingwer

Pro Portion ca. 395 kcal, 19 g E, 8 g F, 61 g KH

<u>VEGGIE</u>

FÜR 2 PERSONEN
Zubereitung: 35 Min.

1 Zwiebel
100 g kleine Linsen (z. B. Puy- oder Belugalinsen)
20 g Ingwer
150 g kleine feste Champignons
300 g Süßkartoffeln
1 EL Olivenöl
Salz, Pfeffer
125 g Römersalat
100 g Joghurt (1,5 % Fett)

1. Die Zwiebel schälen und in feine Würfel schneiden. Mit den Linsen und ca. 200 ml Wasser in einen kleinen Topf geben und das Wasser zum Kochen bringen. Die Linsen zugedeckt in 15–20 Min. bissfest garen.

2. Inzwischen den Ingwer schälen und hacken. Die Champignons putzen, bei Bedarf mit einem Tuch abreiben und halbieren. Die Süßkartoffeln schälen und in 2 cm große Würfel schneiden.

3. Das Öl mit einem Pinsel in einer beschichteten Pfanne verteilen und erhitzen. Den Ingwer und die Süßkartoffeln darin unter häufigem Wenden bei mittlerer Hitze gut 5 Min. braten. Die Champignons dazugeben und ca. 5 Min. mit anbraten, dabei alles mit etwas Salz und Pfeffer würzen.

4. Inzwischen den Römersalat putzen, waschen und sehr gut trocken schütteln. Mit dem Joghurt in einem hohen Rührbecher mit dem Pürierstab pürieren, mit etwas Salz und Pfeffer abschmecken.

5. Die Linsen abgießen, falls nötig, abtropfen lassen, mit der Süßkartoffel-Champignon-Mischung anrichten und lauwarm oder vollständig abkühlen lassen. Zum Servieren das Dressing auf dem Salat verteilen.

Tipps & Info
Veganer nehmen Pflanzencreme oder Sojaghurt statt Joghurt aus Kuhmilch. Hier gibts Römersalat mal nicht in seiner bekannten Form, sondern zum Dressing verarbeitet. Übrigens auch eine gute Verwendung für bereits etwas schlapp gewordene Blätter.

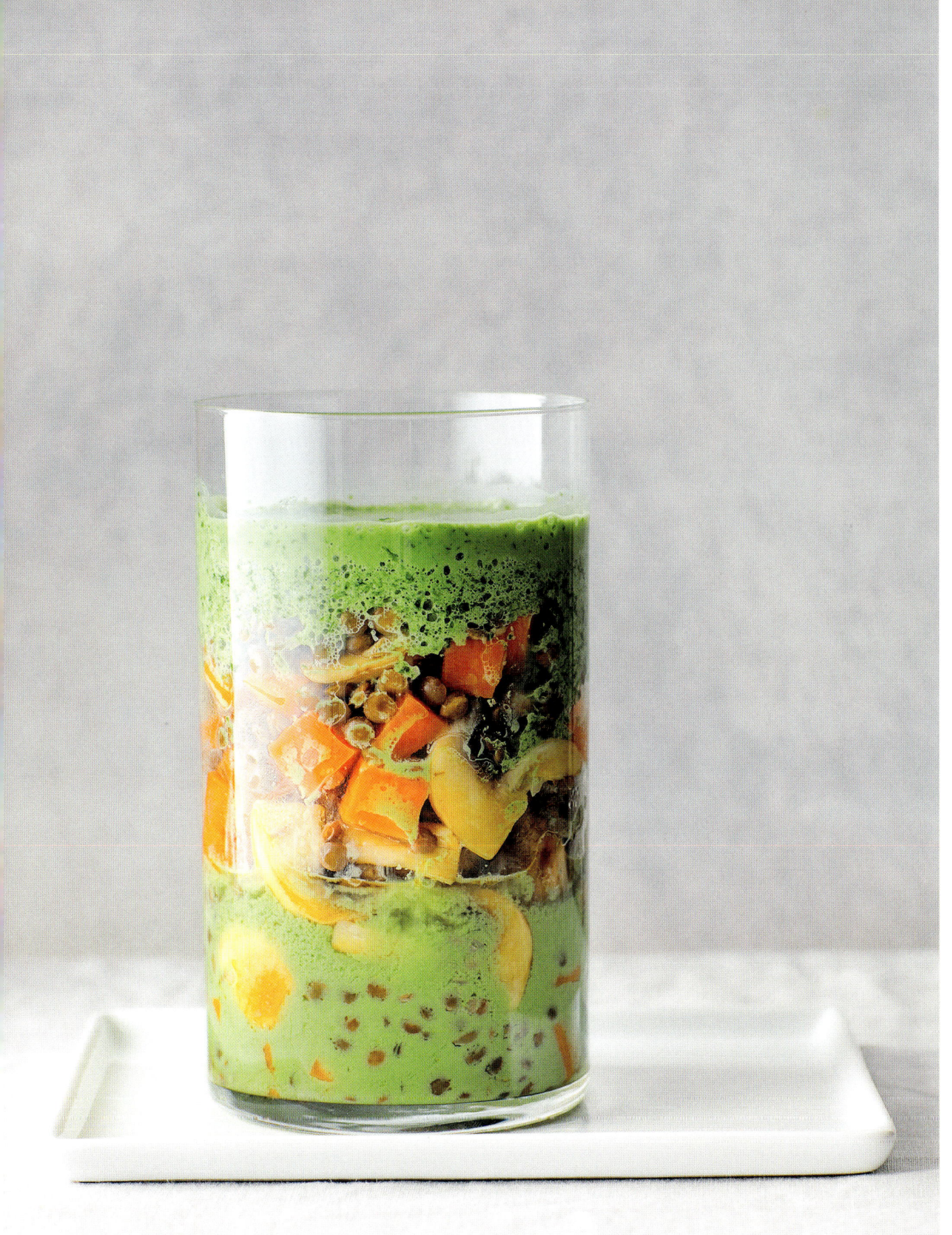

Graupensalat
mit Paprika und Feta

Pro Portion ca. 505 kcal, 21 g E, 20 g F, 59 g KH

<u>VEGGIE</u>

FÜR 2 PERSONEN
Zubereitung: 35 Min.

150 g Gerstengraupen
Salz
1 gelbe Paprika
1 grüne Paprika
4 EL Weißweinessig
Pfeffer
1 EL Ajvar (mild oder scharf)
2 EL Olivenöl
1 Msp. Gemüsebrühe (mit 3 EL Wasser angerührt)
15 g Mandeln
3 Stängel Minze
100 g Schafskäse (Feta; fettarm)

1. Die Gerstengraupen nach Packungsanweisung in leicht gesalzenem Wasser in 20–25 Min. bissfest garen. Inzwischen die Paprika waschen, halbieren, weiße Trennwände und Kerne entfernen und die Hälften in kurze, schmale Streifen schneiden. Die Gerstengraupen in ein Sieb abgießen, abtropfen und abkühlen lassen.

2. Den Essig in einer Schüssel mit Salz, Pfeffer und Ajvar gut verrühren, dann das Öl mit einem Schneebesen gründlich unterschlagen, zuletzt die Brühe unterrühren. Die Gerstengraupen und die Paprikastreifen in dem Dressing wenden und das Ganze pikant abschmecken.

3. Die Mandeln grob hacken. Die Minze waschen und trocken tupfen, die Blätter abzupfen und in feine Streifen schneiden. Beides unter den Salat mischen. Den Schafskäse darüberbröckeln. Den Salat auf zwei Teller verteilen und sofort genießen oder verpackt mit zur Arbeit nehmen.

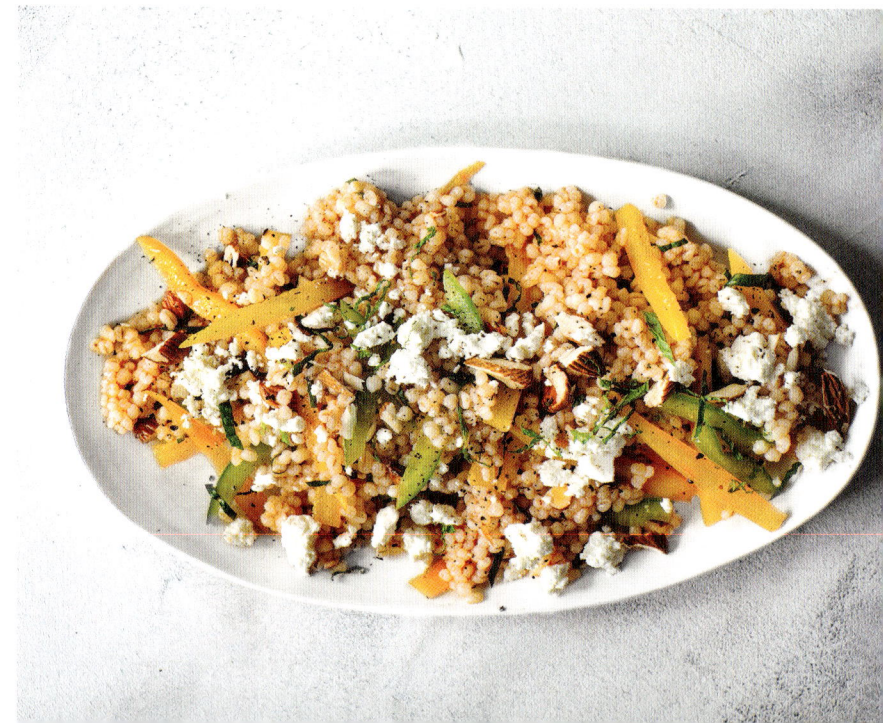

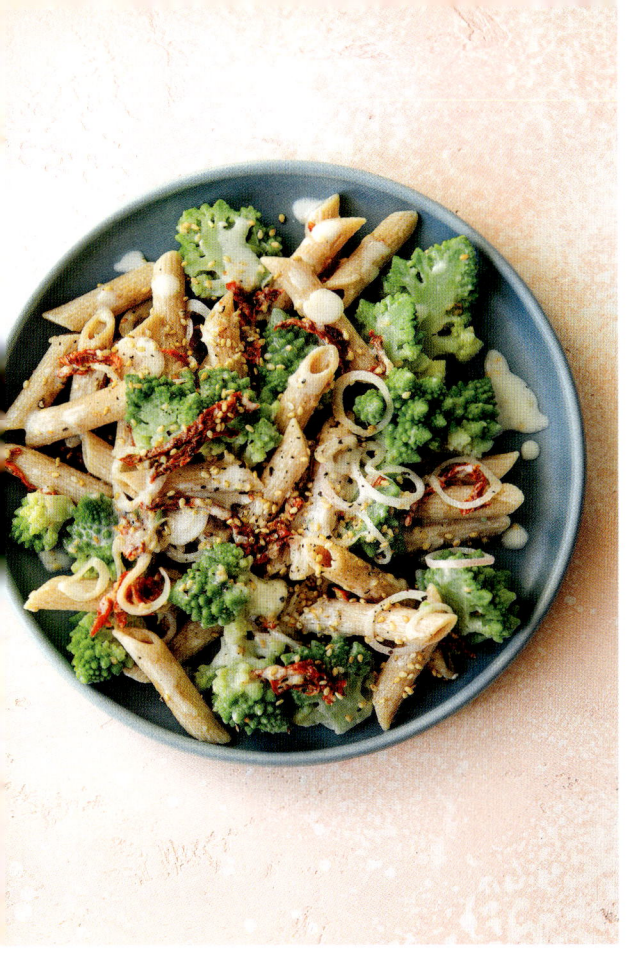

Nudelsalat mit
Romanesco und Sesam

Pro Portion ca. 395 kcal, 14 g E, 20 g F, 40 g KH

<u>VEGAN | BALLASTSTOFFREICH</u>

FÜR 2 PERSONEN
Zubereitung: 25 Min.

---

250 g Romanesco
Salz
100 g Vollkorn-Hartweizennudeln
 (z. B. Penne)
15 g heller Sesam
2 Schalotten
4 getrocknete Soft-Tomaten
2 EL Zitronensaft
50 g Pflanzencreme (z. B. Hafer)
2 EL geröstetes Sesamöl
Pfeffer

Tipp
Romanesco ist der vornehme Verwandte des Brokkoli und liefert vergleichbare Vitamine und Mineralstoffe. Wenn an den Köpfen zarte Blättchen sprießen, sollten Sie diese unbedingt mit verwenden.

1. Den Romanesco putzen, waschen und in mundgerechte Röschen teilen. Die Stiele schälen und klein schneiden. Etwa 2 l leicht gesalzenes Wasser in einem Topf aufkochen und die Nudeln darin nach Packungsanweisung gerade eben bissfest garen. Dabei in den letzten 5 Min. den Romanesco dazugeben. Nudeln und Romanesco in ein Sieb abgießen, mit kaltem Wasser abspülen und gut abtropfen lassen

2. Den Sesam in einer kleinen beschichteten Pfanne ohne Fett rösten, bis er angenehm duftet. Beiseitestellen. Die Schalotten schälen und in dünne Scheiben schneiden. Die Soft-Tomaten in schmale Streifen schneiden.

3. Für das Dressing den Zitronensaft mit der Pflanzencreme, dem Sesamöl und dem Sesam verquirlen, mit etwas Salz und Pfeffer würzen. Alle Zutaten mischen, den Salat noch einmal abschmecken und auf zwei Teller verteilen.

Scharfer Möhrensalat
mit Kichererbsen

Pro Portion ca. 395 kcal, 18 g E, 19 g F, 32 g KH

VEGGIE | GUT VORZUBEREITEN

FÜR 2 PERSONEN
Zubereitung: 50 Min.

1 Dose Kichererbsen (ca. 260 g Abtropfgewicht)
1 EL Rapsöl
Salz
1 grüne Chilischote
3 EL Weißweinessig
100 g Joghurt (1,5 % Fett)
Pfeffer
300 g Möhren
2 zarte Frühlingszwiebeln
100 g Schafskäse (Feta)

1. Den Backofen auf 200° vorheizen. Die Kichererbsen gut abtropfen lassen, mit Küchenpapier trocken tupfen und in einer Schüssel mit dem Rapsöl und etwas Salz mischen. In einer flachen, ofenfesten Form verteilen und im Ofen (Mitte) ca. 45 Min. rösten, zwischendurch zweimal umrühren.

2. Inzwischen die Chilischote waschen, längs halbieren, weiße Trennwände und Kerne entfernen und die Chilihälften fein hacken. Mit dem Essig und dem Joghurt verrühren und mit etwas Salz und Pfeffer abschmecken.

3. Die Möhren putzen, schälen und mit einem Sparschäler in breite, dünne Streifen schneiden. Die Frühlingszwiebeln putzen, waschen und in sehr feine Ringe schneiden.

4. Die Möhren auf zwei Teller verteilen. Die Kichererbsen aus dem Ofen nehmen. Das Dressing, die Frühlingszwiebeln und die gerösteten Kichererbsen auf den Möhren anrichten. Den Schafskäse über den Salat bröckeln.

Tipp
Die gerösteten Kichererbsen sorgen für Biss und Geschmack. Zudem sind sie fettarm und reich an pflanzlichem Eiweiß sowie an Ballaststoffen – eine gesunde Knabberei also. Sie gelingen ganz einfach, brauchen lediglich etwas Zeit im Backofen. Alternativ können Sie geröstete Kichererbsen auch abgepackt kaufen, am ehesten finden Sie sie in indischen oder arabischen Geschäften.

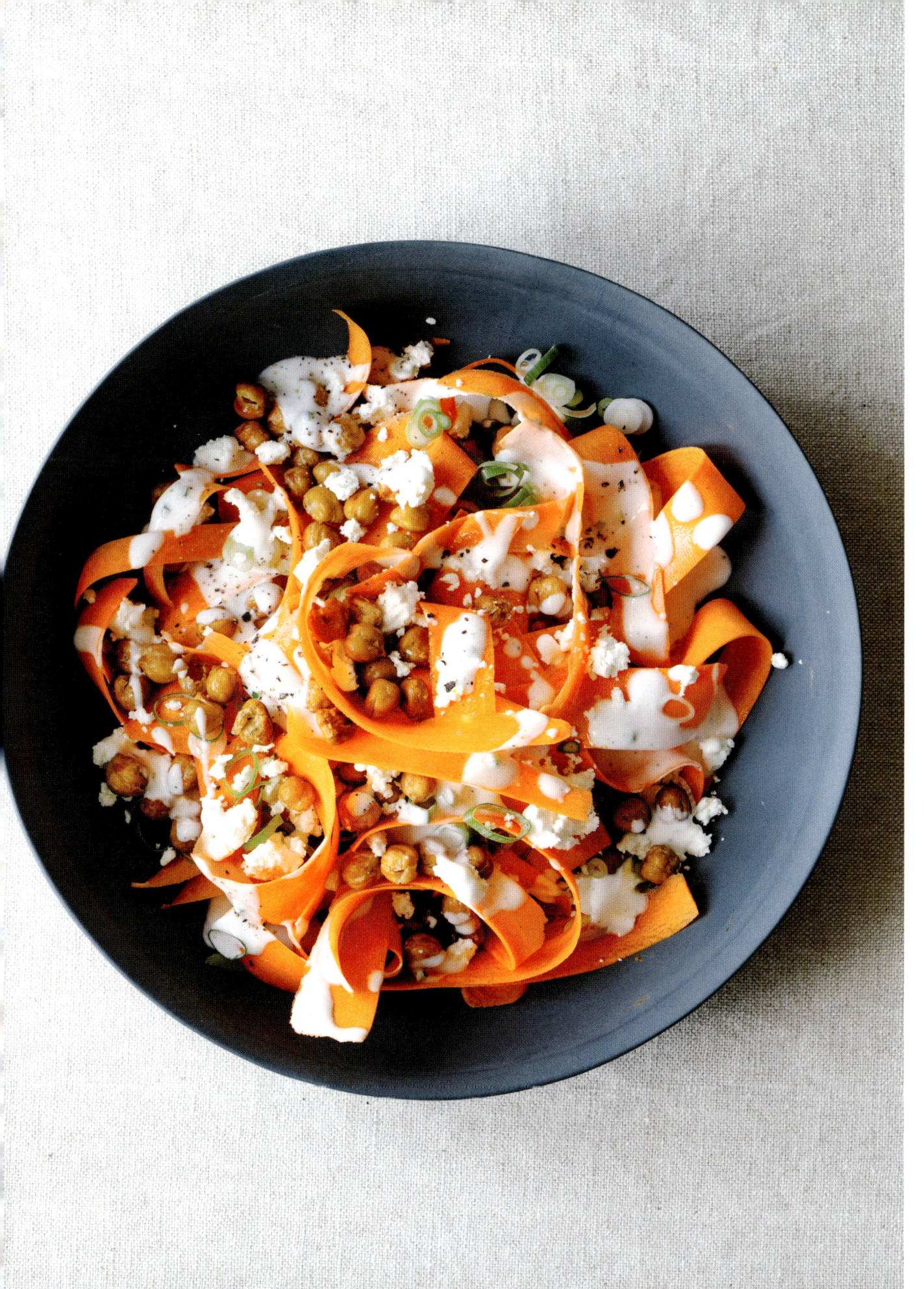

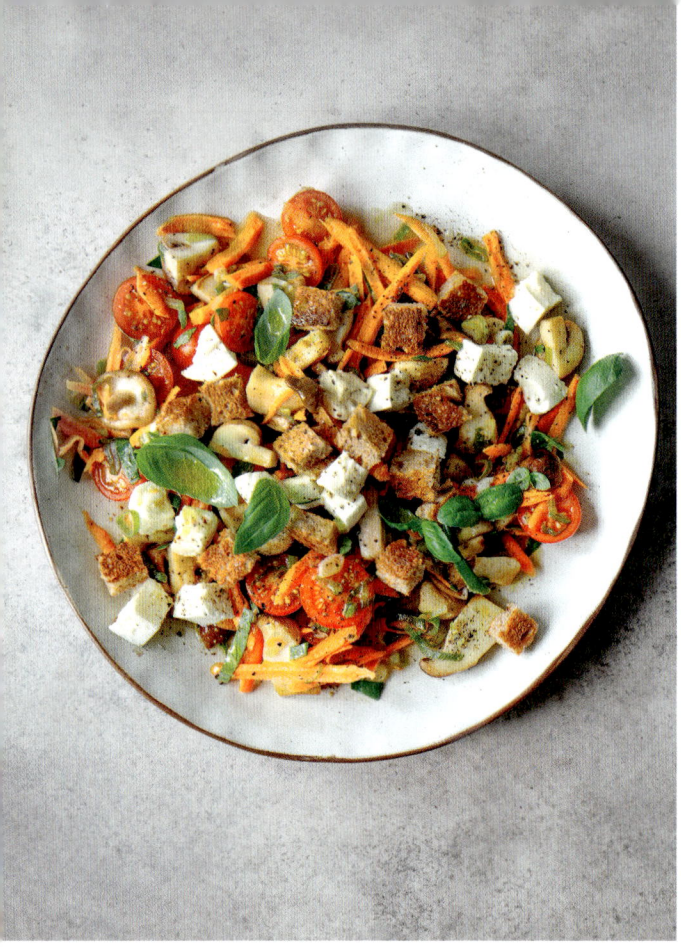

Info & Tipp

Pilze liefern viel pflanzliches Eiweiß, aber nur wenig Kalorien, sind also eine ideale Zutat für eine leichte Küche. Wer den Salat mit zur Arbeit nimmt, sollte die Croûtons separat verpacken und erst kurz vorm Essen untermischen. So bleiben sie schön knusprig.

Pilzsalat mit
Vollkorn-Croûtons

Pro Portion ca. 455 kcal, 16 g E, 31 g F, 28 g KH

GUT BEKÖMMLICH

FÜR 2 PERSONEN
Zubereitung: 25 Min.

---

250 g gemischte Pilze (oder nur braune Champignons)
2 Frühlingszwiebeln
3 EL Olivenöl
Salz, Pfeffer
½ Bund Basilikum
3 EL Aceto balsamico bianco
1 dicke Möhre (ca. 100 g)
100 g Kirschtomaten
2 Scheiben Vollkorn-Bauernbrot (ca. 100 g)
125 g Büffel-Mozzarella

1. Die Pilze putzen, bei Bedarf mit einem Tuch abreiben und halbieren oder vierteln. Die Frühlingszwiebeln putzen, waschen und in dünne schräge Ringe schneiden. 1 TL Olivenöl mit einem Pinsel in einer beschichteten Pfanne verteilen und erhitzen. Die Pilze und die Frühlingszwiebeln darin bei großer Hitze 2–3 Min. braten, dabei mit etwas Salz und Pfeffer würzen.

2. Das Basilikum waschen, trocken tupfen und die Blätter abzupfen. Die Hälfte der Blätter grob hacken, in einer Salatschüssel mit dem Essig verrühren, dann das übrige Öl unterschlagen. Die Möhre putzen, schälen und in feine Streifen schneiden. Die Kirschtomaten waschen und halbieren. Das Brot im Toaster rösten und in 1–2 cm große Würfel schneiden. Den Mozzarella ebenfalls in Würfel schneiden.

3. Tomaten, Möhren und die Pilz-Zwiebel-Mischung in dem Dressing wenden. Den Salat abschmecken. Zum Servieren mit den Croûtons, dem restlichen Basilikum und den Mozzarella-Würfeln bestreuen.

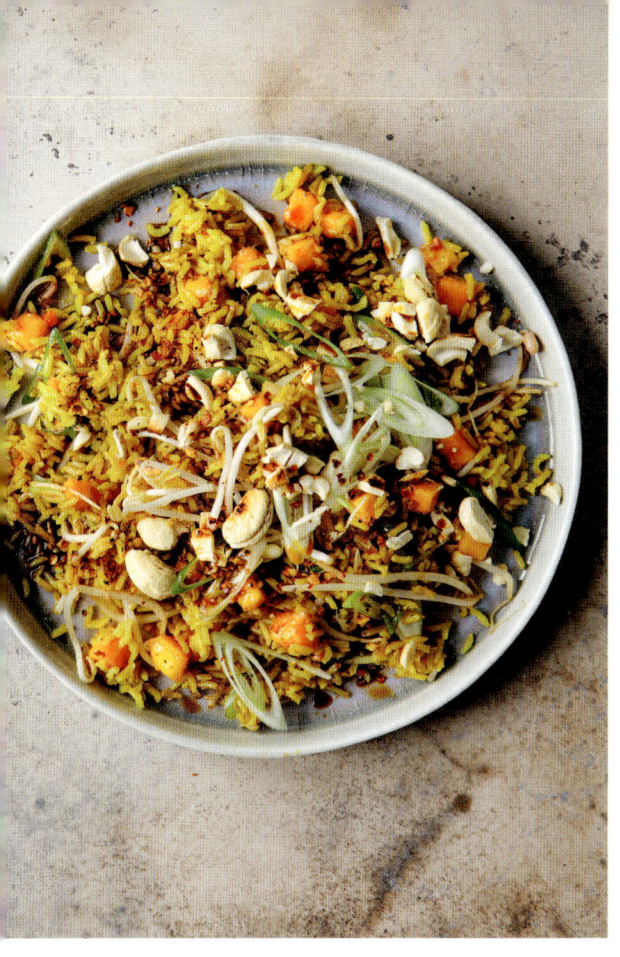

Reissalat mit Mango
und Sprossen

Pro Portion ca. 430 kcal, 11 g E, 17 g F, 56 g KH

<u>VIELE KOHLENHYDRATE | BALLASTSTOFFREICH</u>

FÜR 2 PERSONEN
Zubereitung: 40 Min.

---

200 ml Gemüsebrühe
1 TL Currypulver
1 Prise Chiliflocken
100 g Vollkorn-Basmatireis
2 zarte Frühlingszwiebeln
1 kleine Mango
100 g Mungbohnensprossen
20 g Ingwer
4 EL helle Sojasauce
Pfeffer
2 EL Rapsöl
2 EL geröstete Cashewkerne
  (ungesalzen)

1. Die Brühe in einem kleinen Topf aufkochen lassen. Das Currypulver, die Chiliflocken und den Reis dazugeben. Den Reis fest zugedeckt bei kleiner Hitze in knapp 30 Min. bissfest garen, dann abkühlen lassen.

2. Inzwischen die Frühlingszwiebeln putzen, waschen und in dünne schräge Ringe schneiden. Die Mango schälen, das Fruchtfleisch vom Stein schneiden und in Würfel oder Streifen schneiden. Die Mungbohnensprossen in einem Sieb kalt abbrausen und gut abtropfen lassen.

3. Den Ingwer schälen, sehr fein hacken und in eine Salatschüssel geben. Die Sojasauce, etwas Pfeffer und das Öl dazugeben und alle Zutaten gut vermischen. Den abgekühlten Reis und die übrigen vorbereiteten Zutaten vorsichtig darin wenden. Die Cashewkerne grob hacken und zum Servieren auf den Salat streuen.

Glasnudelsalat mit *Putenbrust*

Pro Portion ca. 470 kcal, 29 g E, 17 g F, 49 g KH

PERFEKT FÜR DIE LUNCHBOX

FÜR 2 PERSONEN
Zubereitung: 25 Min.

100 g Zuckerschoten
Salz
100 g Glasnudeln
200 g Putenbrustfilet
1 EL Rapsöl
2 EL heller Sesam
Pfeffer
1 kleine rote Chilischote
15 g Ingwer
2 EL Limettensaft
1 EL geröstetes Sesamöl (ersatzweise Rapsöl)
2 EL helle Sojasauce
1 Msp. Gemüsebrühe (mit 3 EL Wasser angerührt)
150 g Chinakohl

1. Die Zuckerschoten putzen, waschen und schräg halbieren. Etwa 1 l leicht gesalzenes Wasser in einem Topf zum Kochen bringen und die Zuckerschoten darin ca. 4 Min. kochen. Die Glasnudeln dazugeben und alles weitere 2–3 Min. kochen lassen. Zuckerschoten und Glasnudeln in ein Sieb abgießen, kalt abbrausen und gut abtropfen lassen. Die Glasnudeln evtl. mit einer Schere etwas kleiner schneiden.

2. Das Putenbrustfilet trocken tupfen und in schmale Streifen schneiden. Das Öl mit einem Pinsel in einer beschichteten Pfanne verteilen und erhitzen. Das Fleisch dazugeben und bei mittlerer Hitze ca. 5 Min. rundherum goldbraun braten. Den Sesam hinzufügen und mit anrösten. Das Fleisch mit etwas Salz und Pfeffer würzen und aus der Pfanne nehmen.

3. Die Chilischote waschen, halbieren, weiße Trennwände und Kerne entfernen und die Hälften in sehr feine Streifen schneiden. Den Ingwer schälen und fein hacken. Chili und Ingwer in einer Salatschüssel mit dem Limettensaft, dem Sesamöl, der Sojasauce und der Brühe verrühren.

4. Den Chinakohl putzen, waschen, trocken schütteln und in Streifen schneiden. Mit den Zuckerschoten, den Glasnudeln und dem Putenfleisch in dem Dressing wenden. Den Salat auf zwei Teller verteilen und servieren.

Info
Glasnudeln, die Lieblinge in vielen asiatischen Küchen, werden meist aus Stärke von Mung- oder Sojabohnen hergestellt, gelegentlich auch aus Reisstärke. Sie sind geschmacksneutral und nehmen andere Aromen bestens auf. Das macht sie sehr anpassungsfähig. Beim Nährstoffgehalt können sie mit Vollkornnudeln aus Hartweizen nicht mithalten, dafür sind sie gut bekömmlich und ganz einfach lecker.

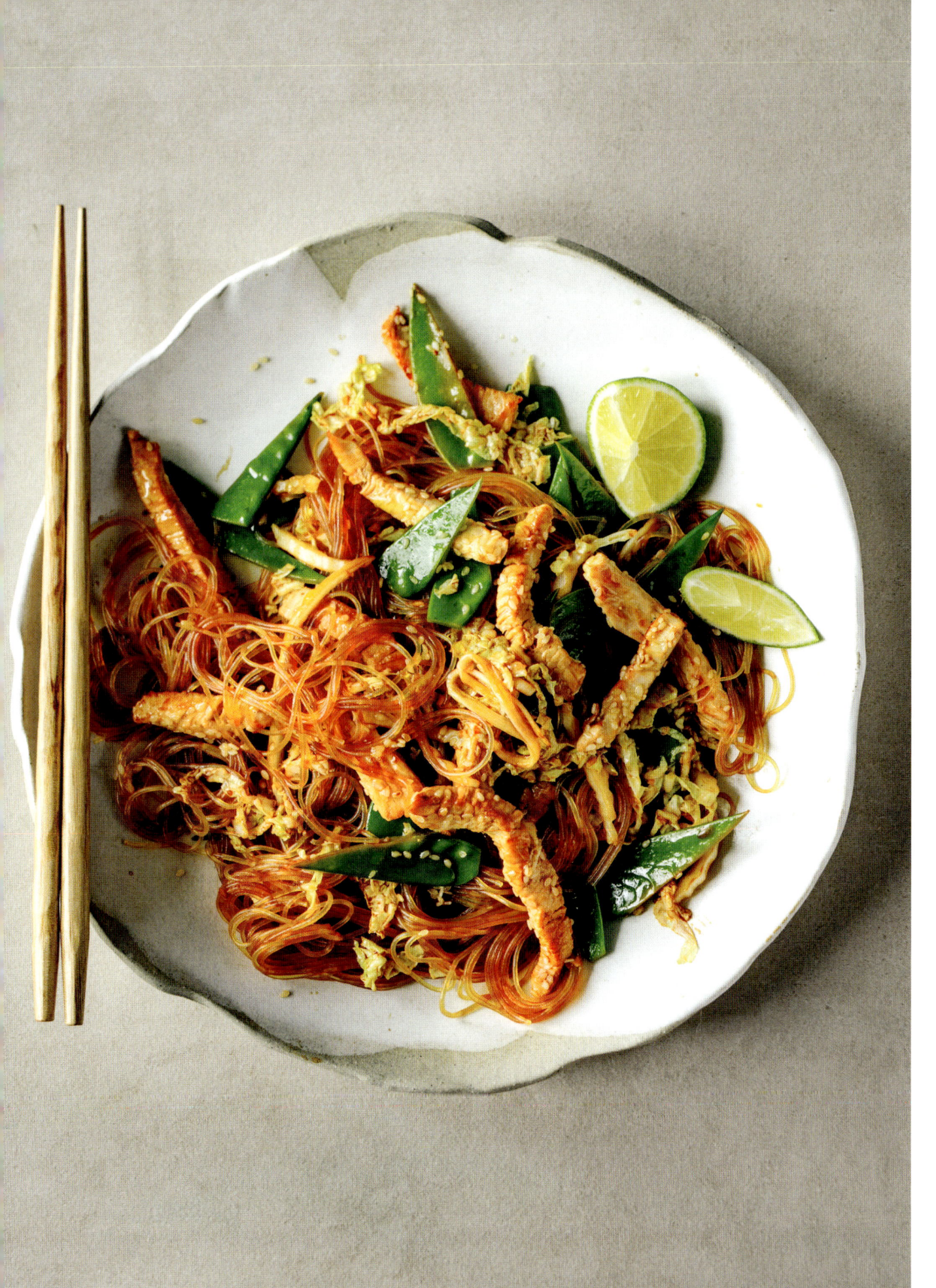

Falafel-Bowl mit
Paprika und Koriander

Pro Portion ca. 435 kcal, 15 g E, 24 g F, 38 g KH

<u>VEGGIE | TYPISCH ÄGYPTEN</u>

FÜR 2 PERSONEN
Zubereitung: 35 Min.
Einweichen: über Nacht

---

100 g getrocknete Kichererbsen
1 kleine Zwiebel
1 kleine Knoblauchzehe
1 Bund Petersilie
2 EL Zitronensaft
Salz, Pfeffer
½ TL gemahlener Kreuzkümmel
2 EL Olivenöl
10 Stängel Koriandergrün
200 g griechischer Joghurt (10 % Fett)
150 g Salatgurke
1 kleine rote Paprika
1 EL Schwarzkümmelsamen (nach Belieben; ersatzweise weißer oder schwarzer Sesam)

1. Die Kichererbsen über Nacht in kaltem Wasser einweichen. Am nächsten Tag abgießen und abtropfen lassen. Die Zwiebel und den Knoblauch schälen und grob würfeln. Die Petersilie waschen, trocken schütteln und die Blätter abzupfen. Die Hälfte der Petersilie mit Knoblauch, Zwiebel und Kichererbsen, dem Zitronensaft, etwas Salz und Pfeffer sowie dem gemahlenen Kreuzkümmel im Mixer pürieren. Aus der Mischung mit feuchten Händen ca. zehn Bällchen formen.

2. Das Olivenöl in einer kleinen beschichteten Pfanne erhitzen und die Falafel darin bei mittlerer Hitze in 10–15 Min. rundherum goldbraun braten. Beiseitestellen und abkühlen lassen.

3. Das Koriandergrün waschen, trocken schütteln und hacken. Unter den Joghurt rühren und den Joghurt mit etwas Salz und Pfeffer abschmecken.

4. Die Gurke waschen, nach Belieben schälen, dann längs halbieren und in Scheiben schneiden. Die Paprika waschen, vierteln, weiße Trennwände und Kerne entfernen und die Viertel quer in schmale Streifen schneiden. Alle vorbereiteten Zutaten in zwei Schalen anrichten, mit der übrigen Petersilie und nach Belieben den Schwarzkümmelsamen bestreuen.

Tipp
Von den Falafel am besten gleich die doppelte oder dreifache Menge zubereiten. Der Aufwand erhöht sich kaum, und übrige Falafel können Sie gut an einem der folgenden Tage mit ins Büro nehmen oder für einen späteren Zeitpunkt einfrieren.

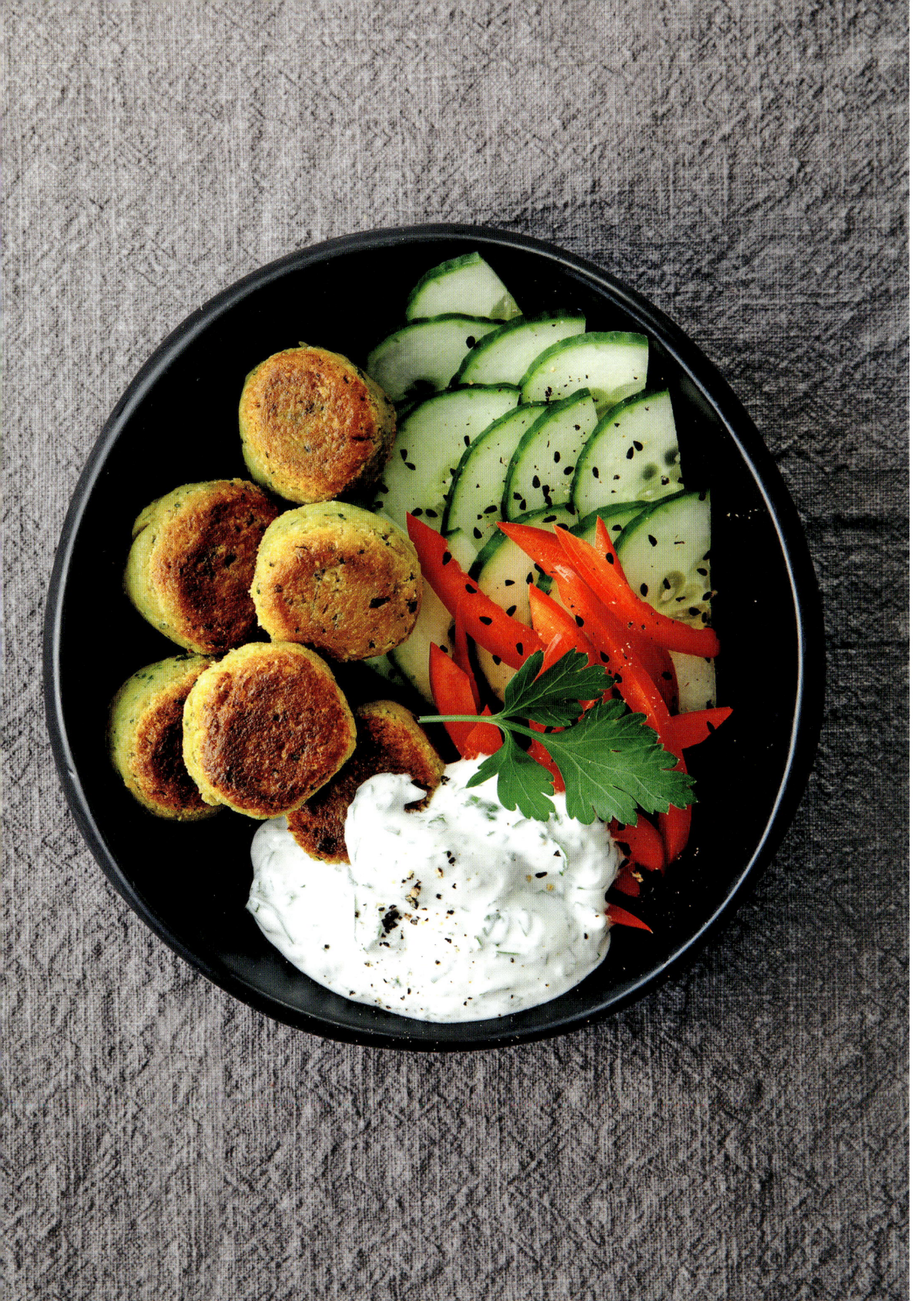

Pikante Joghurt-*Gurken-Suppe*

Pro Portion ca. 400 kcal, 20 g E, 21 g F, 32 g KH

<u>FÜR HEISSE TAGE | WENIG BELASTEND</u>

FÜR 2 PERSONEN
Zubereitung: 20 Min.
Kühlen: 1 Std.

1 kleine Salatgurke (ca. 300 g)
10 g Ingwer
250 g Joghurt (3,5 % Fett)
150 g Skyr
Salz, Pfeffer
2 Scheiben Pumpernickel (ca. 110 g)
2 EL Mandeln
2 EL Olivenöl
4 Stängel Zitronenmelisse

1. Die Gurke putzen, waschen und trocken reiben, nach Belieben schälen. Einige dünne Scheiben abschneiden, in Streifen schneiden und beiseitelegen, den Rest der Gurke grob raspeln. Den Ingwer schälen und durch eine Knoblauchpresse drücken oder auf einer Haushaltsreibe fein reiben.

2. Die Gurkenraspel und den Ingwer mit dem Joghurt und dem Skyr verrühren, mit etwas Salz und Pfeffer abschmecken. Die Suppe zugedeckt mindestens 1 Std. kalt stellen.

3. Den Pumpernickel fein zerbröseln und die Mandeln hacken. Das Öl mit einem Pinsel in einer kleinen beschichteten Pfanne verteilen und erhitzen. Die Pumpernickelbrösel und die Mandeln darin bei mittlerer Hitze ca. 3 Min. rösten. Die Mischung auf Küchenpapier verteilen und etwas abkühlen lassen.

4. Die Zitronenmelisse waschen, trocken tupfen und die Blätter abzupfen. Die Blätter fein schneiden und einige Streifen unter die kalte Suppe rühren, die übrigen beiseitelegen. Die Suppe mit Salz und Pfeffer abschmecken, auf zwei Teller verteilen und mit den Gurkenstreifen und dem Pumpernickel-Crunch bestreuen. Mit den übrigen Zitronenmelissestreifen garnieren und servieren.

Info & Tipp
An heißen Tagen sorgt eine kühle Suppe auf leichte Art für Energienachschub. Damit sie länger satt macht, bekommt sie ein Topping aus geröstetem Brot. Statt Pumpernickel-Crunch auch mal Vollkorn-Bauernbrot klein würfeln und in einer beschichteten Pfanne in wenig Olivenöl knusprig rösten.
Die Suppe lässt sich gut mit ins Büro nehmen. Den Crunch getrennt verpacken und erst kurz vor dem Essen auf die Suppe geben.

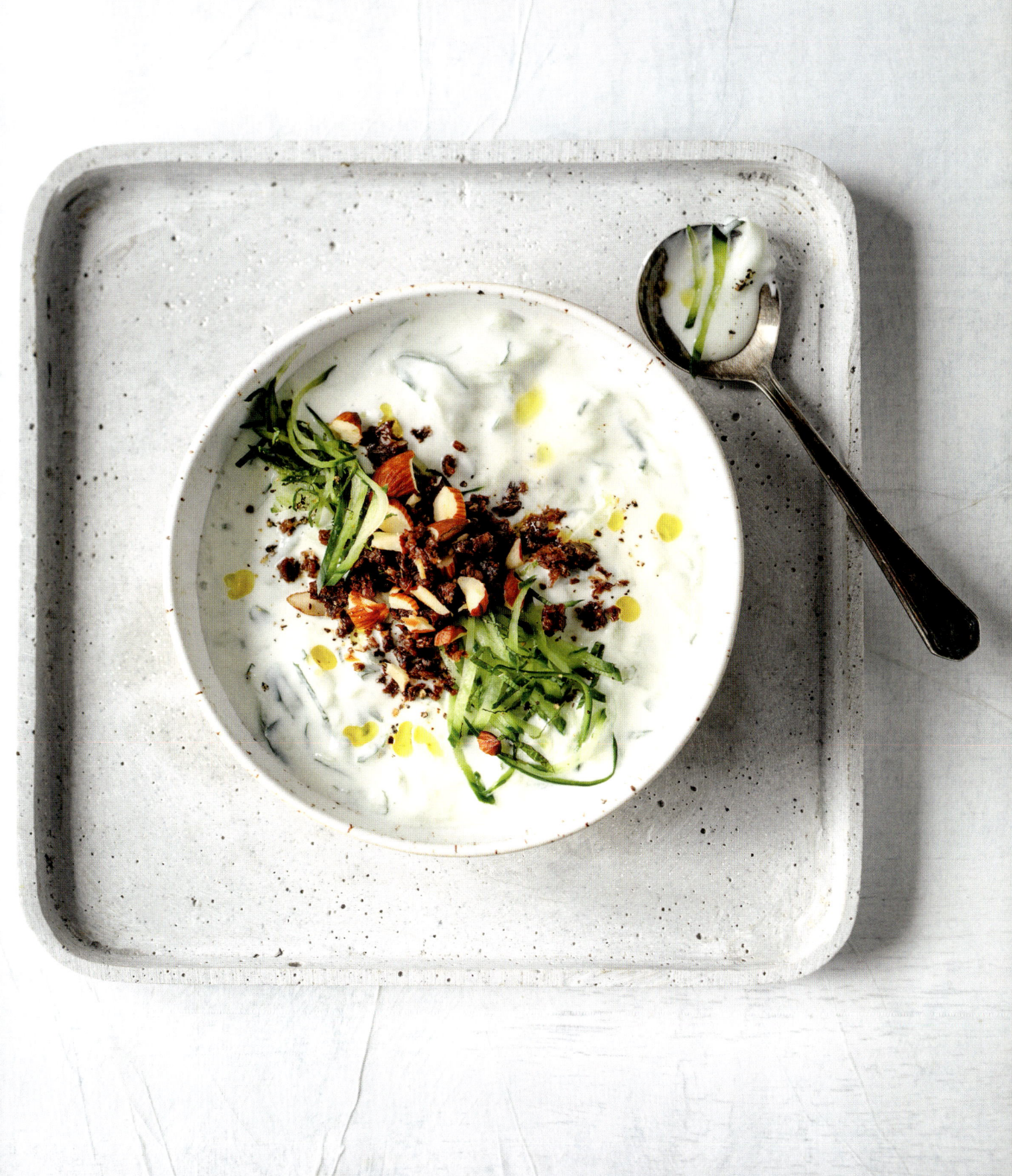

Erbsen-Gazpacho
mit Schinken

Pro Portion ca. 405 kcal, 26 g E, 20 g F, 27 g KH

LOW FAT | BALLASTSTOFFREICH

FÜR 2 PERSONEN
Zubereitung: 25 Min.
Kühlen: über Nacht

---

1 kleine Zwiebel
150 g mehligkochende Kartoffeln
1 EL Olivenöl
400 ml Gemüsebrühe
200 g TK-Erbsen
2 EL Skyr
Salz, Pfeffer
frisch geriebene Muskatnuss
1 kleine rote Paprika
30 g Sonnenblumenkerne
100 g magerer Kochschinken

1. Am Vortag die Zwiebel schälen und würfeln. Die Kartoffeln schälen, waschen und würfeln. Das Öl in einem Topf erhitzen und die Zwiebel- und die Kartoffelwürfel darin bei mittlerer Hitze goldgelb andünsten. Die Brühe dazugeben, dann die Erbsen hinzufügen. Die Suppe aufkochen und zugedeckt bei mittlerer Hitze ca. 15 Min. köcheln lassen. Im Mixer fein pürieren, den Skyr unterrühren und die Suppe mit etwas Salz, Pfeffer und Muskatnuss abschmecken. Zugedeckt über Nacht in den Kühlschrank stellen.

2. Am nächsten Tag die Paprika waschen, halbieren, weiße Trennwände und Kerne entfernen und die Hälften in feine Streifen schneiden. Die Sonnenblumenkerne in einer kleinen beschichteten Pfanne ohne Fett goldbraun rösten. Den Schinken in Würfel schneiden.

3. Die Suppe abschmecken und auf zwei Schalen verteilen. Mit Paprika, Sonnenblumenkernen und Schinken garnieren.

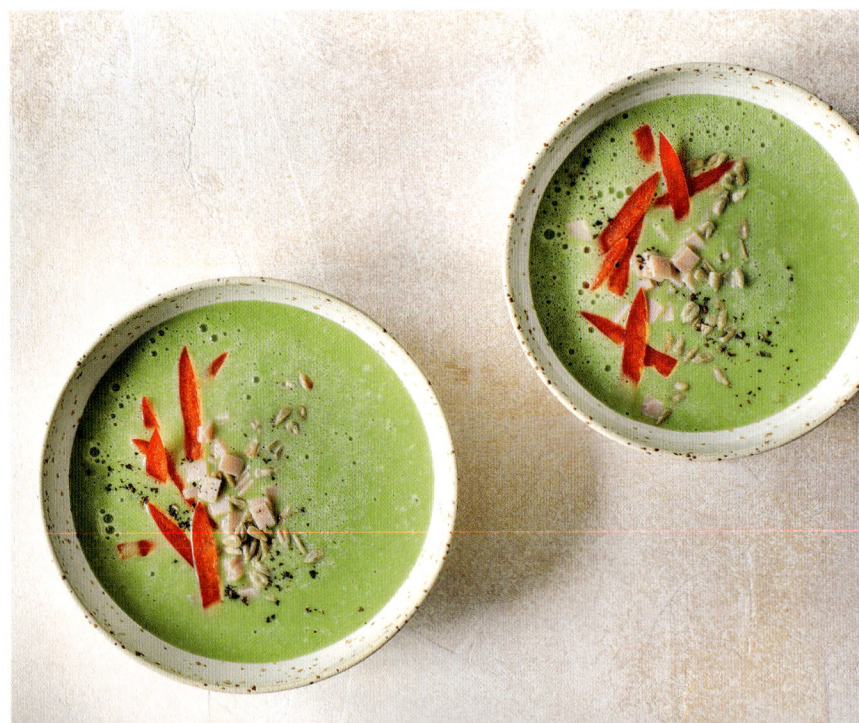

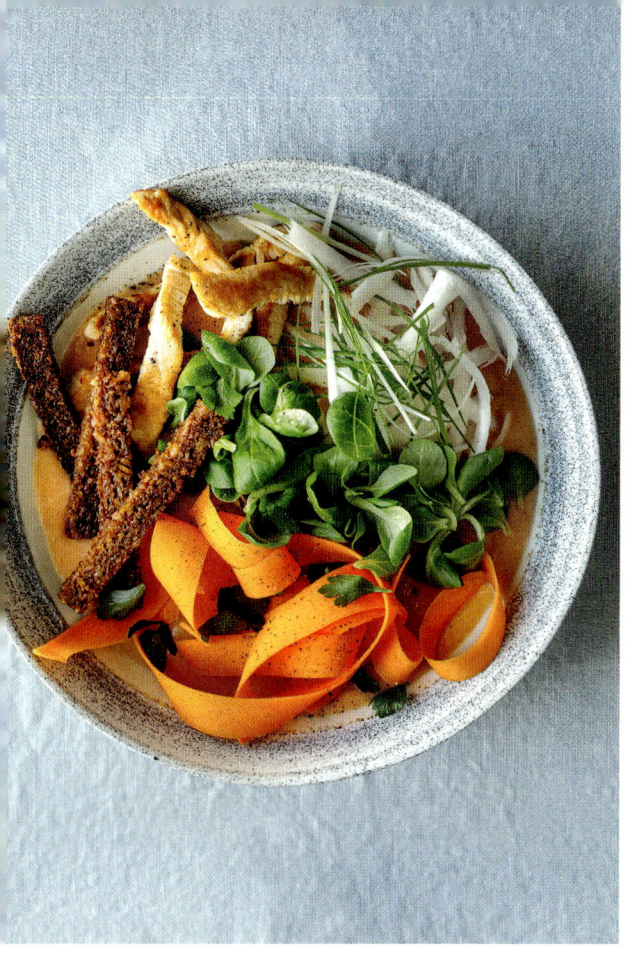

Kühle Buddha-Bowl
mit Rettich

Pro Portion ca. 420 kcal, 24 g E, 17 g F, 42 g KH

<u>VITAMINREICH | LOW FAT</u>

FÜR 2 PERSONEN
Zubereitung: 20 Min.

---

1 Dose weiße Bohnen (ca. 250 g Abtropfgewicht)
2 EL Zitronensaft
Salz, Pfeffer
geräuchertes Paprikapulver
1 Frühlingszwiebel
1 Möhre (ca. 100 g)
1 Stück Rettich (ca. 100 g)
1 Handvoll junge rote Mangoldblätter (ersatzweise Feldsalat)
100 g Putenbrustfilet
2 Scheiben Vollkorn-Bauernbrot (à ca. 60 g)
3 EL Olivenöl
2 Stängel Petersilie

1. Die Bohnen mit dem Einlegewasser in einen kleinen Topf geben und bei kleiner Hitze 3–4 Min. sanft köcheln lassen. Mit dem Zitronensaft, etwas Salz, Pfeffer und Paprikapulver würzen und mit dem Pürierstab im Topf fein pürieren. Auf zwei Schalen verteilen und abkühlen lassen.

2. Frühlingszwiebel putzen, waschen und in vier gleich lange Stücke schneiden, diese längs in schmale Streifen schneiden. Möhre putzen, schälen und mit einem Sparschäler längs in breite Streifen hobeln. Rettich schälen und grob raspeln. Mangold putzen, waschen und gut trocken schütteln.

3. Putenbrustfilet trocken tupfen und in schmale Streifen schneiden. Brot in fingerlange Streifen schneiden. 1 EL Öl mit einem Pinsel in einer beschichteten Pfanne verteilen, erhitzen und das Fleisch darin rundherum ca. 4 Min. goldbraun braten. Würzen und herausnehmen. Übriges Öl (1 EL) in der Pfanne verteilen und erhitzen, das Brot darin rundherum rösten.

4. Alle vorbereiteten Zutaten auf der Bohnencreme anrichten. Die Petersilie waschen, trocken schütteln und die Blätter abzupfen. Die Bowls damit garnieren und servieren.

Ceviche mit
Süßkartoffelsalat

Pro Portion ca. 395 kcal, 25 g E, 12 g F, 42 g KH

<u>GLUTENFREI | LACTOSEFREI</u>

FÜR 2 PERSONEN
Zubereitung: 20 Min.
Marinieren: 30 Min.

---

250 g frische Kabeljau-Loins (evtl. beim Fischhändler vorbestellen)
1 kleine Knoblauchzehe
1 keine Chilischote
2 Limetten
Salz, Pfeffer
400 g dünne Süßkartoffeln
2 EL Rapsöl
2 EL Weißweinessig
1 TL Kreuzkümmelsamen
1 kleine rote Zwiebel
10 Stängel Koriandergrün (ersatzweise Dill)

1. Die Kabeljau-Loins trocken tupfen und in sehr dünne Scheiben oder schmale Streifen schneiden. Den Knoblauch schälen und zerdrücken. Die Chilischote waschen, halbieren, weiße Trennwände und Kerne entfernen und die Hälften hacken. Die Limetten auspressen. Knoblauch und Chili mit dem Limettensaft sowie etwas Salz und Pfeffer verrühren. Die Fischstreifen vorsichtig darin wenden und zugedeckt ca. 30 Min. ziehen lassen.

2. Inzwischen die Süßkartoffeln schälen, quer in 1 cm dicke Scheiben schneiden und in einem Topf in wenig leicht gesalzenem Wasser ca. 10 Min. bissfest garen.

3. Die Süßkartoffeln abgießen und abtropfen lassen. In einer Schüssel mit dem Öl und dem Essig mischen, mit etwas Salz, Pfeffer und den Kreuzkümmelsamen würzen.

4. Die Zwiebel schälen und in feine Scheiben oder Streifen schneiden. Das Koriandergrün waschen, trocken schütteln und grob hacken. Den Fisch abschmecken und die Zwiebeln und das Koriandergrün dazugeben. Die Ceviche mit dem Süßkartoffelsalat auf zwei Tellern anrichten.

Info
Trendy, wunderbar leicht und ebenso leicht zu machen: Ceviche. Roher Fisch wird mit Limettensaft mariniert, das Eiweiß denaturiert durch die Säure und wird gegart. Wichtig: Der Fisch muss ganz frisch sein.

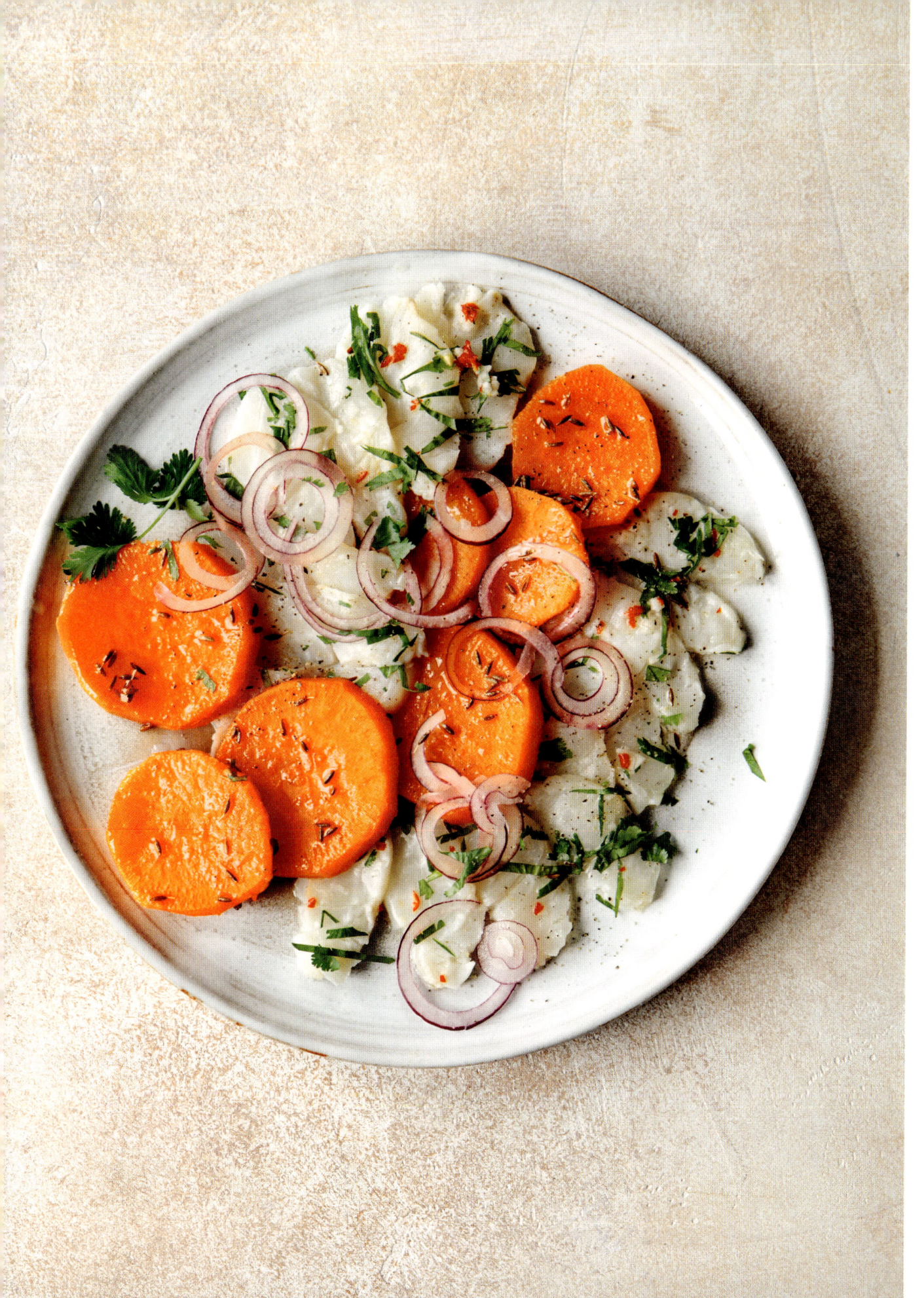

83

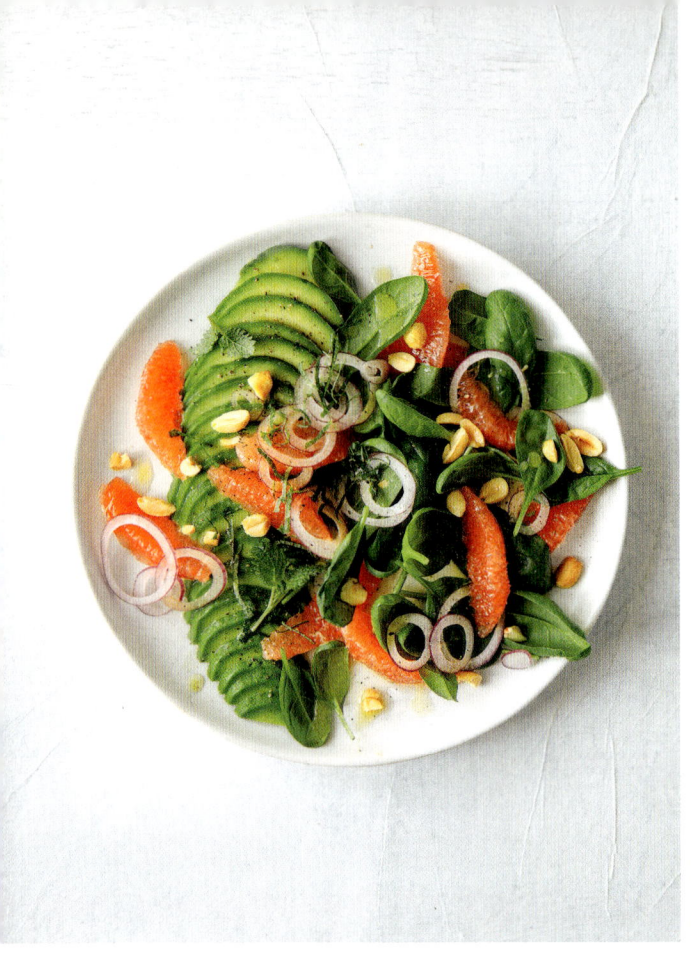

Avocado-Grapefruit-
Salat mit Erdnüssen

Pro Portion ca. 505 kcal, 8 g E, 43 g F, 19 g KH

<u>VITAMINREICH</u> | <u>SEHR ERFRISCHEND</u>

FÜR 2 PERSONEN
Zubereitung: 25 Min.

---

2 Grapefruits (möglichst 1 mit rosa und 1 mit gelbem Fruchtfleisch)
1 große Avocado
1 Handvoll roter Baby-Mangold (ersatzweise Blattspinat oder Feldsalat)
1 kleine rote Zwiebel
4 Stängel Zitronenmelisse
1 Zitrone
Salz, Pfeffer
5 Tropfen grüner Tabasco
2 EL Olivenöl
30 g geröstete Erdnusskerne

1. Die Grapefruits mit einem Messer so schälen, dass die weiße Haut zum überwiegenden Teil entfernt wird. Die Fruchtfilets dann voneinander trennen oder zwischen den Trennhäutchen herausschneiden.

2. Die Avocado schälen, halbieren und den Kern entfernen. Die Hälften quer in dünne Scheiben schneiden. Den Mangold putzen, waschen und gut trocken schütteln. Grapefruit und Avocado sowie die Mangoldblätter auf zwei Tellern anrichten. Die Zwiebel schälen, in dünne Scheiben schneiden und daraufgeben.

3. Die Zitronenmelisse waschen, trocken schütteln und fein schneiden. Die Zitrone auspressen. Die Zitronenmelisse mit dem Zitronensaft, etwas Salz und Pfeffer verquirlen und mit Tabasco würzen. Zum Schluss das Olivenöl unterschlagen. Das Dressing über die vorbereiteten Zutaten träufeln, die Erdnusskerne darüberstreuen und den Salat sofort servieren.

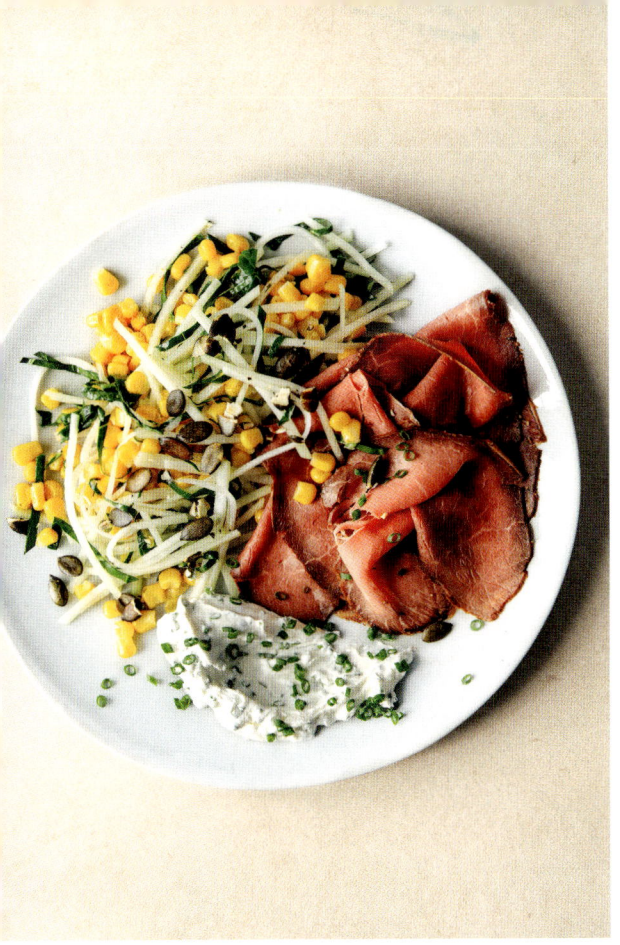

Tipps

Statt nur Roastbeef mit dem Kohlrabi zu kombinieren, ersetzen Sie beim nächsten Mal einen Teil dieses super-mageren Aufschnitts durch rohen Schinken, gegarten Schweinebraten oder auch etwas Salami. Stets auf magere Produkte achten, damit das Ganze nicht zu fettreich wird.

Roastbeef mit
Kohlrabi-Mais-Salat

Pro Portion ca. 390 kcal, 30 g E, 21 g F, 20 g KH

<u>LOW CARB</u>

FÜR 2 PERSONEN
Zubereitung: 20 Min.

---

1 kleiner Kohlrabi
1 kleine Dose Maiskörner
　(ca. 140 g Abtropfgewicht)
2 EL Aceto balsamico bianco
1 EL Olivenöl
Salz, Pfeffer
½ Bund Schnittlauch
50 g Schmand
200 g gebratenes Roastbeef
　(in dünnen Scheiben)
2 EL Kürbiskerne

1. Den Kohlrabi schälen, zarte Blättchen abschneiden, waschen und in feine Streifen schneiden. Die Knolle in dünne Scheiben und diese in schmale Streifen schneiden. Den Mais in einem Sieb abtropfen lassen, mit den Kohlrabistreifen, den -blättern, dem Essig, dem Öl sowie etwas Salz und Pfeffer in einer Schüssel mischen.

2. Den Schnittlauch waschen, trocken tupfen und in feine Röllchen schneiden. Unter den Schmand rühren und mit etwas Salz und Pfeffer abschmecken.

3. Das Roastbeef auf zwei Teller verteilen, den Schnittlauch-Schmand und den Kohlrabi-Mais-Salat daneben anrichten. Die Kürbiskerne in einer kleinen Pfanne ohne Fett leicht anrösten und obenauf streuen.

Zucchini mit *geröstetem Buchweizen*

Pro Portion ca. 485 kcal, 15 g E, 29 g F, 35 g KH

<u>VEGGIE | GLUTENFREI</u>

FÜR 2 PERSONEN
Zubereitung: 20 Min.

2 EL Aceto balsamico
Salz, Pfeffer
½ TL geräuchertes Paprikapulver
1 TL süßer Senf
3 EL Olivenöl
2 EL Tomatensaft
2 Zucchini (ca. 350 g)
1 Knoblauchzehe
1 kleine rote Paprika
70 g Buchweizen
1 Kugel Burrata-Käse (ca. 100 g)

1. Den Essig mit etwas Salz, Pfeffer, geräuchertem Paprikapulver und dem Senf verquirlen. 2 EL Olivenöl mit einem Schneebesen gründlich unterschlagen, den Tomatensaft unterrühren und das Dressing abschmecken.

2. Die Zucchini putzen, waschen und in gut 0,5 cm dicke, schräge Scheiben schneiden. In einer Schüssel mit dem restlichen Öl (1 EL) vermischen, leicht salzen und kräftig pfeffern. Den Knoblauch schälen und dazupressen. Die Paprika waschen, halbieren, weiße Trennwände und Kerne entfernen und die Hälften in schmale Streifen oder kleine Würfel schneiden.

3. Den Buchweizen in einer beschichteten Pfanne ohne Fett bei mittlerer bis großer Hitze ca. 5 Min. rösten. Herausnehmen und beiseitestellen. Dann nach und nach die Zucchinischeiben in der heißen Pfanne auf beiden Seiten leicht bräunen.

4. Die Zucchinischeiben auf zwei Teller verteilen. Mit dem Dressing beträufeln und mit Paprika und Buchweizen bestreuen. Den Burrata-Käse halbieren und dazugeben. Die Zucchini lauwarm oder abgekühlt servieren.

Info & Tipp
Die kleinen nussigen Buchweizenkörnchen sind vor allem wegen der wachsenden Beliebtheit glutenfreier Mehle wieder in unseren Fokus gelangt. Gut so, denn sie sind mit reichlich Vitamin E gut für unsere Zellen, sorgen dank eines hohen Gehaltes an Lysin für stabile Knochen und machen uns mit viel Eiweiß mit hoher biologischer Wertigkeit fit für den Tag. Statt Buchweizen können Sie auch eine Mischung aus gerösteten Nüssen und Kernen auf die Zucchini streuen.

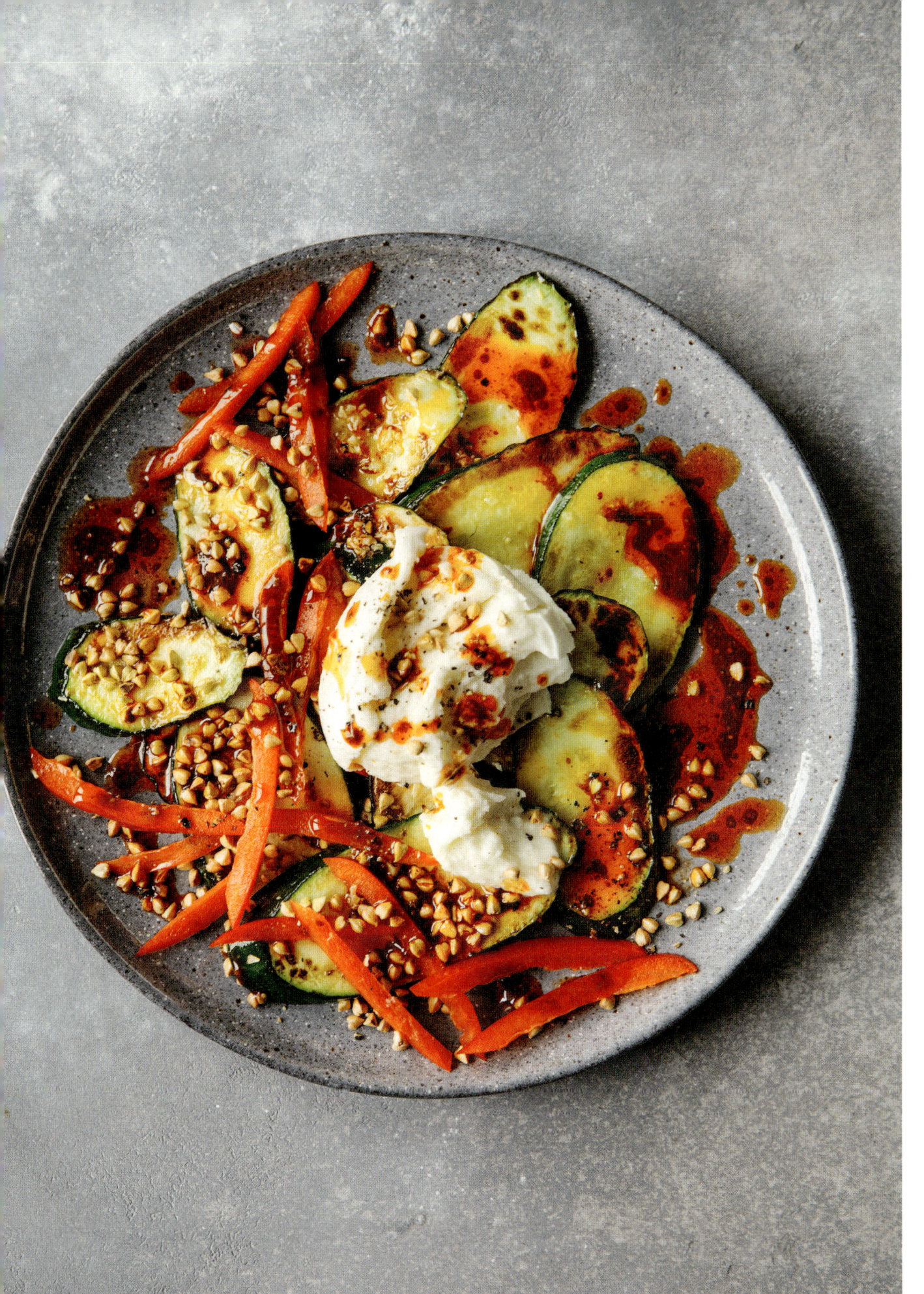

Gemüse-Antipasti
aus dem Ofen

Pro Portion ca. 495 kcal, 29 g E, 32 g F, 14 g KH

TYPISCH ITALIEN | LOW CARB

FÜR 2 PERSONEN
Zubereitung: 30 Min.

1 großer Zucchino (ca. 350 g)
1 Aubergine (ca. 350 g)
1 rote Paprika
3 EL Olivenöl
Salz, Pfeffer
Cayennepfeffer
1 Knoblauchzehe
1 keine Dose Thunfisch naturell (ca. 60 g Abtropfgewicht)
2 EL kleine Kapern
6 Zweige Thymian
1 Bund Schnittlauch
100 g Taleggio-Käse (ersatzweise Bergkäse)
4 EL Aceto balsamico
1 Bio-Zitrone

1. Backofen auf 220° vorheizen und ein Backblech mit Backpapier belegen. Zucchino und Aubergine putzen, waschen und in 1 cm dicke Scheiben schneiden. Paprika waschen, halbieren, weiße Trennwände und Kerne entfernen und die Paprika in Stücke schneiden. Öl in einer Schüssel mit Salz, Pfeffer und Cayennepfeffer verrühren. Knoblauch schälen und dazupressen. Gemüse darin wenden, auf das Blech geben und im Ofen (Mitte) ca. 15 Min. backen. Herausholen, abkühlen lassen.

2. Das Gemüse auf zwei Teller verteilen. Thunfisch abtropfen lassen, zerpflücken, auf das Gemüse geben und mit den Kapern bestreuen. Thymian waschen und trocken tupfen, Blätter abstreifen und daraufstreuen. Schnittlauch waschen, trocken tupfen, in Röllchen schneiden und darüberstreuen.

3. Den Taleggio in Scheiben schneiden und auf dem Gemüse verteilen. Alles mit dem Essig beträufeln. Die Zitrone heiß waschen, abtrocknen, achteln und dazulegen.

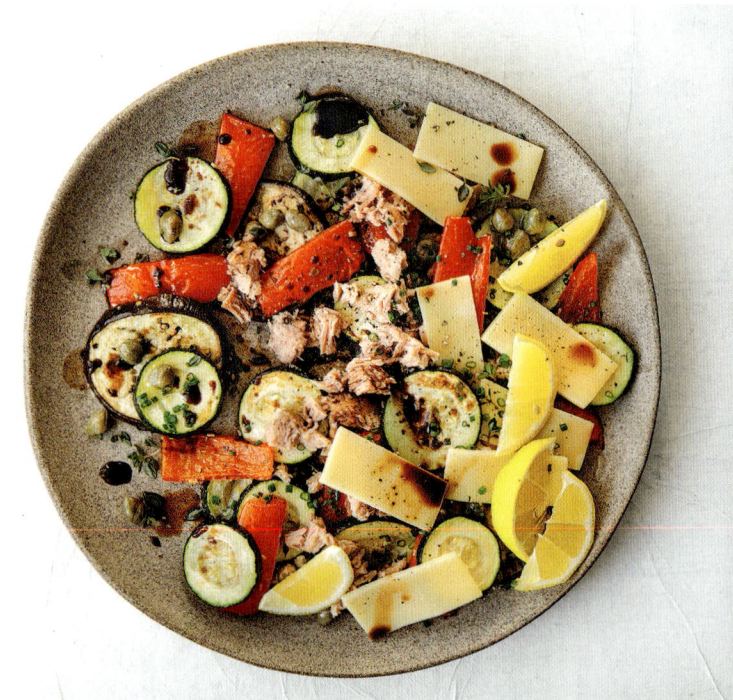

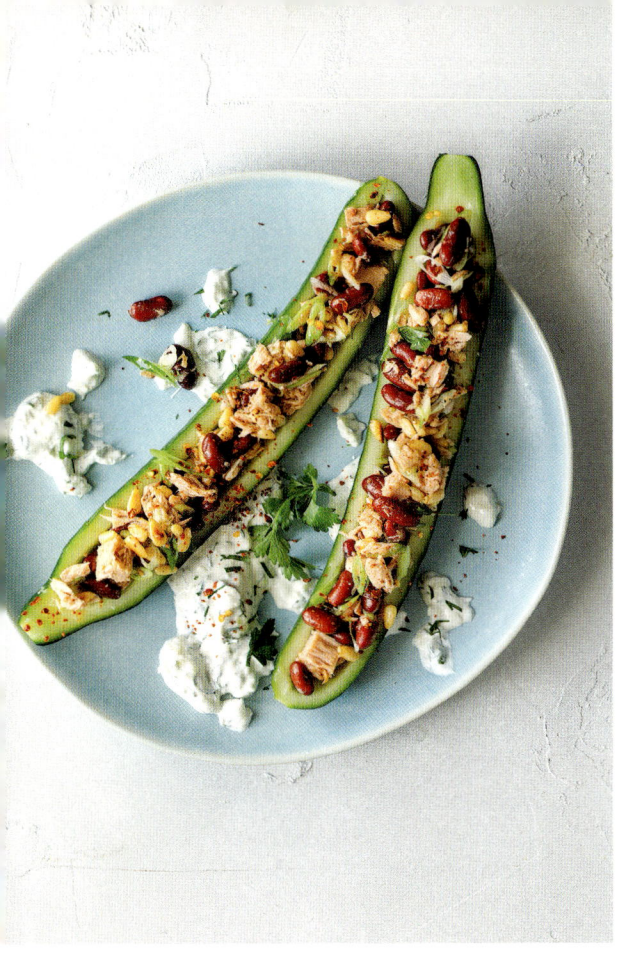

Gefüllte Gurken mit *Petersilienjoghurt*

Pro Portion ca. 415 kcal, 17 g E, 29 g F, 19 g KH

LOW CARB

FÜR 2 PERSONEN
Zubereitung: 20 Min.

1 Salatgurke (ca. 400 g)
Räuchersalz
Pfeffer
Chiliflocken
20 g Pinienkerne
2 zarte Frühlingszwiebeln
1 kleine Dose Kidneybohnen
   (ca. 60 g Abtropfgewicht)
1 kleine Dose Thunfisch naturell
   (ca. 60 g Abtropfgewicht)
2 EL Olivenöl
2 EL Aceto balsamico bianco
1 Bund Petersilie
250 g griechischer Joghurt
   (10 % Fett)

1. Die Gurke putzen, waschen, trocken reiben und längs halbieren. Die Kerne mit einem Löffel herauskratzen und in eine Schüssel geben, beiseitestellen. Die Gurkenschiffchen mit etwas Räuchersalz und Pfeffer sowie mit Chiliflocken würzen.

2. Die Pinienkerne in einer kleinen Pfanne ohne Fett goldbraun rösten. Die Frühlingszwiebeln putzen, waschen und in feine schräge Ringe schneiden. Die Kidneybohnen und den Thunfisch abtropfen lassen und in einer Schüssel mit Pinienkernen, Frühlingszwiebeln, Öl und Essig gut vermischen. Die Mischung in die ausgehöhlten Gurkenhälften füllen.

3. Die Petersilie waschen und trocken tupfen, die Blätter abzupfen, fein schneiden und zu den Gurkenkernen geben. Den Joghurt ebenfalls dazugeben, alles gut verrühren und mit etwas Salz und Pfeffer abschmecken. Die Gurkenschiffchen und den Petersilienjoghurt auf Tellern anrichten, den Joghurt mit Chiliflocken bestreuen und das Ganze servieren.

Buntes Gemüse
à la tonnato

Pro Portion ca. 395 kcal, 56 g E, 10 g F, 13 g KH

<u>LOW CARB | GESUNDE FETTE</u>

FÜR 2 PERSONEN
Zubereitung: 25 Min.

---

1 dicke Möhre
1 Kohlrabi (mögl. mit zartem Grün)
3 Stangen Staudensellerie (mögl. mit Blättern)
2 kleine Bio-Zitronen
2 Dosen Thunfisch naturell (Abtropfgewicht à ca. 145 g)
4 EL Kapern
100 g griechischer Joghurt (10 % Fett)
Salz, Pfeffer
edelsüßes Paprikapulver
150 g Hähnchenbrustaufschnitt

1. Die Möhre putzen und schälen. Den Kohlrabi schälen und beides in sehr dünne Scheiben schneiden oder hobeln. Den Sellerie putzen, waschen und in sehr schräge Scheiben schneiden. Zartes Grün von Kohlrabi und Sellerie grob zerschneiden und beiseitelegen.

2. Die Zitronen heiß waschen und abtrocknen. 1 Zitrone in Spalten schneiden und beiseitelegen. Von der zweiten Zitrone etwas Schale mit einem Zestenreißer abziehen und den Saft auspressen.

3. Den Thunfisch abtropfen lassen. Einige Stücke beiseitestellen, den übrigen Thunfisch mit 2 EL Kapern, dem Joghurt und 2 EL Zitronensaft im Mixer oder in einem hohen Rührbecher mit einem Pürierstab pürieren. Die Sauce mit etwas Salz, Pfeffer und edelsüßem Paprikapulver abschmecken.

4. Die Gemüsescheiben und den Hähnchenbrustaufschnitt überlappend auf zwei Tellern oder auf einer Platte auslegen. Die Thunfischcreme darüber verteilen. Die übrigen Kapern (2 EL) und das Kohlrabi- und Selleriegrün daraufstreuen. Den beiseitegestellten Thunfisch darauf verteilen und alles mit den Zitronenzesten und -spalten garnieren.

Info
Thunfisch liefert viele wertvolle Omega-3-Fettsäuren, die vor einem zu hohen Cholesterinspiegel schützen, Gefäßverengungen vorbeugen und so unser Herz schützen. Zudem liefert das magere Fleisch viel Eiweiß, ist also perfekt für Fitness und Muskelaufbau. Dennoch sollten wir Thunfisch nicht zu oft auf den Tisch bringen – die Tiere sind vom Aussterben bedroht.

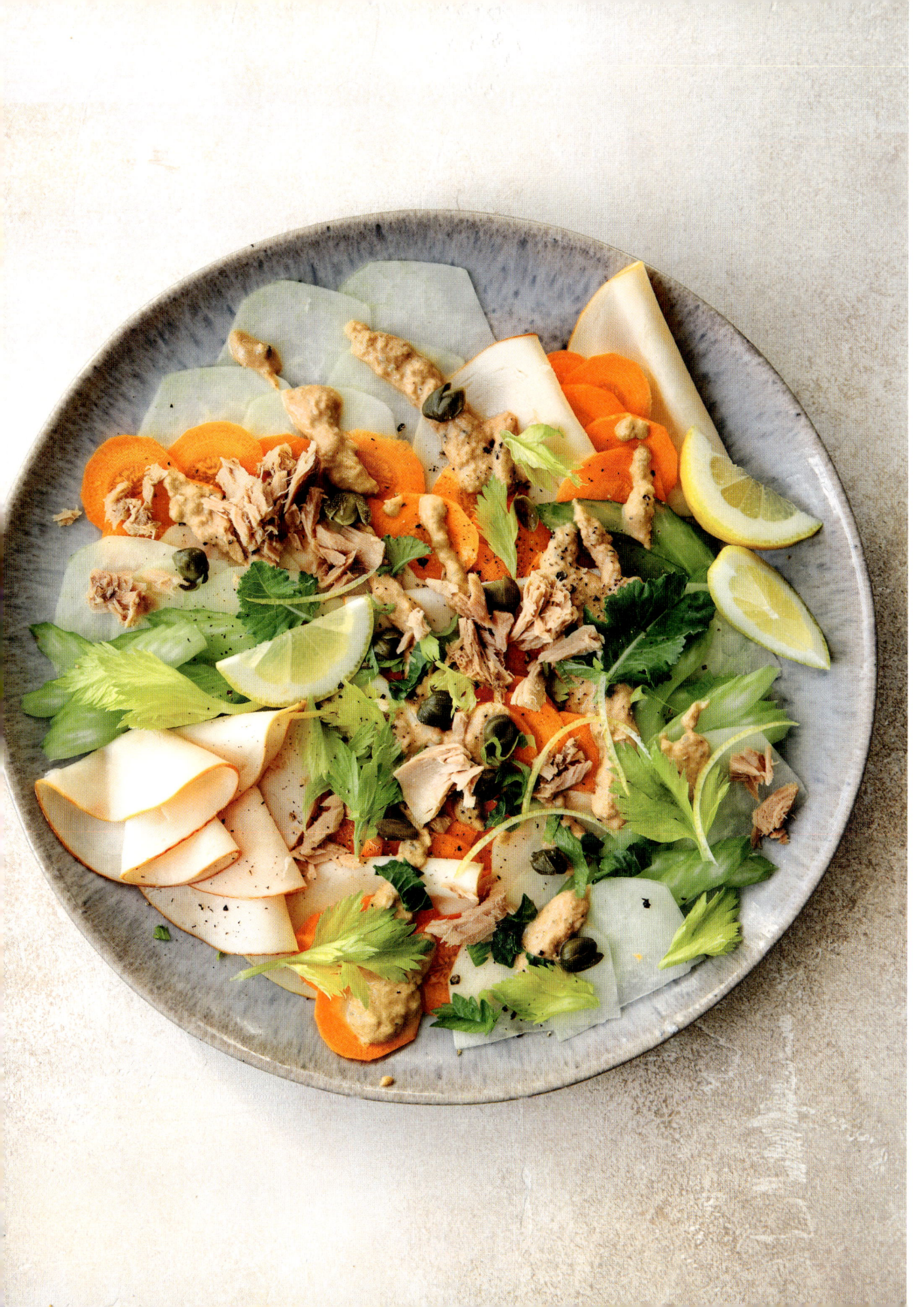

Wenn Sie gern mal ein kurz gebratenes Putensteak aus der Pfanne holen, ein Käsesandwich genießen oder Gemüsestangen knabbern, sind passende Saucen und Dips bei Ihnen sicher gern gesehene Begleiter. Wunderbar anpassungsfähig und geschmacksintensiv sind da Chutneys und Relishes. Die gibt es in vielen Varianten fertig zu kaufen, sie lassen sich aber auch ohne große Mühe selbst machen, dann wissen Sie, was drin ist! Und das Beste: In kleinen Gläser fest verschlossen, halten sie monatelang und Sie können die Köstlichkeiten ganz oft löffelweise genießen.

Apfel-Trauben-Chutney – *mit Ingwer*

Pro Glas ca. 205 kcal, 3 g E, 2 g F, 42 g KH

VEGGIE | FÜR DEN VORRAT UND ZUM VERSCHENKEN

FÜR 4 GLÄSER (À 225 ML)
Zubereitung: 35 Min.

30 g Ingwer • 2 rote Chilischoten • 2 große Zwiebeln • 750 g aromatische Äpfel (z. B. Boskop oder Jonathan) • 250 g kernlose rote Weintrauben • 80 g Honig • 125 ml Apfelessig • 1 TL Salz • 2 TL Senfkörner • ½ TL gemahlener Pfeffer • 1 kleine Dose Tomatenmark (70 g)

1. Den Ingwer schälen. Die Chilischoten waschen, halbieren, weiße Trennwände und Kerne entfernen und die Hälften mit dem Ingwer fein hacken. Die Zwiebeln schälen und in kleine Würfel schneiden. Die Apfel schälen, vierteln und entkernen, dann grob würfeln. Die Weintrauben waschen und von den Stielen zupfen.

2. Die vorbereiteten Zutaten in einen Topf geben. Honig, Apfelessig, Salz, Senfkörner, Pfeffer und Tomatenmark hinzufügen und alles gut verrühren. Die Mischung unter Rühren aufkochen, dann unter häufigem Rühren bei kleiner Hitze ca. 20 Min. köcheln lassen, bis das Chutney eindickt. Wenn die Äpfel noch nicht zerfallen sind, diese nach Belieben mit einem Kartoffelstampfer etwas zerdrücken – das Chutney kann aber gern stückig bleiben.

3. Das Chutney sofort kochend heiß in gut gesäuberte Gläser abfüllen und diese fest verschließen.

Info & Tipps

Das Chutney passt bestens zu Sandwiches, Rohkostgemüse und Käse, aber ebenso zu gegrilltem und kurzgebratenem Fleisch. Wenn Sie richtig saubere Gläser zum Abfüllen nehmen, können Sie das Chutney fest verschlossen an einem dunklen Ort ein Jahr aufbewahren. Nach dem Öffnen gehören die Gläser in den Kühlschrank und sollten binnen einem Monat geleert werden. Deshalb sind kleine Gläser am besten.
Ein Chutney lässt sich mit anderen Zutaten abwandeln – die Zubereitung bleibt immer gleich. Nahezu alle Früchte und Gemüsesorten eignen sich, Gewürze können nach persönlichem Geschmack variiert werden und sorgen für Abwechslung. Statt mit Honig können Sie mit Rohrohrzucker oder Agavendicksaft süßen.

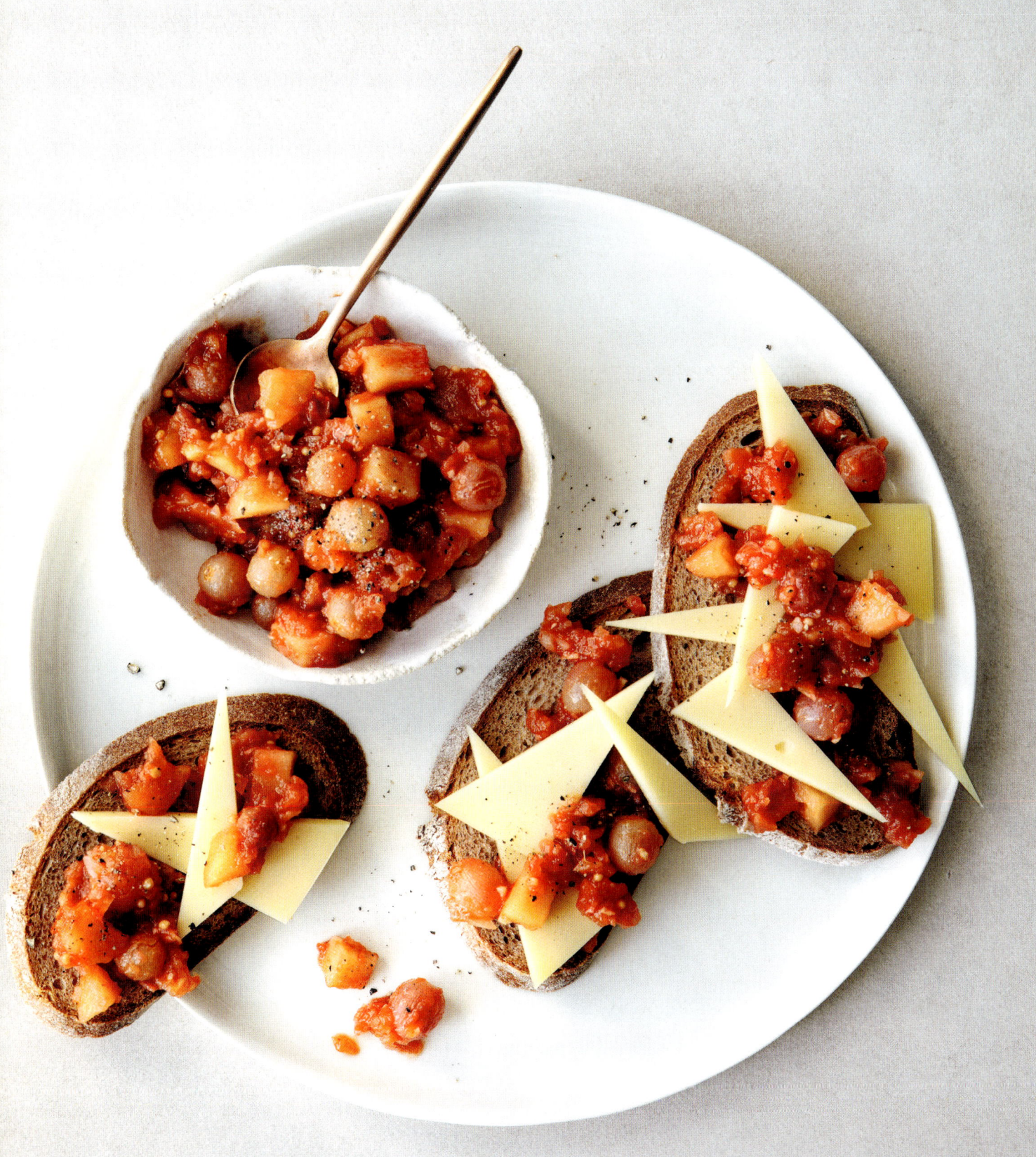

Sandwich mit *Blumenkohl-Couscous*

Pro Portion ca. 435 kcal, 17 g E, 13 g F, 55 g KH

<u>BALLASTSTOFFREICH</u>

FÜR 2 PERSONEN
Zubereitung: 20 Min.

*125 g kleine Blumenkohlröschen
2 EL Zitronensaft
2 EL Olivenöl
Salz, Pfeffer
Pul Biber (ersatzweise Chiliflocken)
1 kleine Möhre
½ Kästchen Radieschenkresse
    (s. Tipp)
30 g Mandeln
1 kleiner Apfel
4 dünne Scheiben Vollkorn-Bauern-
    brot (à ca. 50 g)
100 g Frischkäse (light; 15 % Fett)*

1. Den Blumenkohl putzen, waschen und gut abtropfen lassen. Die Röschen mit einem Pürierstab oder im Mixer zerkleinern, bis sie die Größe von Couscous haben. Die Körnchen mit 1 EL Zitronensaft, dem Olivenöl, etwas Salz, Pfeffer und Pul Biber vermischen und pikant abschmecken.

2. Die Möhre putzen, schälen und mit einem Sparschäler längs in schmale Streifen schneiden oder grob raspeln. Die Kresse waschen und abschneiden.

3. Die Mandeln grob hacken und in einer kleinen beschichteten Pfanne ohne Fett anrösten, bis sie angenehm duften. Die Pfanne vom Herd nehmen.

4. Den Apfel waschen und gut trocken reiben, dann vierteln und entkernen. Die Viertel in dünne Spalten schneiden und sofort mit dem restlichen Zitronensaft (1 EL) beträufeln, damit sie sich nicht verfärben.

5. 2 Brotscheiben mit dem Frischkäse bestreichen. Den Blumenkohl-Couscous, die Möhrenstreifen, die Apfelspalten und die Radieschenkresse dekorativ darauf verteilen. Mit den gerösteten Mandeln bestreuen und mit den anderen 2 Brotscheiben belegen. Gleich servieren.

Tipp
Immer mehr Kressesorten gibt es zu kaufen, und sie bringen Farbe, Geschmack und Abwechslung auf den Teller ebenso wie wertvolle Vitamine und Mineralien. Wenn Sie keine Radieschenkresse bekommen, nehmen Sie die immer erhältliche Gartenkresse oder eine der vielen angebotenen Sprossensorten.
Für eine Low-Carb-Variante arrangieren Sie die Zutaten auf Eiweißbrot. Ein perfektes Abendessen.

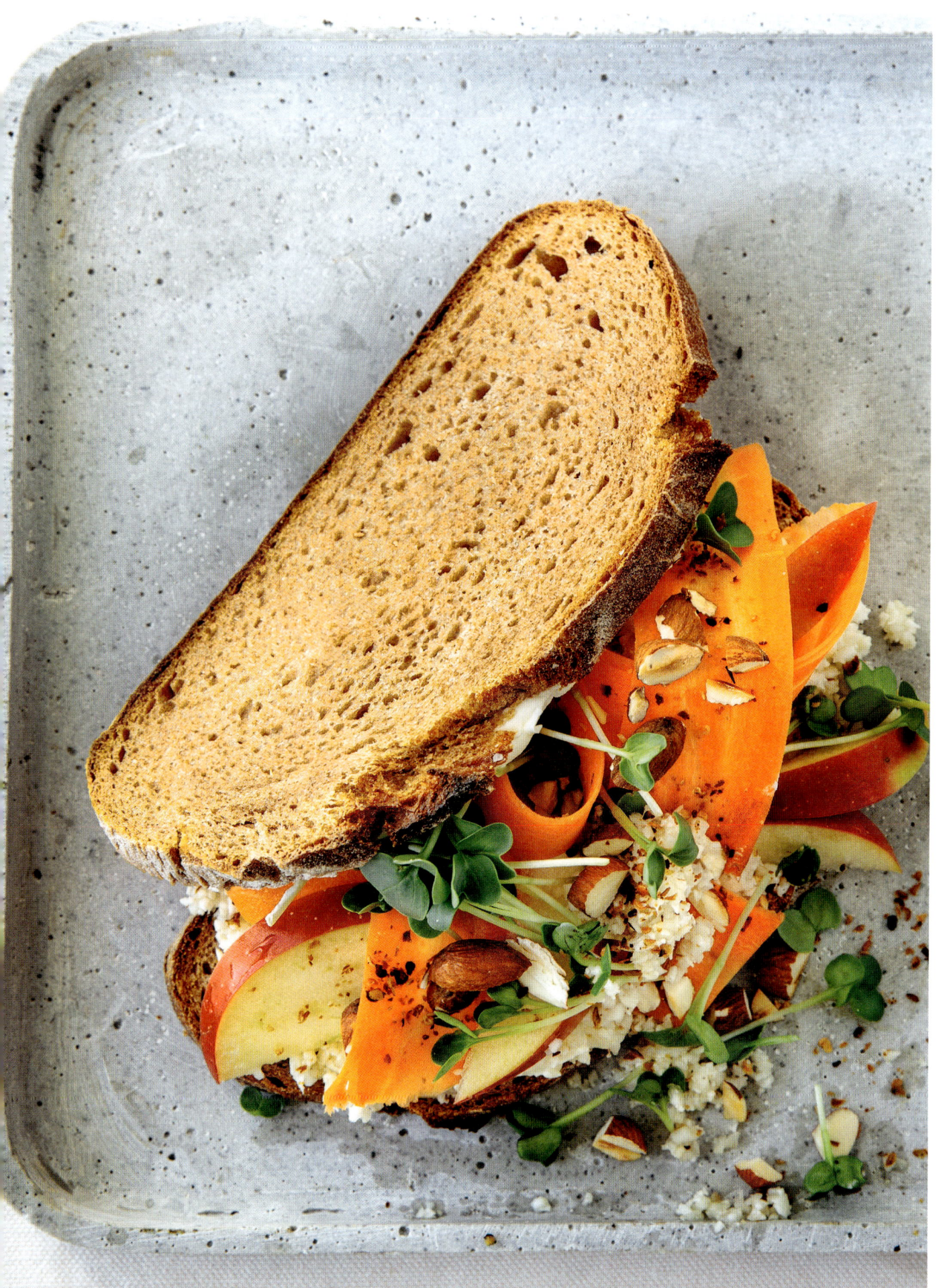

Tex-Mex-Sandwich
mit Putenbrust

Pro Portion ca. 430 kcal, 22 g E, 9 g F, 59 g KH

LOW FAT | BALLASTSTOFFREICH

FÜR 2 PERSONEN
Zubereitung: 20 Min.

1 kleine grüne Chilischote
1 kleine Dose Kidneybohnen
   (ca. 125 g Abtropfgewicht)
100 g Skyr
1 TL gemahlener Kreuzkümmel
Salz, Pfeffer
1 kleine Süßkartoffel
1 kleine gelbe Paprika
2 Salatblätter (z. B. Eisberg- oder
   Römersalat)
2 große Vollkornbrötchen (à ca. 70 g)
2 EL geröstete Cashewkerne
   (ungesalzen)
50 g Putenbrustaufschnitt
   (in dünnen Scheiben)

1. Die Chilischote waschen, halbieren, weiße Trennwände und Kerne entfernen und die Hälften in sehr feine Streifen schneiden. Die Kidneybohnen in ein Sieb abgießen, kalt abspülen und abtropfen lassen. Mit dem Skyr mit einem Pürierstab in einem hohen Rührbecher oder im Mixer pürieren. Die Bohnencreme mit den Chilistreifen und dem Kreuzkümmel würzen, mit etwas Salz und Pfeffer abschmecken.

2. Die Süßkartoffel schälen oder gründlich waschen und trocken tupfen. In knapp 1 cm dicke Scheiben schneiden und die Scheiben nach und nach im Toaster rösten, bis sie etwas weicher, aber nicht zu dunkel werden.

3. Die Paprika waschen, halbieren, weiße Trennwände und Kerne entfernen und die Hälften längs in schmale Streifen schneiden. Die Salatblätter waschen, trocken tupfen und in Stücke zupfen.

4. Die Brötchen halbieren und die Hälften mit Bohnencreme bestreichen. Cashewkerne grob hacken und daraufstreuen. Die unteren Hälften mit Salat, Putenbrustaufschnitt, Süßkartoffelscheiben und Paprikastreifen belegen, die oberen Hälften auflegen und das Sandwich leicht zusammendrücken.

Info
Kidneybohnen schmecken nicht nur im Chili oder in Bowls, sie können auch in kalten Gerichten auftrumpfen. Gründe, sie häufig einzuplanen, gibt es genügend: preiswert, unkompliziert, in Dosen ewig haltbar, lecker. Zudem sind sie ausgesprochen gesund. Reichlich enthaltenes Magnesium und die wertvollen pflanzlichen Eiweiße bauen unsere Muskeln auf und machen sie stark. Der hohe Gehalt an Ballast- und Pflanzenfarbstoffen dient als optimaler Schutz für unsere Zellen.

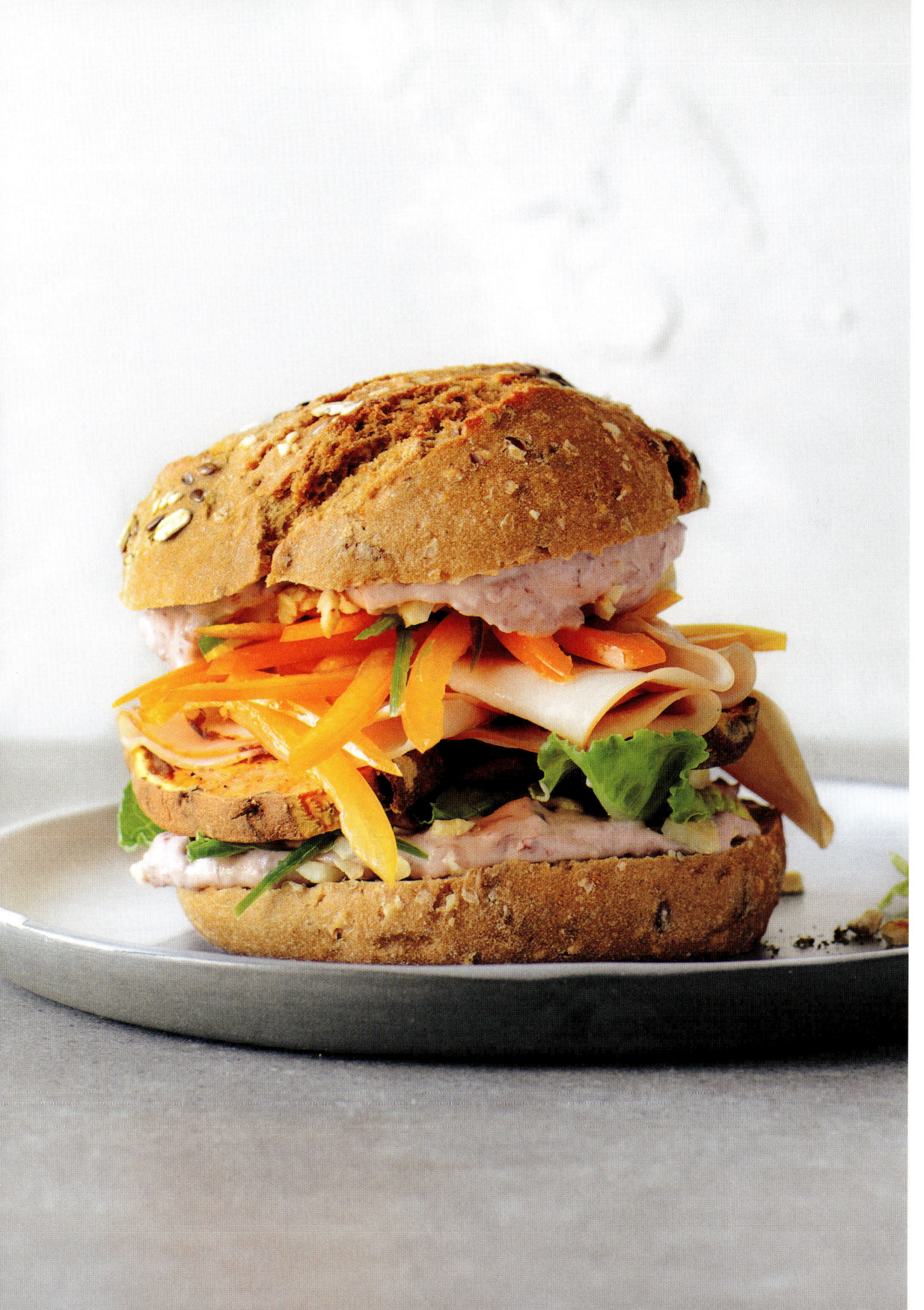

Zwiebel-Sesam-
Sandwich mit Thymian

Pro Portion ca. 420 kcal, 17 g E, 20 g F, 41 g KH

BALLASTSTOFFREICH

FÜR 2 PERSONEN
Zubereitung: 20 Min.

200 g Zwiebeln
2 Frühlingszwiebeln
4 Zweige Thymian
1 EL Olivenöl
1 EL heller Sesam
Salz, Pfeffer
2 Sesamstangen (à ca. 80 g; mögl. Vollkorn; ersatzweise Sesambrötchen)
2 EL Tahin (Sesampaste; ersatzweise Mandel- oder Cashewmus, ungesüßt)
2 EL Tomatenmark
2 große Salatblätter
4 dünne Scheiben roher Schinken (ca. 50 g)

1. Die Zwiebeln schälen und in dünne Ringe schneiden. Die Frühlingszwiebeln putzen, waschen und in dünne schräge Ringe schneiden. Den Thymian waschen, trocken tupfen und die Blättchen abzupfen.

2. Das Öl mit einem Pinsel in einer kleinen beschichteten Pfanne verteilen und erhitzen. Zwiebeln, Frühlingszwiebeln, Thymian und Sesam darin leicht anbraten. Mit etwas Salz und Pfeffer würzen und bei mittlerer Hitze ca. 10 Min. dünsten, dann abkühlen lassen.

3. Die Sesamstangen längs halbieren und mit Tahin und Tomatenmark bestreichen. Die Salatblätter waschen, trocken schütteln und auf die unteren Hälften legen. Die Schinkenscheiben und die Zwiebelmischung darauf verteilen. Die oberen Hälften auflegen und das Sandwich leicht zusammendrücken.

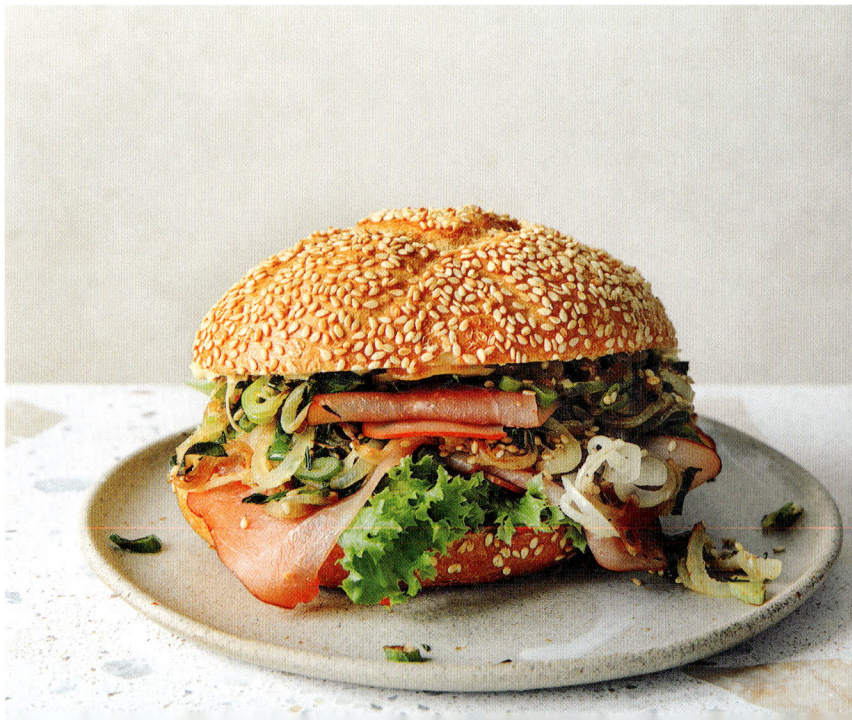

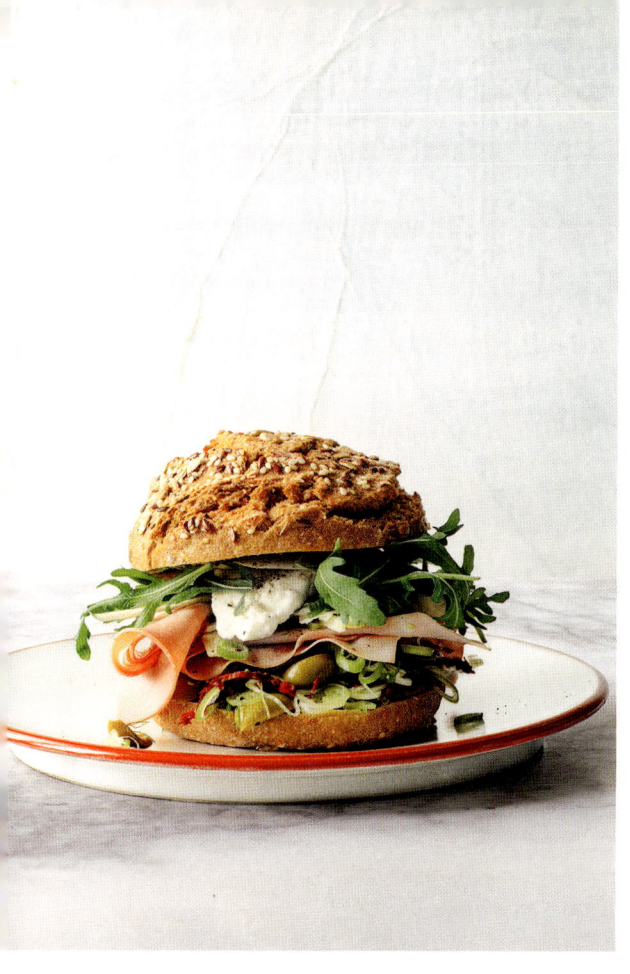

Italo-Sandwich mit
Mortadella

Pro Portion ca. 480 kcal, 23 g E, 25 g F, 34 g KH

<u>BALLASTSTOFFREICH</u>

FÜR 2 PERSONEN
Zubereitung: 20 Min.

4 getrocknete Soft-Tomaten
30 g grüne Oliven (entsteint)
2 zarte Frühlingszwiebeln
1 EL Aceto balsamico bianco
Salz, Pfeffer
1 Handvoll Rucola
100 g Fenchelknolle
125 g Mozzarella
2 Vollkornbrötchen (à ca. 70 g)
50 g italienische Mortadella (in dünnen Scheiben)

1. Die Soft-Tomaten in feine Streifen schneiden und die Oliven vierteln. Die Frühlingszwiebeln putzen, waschen und in sehr dünne Ringe schneiden. Tomaten, Oliven und Frühlingszwiebeln in einer Schüssel mit dem Essig mischen und mit etwas Salz und Pfeffer würzen.

2. Den Rucola verlesen, waschen, trocken tupfen und etwas kleiner schneiden. Den Fenchel putzen, waschen und in sehr feine Streifen schneiden, das Fenchelgrün hacken. Den Mozzarella abtropfen lassen und in Scheiben schneiden.

3. Die Brötchen halbieren und die unteren Hälften mit der Mortadella und den anderen Zutaten belegen. Die oberen Hälften auflegen und das Sandwich leicht zusammendrücken.

Pastrami-Kürbis-
Sandwich

Pro Portion ca. 520 kcal, 33 g E, 27 g F, 29 g KH

LOW CARB | BALLASTSTOFFREICH

FÜR 2 PORTIONEN
Zubereitung: 25 Min.

¼ Hokkaido-Kürbis (ca. 250 g)
2 EL Olivenöl
Salz, Pfeffer
10 g Kürbiskerne
2 Stängel Basilikum
1 kleine Knoblauchzehe
100 g griechischer Joghurt (10 % Fett)
4 Salatblätter
4 Scheiben Eiweißbrot (Low-Carb-Brot; à ca. 50 g)
50 g Pastrami (ca. 4 dünne Scheiben)

1. Den Kürbis waschen, entkernen und in dünne Scheiben bzw. Spalten schneiden. Das Öl mit einem Pinsel in einer großen beschichteten Pfanne verteilen und erhitzen. Die Kürbisscheiben darin bei mittlerer Hitze pro Seite 3–4 Min. braten, leicht salzen und pfeffern. Herausnehmen und auf Küchenpapier entfetten.

2. Die Kürbiskerne grob hacken und in einer kleinen beschichteten Pfanne ohne Fett kurz anrösten. Herausnehmen und abkühlen lassen. Das Basilikum waschen und trocken tupfen, die Blätter abzupfen und hacken. Den Knoblauch schälen und zerdrücken. Kürbiskerne, Basilikum und Knoblauch mit dem Joghurt verrühren und die Creme mit etwas Salz und Pfeffer abschmecken. DIe Salatblätter waschen und trocken tupfen.

3. Die Brotscheiben mit Basilikumcreme bestreichen und mit Salat belegen. Auf 2 Brotscheiben die Kürbisspalten und den Pastrami geben, mit den beiden anderen Brotscheiben zum Sandwich zusammensetzen. Leicht zusammendrücken.

Info
Pastrami ist ein würziger Brotbelag, der seit einigen Jahren die Wursttheken erobert. Rinderbrust oder -schulter wird dafür in einer sehr kräftigen Lake gepökelt und anschließend geräuchert. Aufgrund des intensiven Geschmacks reichen dünne Scheiben für viel Genuss.

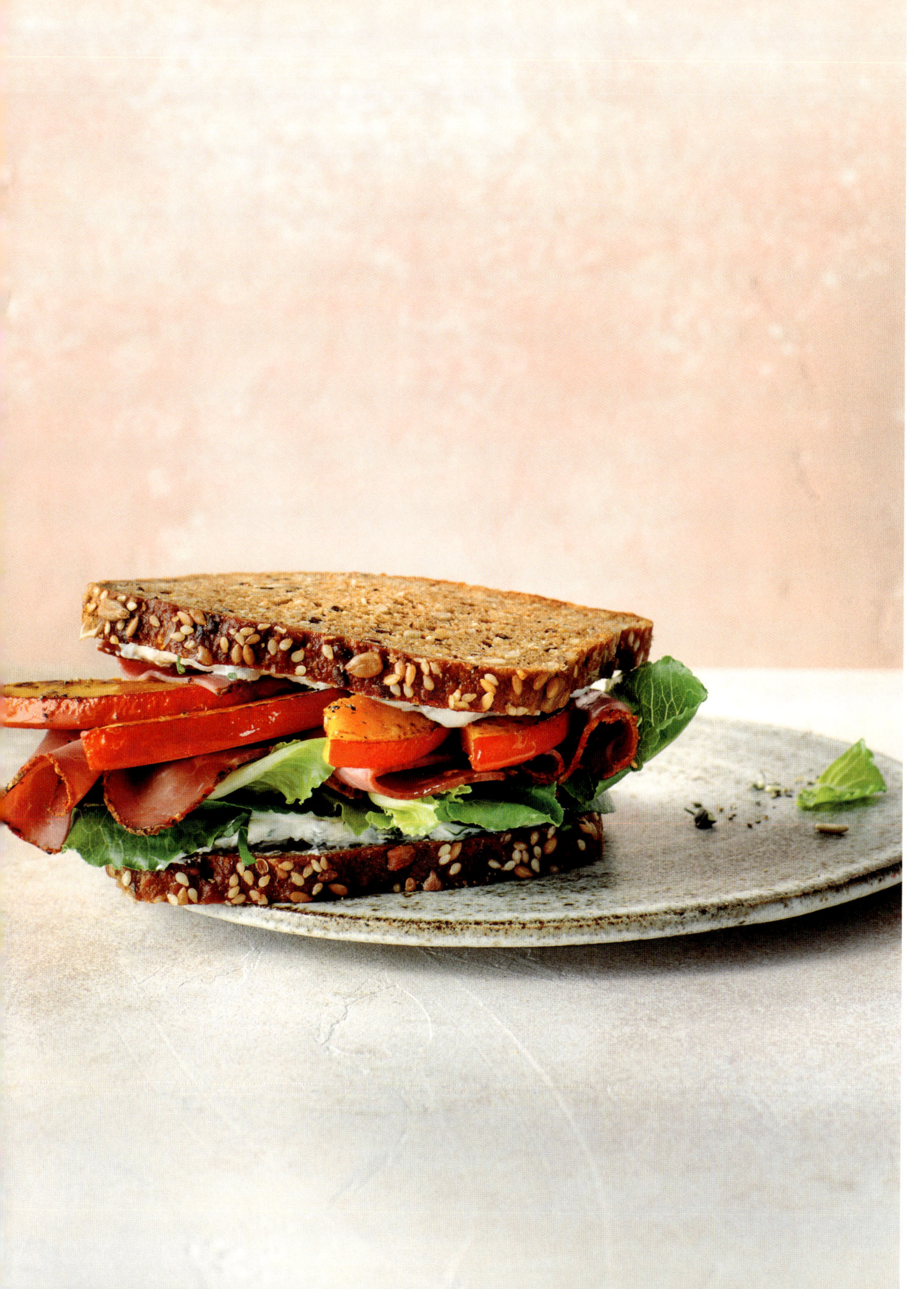

WARME GERICHTE

Feierabend! In diesem Kapitel finden Sie eine große Auswahl an unkomplizierten warmen Gerichten, die schon beim Kochen Vorfreude auf den leichten Genuss wecken.

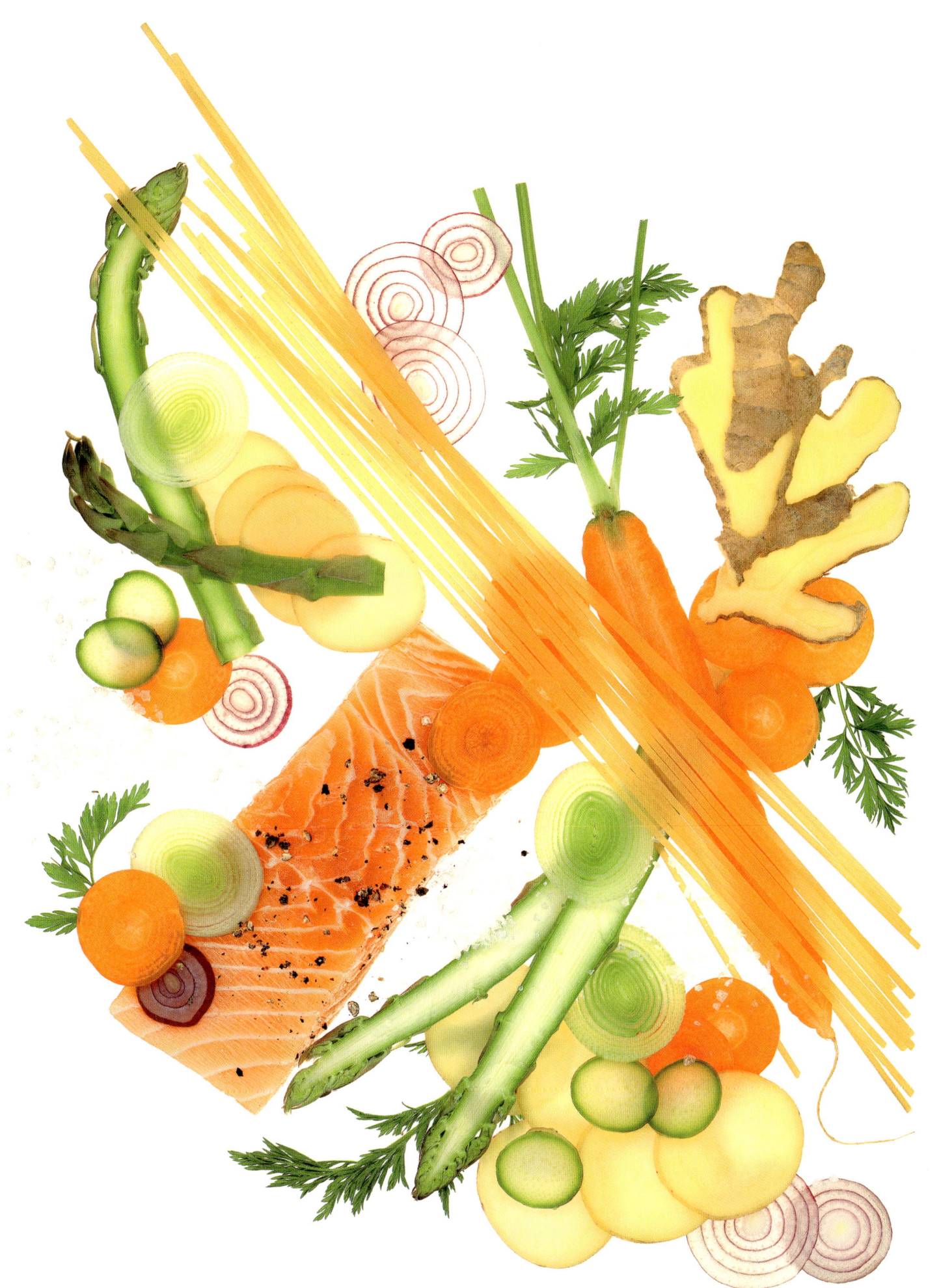

Kartoffelsuppe mit *geräuchertem Lachs*

Pro Portion ca. 425 kcal, 20 g E, 28 g F, 20 g KH

<u>GUT BEKÖMMLICH</u>

FÜR 2 PERSONEN
Zubereitung: 30 Min.

300 g mehligkochende Kartoffeln
1 kleine Zwiebel
2 TL Rapsöl
ca. 500 ml Gemüsebrühe
2 EL Mandelblättchen
100 g geräucherter Lachs
Salz, Pfeffer
2 EL Crème fraîche
2 EL Schnittlauchröllchen
 (frisch oder TK)

1. Die Kartoffeln schälen, waschen und grob würfeln. Die Zwiebel schälen und ebenfalls würfeln. Das Öl in einem Topf leicht erhitzen und die Zwiebelwürfel darin glasig dünsten.

2. Die Kartoffeln und 400 ml Brühe dazugeben, aufkochen und zugedeckt bei kleiner Hitze ca. 15 Min. köcheln lassen.

3. Inzwischen die Mandelblättchen in einer kleinen beschichteten Pfanne ohne Fett goldbraun rösten. Den geräucherten Lachs in feine Streifen schneiden.

4. Die Kartoffelsuppe im Mixer pürieren und zurück in den Topf geben oder mit dem Pürierstab direkt im Topf pürieren. Falls die Suppe zu dick ist, etwas Brühe dazugeben, bis sie die gewünschte Konsistenz hat. Die Suppe mit etwas Salz und Pfeffer abschmecken und auf tiefe Teller verteilen. Den Lachs und je 1 EL Mandelblättchen, Crème fraîche und Schnittlauchröllchen obenauf geben. Die Suppe servieren.

Info & Tipps
So unkompliziert lässt sich Kartoffelsuppe zubereiten – mit einer guten Portion an wertvollen Vitaminen und Mineralstoffen. Da ist der Griff zur Tüte überflüssig, denn darin steckt wenig Gesundes, dafür reichlich Salz und Zusatzstoffe.
Als Topping bieten sich auch viele andere Zutaten an: 1 Klecks Pesto, gehacktes Basilikum, gewürfelte Tomaten, feine Schinkenstreifen, geröstete Sonnenblumen- oder Kürbiskerne. Auch frischer Lachs eignet sich. Klein gewürfelt, muss er nicht einmal gekocht werden, er ist in der heißen Suppe blitzschnell gar.

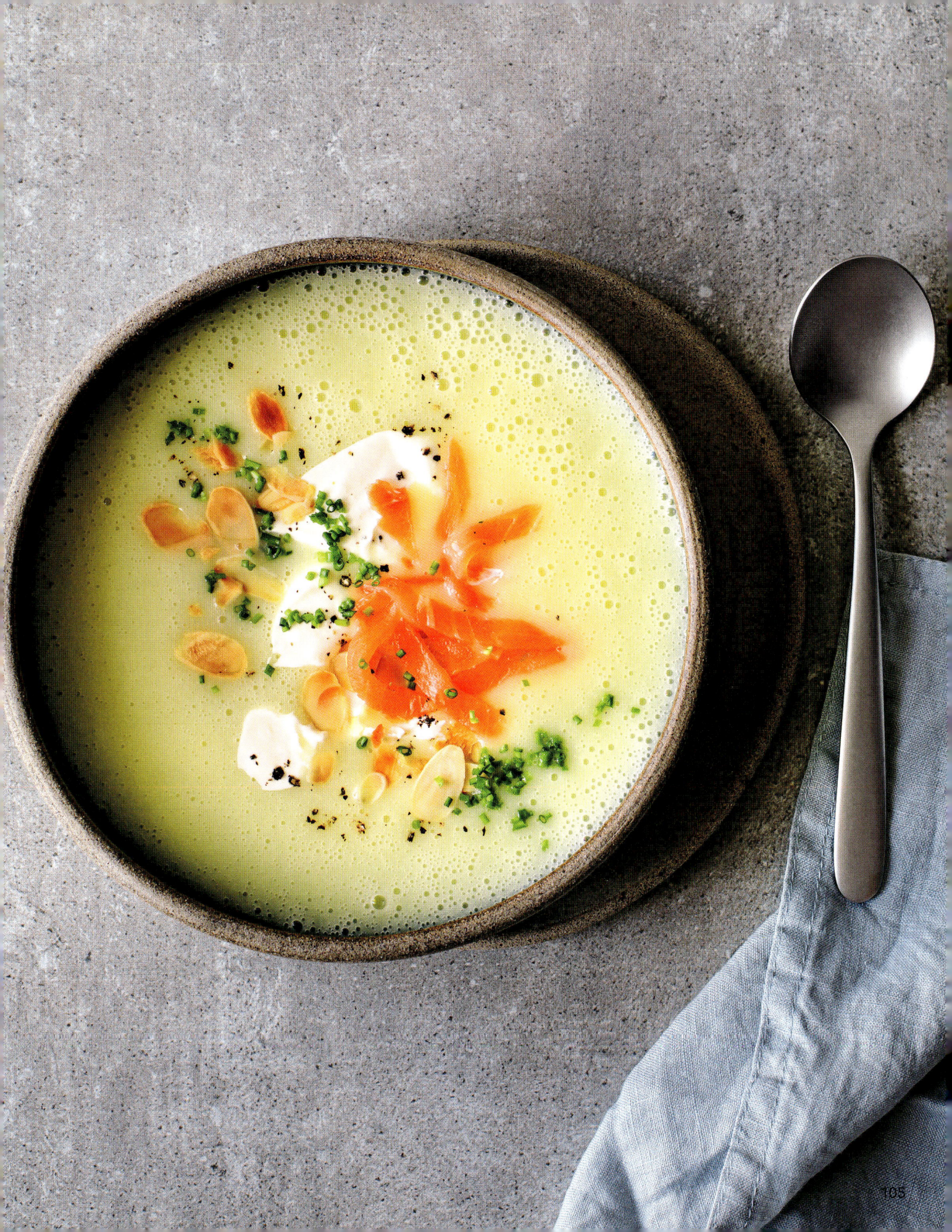

Süßkartoffel-Bowl
mit Champignons

Pro Portion ca. 370 kcal, 8 g E, 18 g F, 43 g KH

<u>VITAMINREICH | HÄLT LANGE SATT</u>

FÜR 2 PERSONEN
Zubereitung: ca. 40 Min.

*350 g Süßkartoffeln
1 große Zwiebel
400 ml Gemüsebrühe
3 Stängel Petersilie
2 EL gehackte Pistazienkerne
Salz, Pfeffer
1 sehr kleine rote Paprika
100 g kleine feste Champignons
2 EL Rapsöl
gemahlener Kreuzkümmel
2 TL Schwarzkümmelsamen*

Tipp
Ohne die Toppings können Sie die Süßkartoffeln als sanfte Cremesuppe servieren. Eventuell einen Klecks saure Sahne obenauf geben.

1. Süßkartoffeln schälen und waschen. Etwa 2 EL in feinen Spänen abziehen, den Rest grob würfeln. Zwiebel schälen und würfeln, mit Süßkartoffelwürfeln und Brühe in einen Topf geben. Aufkochen und zugedeckt bei mittlerer Hitze 10–15 Min. köcheln lassen. Inzwischen Petersilie waschen und trocken tupfen, Blätter abzupfen und in Streifen schneiden. Mit den Pistazien mischen und mit etwas Salz und Pfeffer würzen.

2. Paprika waschen, halbieren, Trennwände und Kerne entfernen und die Hälften in Streifen schneiden. Champignons putzen und halbieren. Öl mit einem Pinsel in einer beschichteten Pfanne verteilen und erhitzen. Paprika 2 Min. anbraten, herausnehmen. Champignons bei großer Hitze ca. 2 Min. braten. Beiseitestellen. Süßkartoffeln mit einem Pürierstab im Topf pürieren, mit Salz, Pfeffer und Kreuzkümmel abschmecken und auf Schalen verteilen. Süßkartoffelstreifen, Petersilien-Pistazien-Mischung, Paprika und Champignons daraufgeben, mit Schwarzkümmelsamen bestreuen.

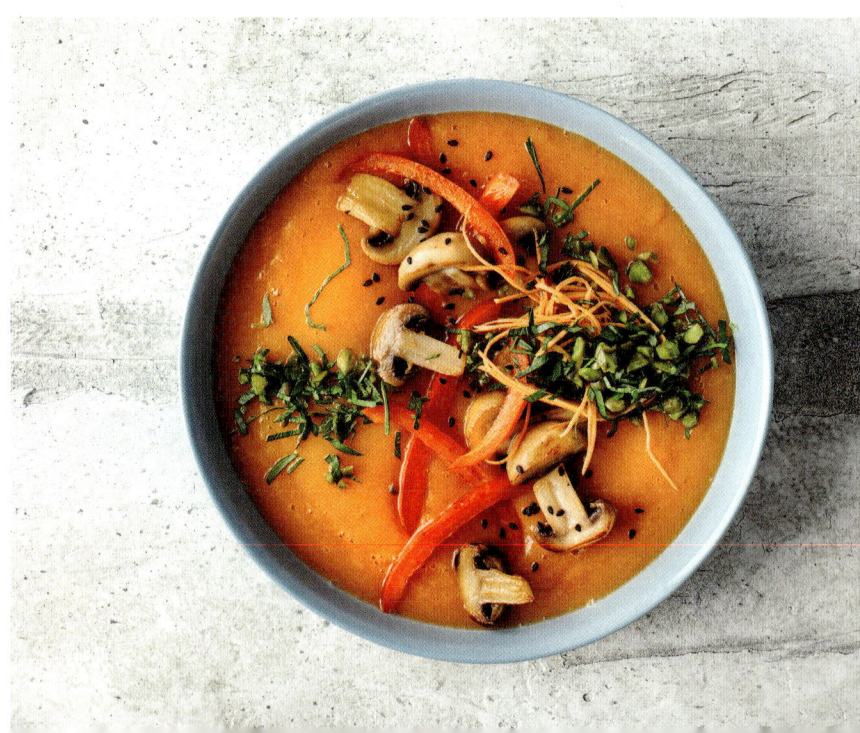

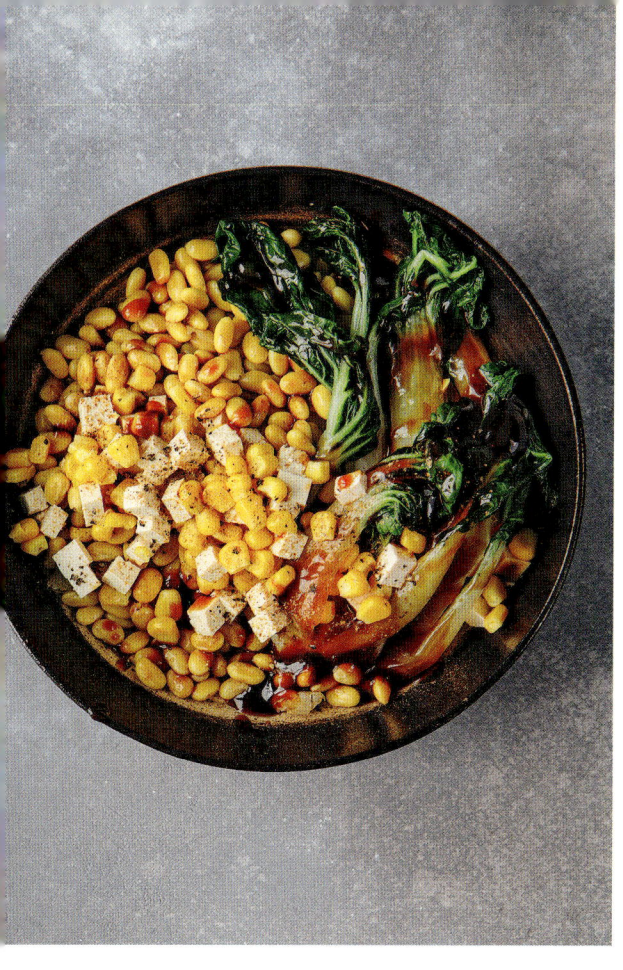

Sojabohnen-Bowl
mit Pak Choi und Tofu

Pro Portion ca. 480 kcal, 38 g E, 22 g F, 34 g KH

<u>WERTVOLLES PFLANZLICHES EIWEISS</u>

FÜR 2 PERSONEN
Zubereitung: 50 Min.
Einweichen: über Nacht

---

120 g getrocknete Sojabohnen
500 ml Gemüsebrühe
4 Mini-Pak Choi (ca. 300 g)
1 kleine Dose Maiskörner (ca. 140 g Abtropfgewicht)
200 g Tofu
2 TL schwarze Bohnenpaste (Asia-Regal)
Fünf-Gewürze-Pulver
Pfeffer

1. Die Sojabohnen in einer Schüssel gut mit kaltem Wasser bedecken und über Nacht einweichen.

2. Am nächsten Tag in ein Sieb abgießen und dann in einen breiten Topf geben. Die Brühe angießen und zum Kochen bringen. Die Sojabohnen zugedeckt bei kleiner Hitze ca. 30 Min. köcheln lassen.

3. Inzwischen den Pak Choi putzen und waschen. Eventuell am Strunk eine ganz dünne Scheibe abschneiden, die Stauden sollen aber zusammenhalten. Die Stauden auf die gegarten Sojabohnen legen und zugedeckt ca. 10 Min. dünsten. Den Mais in einem Sieb abtropfen lassen. Den Tofu in kleine Würfel schneiden und mit dem Mais mischen.

4. Pak Choi aus dem Topf nehmen. Sojabohnen mit einer Schaumkelle herausheben und auf zwei Schüsseln verteilen. Pak Choi darauf anrichten. Die Tofu-Mais-Mischung in den Topf geben, einmal aufkochen lassen, dann ebenfalls mit der Schaumkelle in die Bowls geben. Die Bohnenpaste mit 2–3 EL Garflüssigkeit verquirlen und auf den Pak Choi träufeln. Die Bowls mit Fünf-Gewürze-Pulver und Pfeffer bestreuen.

Schmortopf mit
Kürbis und Süßkartoffel

Pro Portion ca. 545 kcal, 18 g E, 26 g F, 54 g KH

BALLASTSTOFFREICH | VITAMINREICH

FÜR 2 PERSONEN
Zubereitung: ca. 40 Min.

1 Stück Hokkaido-Kürbis (ca. 300 g, geputzt gewogen)
1 Süßkartoffel (ca. 200 g)
15 g Kurkumawurzel
15 g Ingwer
1 Zwiebel
1 EL Rapsöl
200 ml Gemüsebrühe
Salz, Pfeffer
20 g Kürbiskerne
6 Stängel Petersilie
60 g Cheddar
1 Bio-Orange
80 g Pflanzencreme (z. B. Kokos oder Hafer)

Info
Süßkartoffeln enthalten zwar mehr Stärke und Zucker als unsere gewohnten braunen Kartoffeln. Sie haben jedoch einen niedrigen glykämischen Index, die Kohlenhydrate gehen langsamer ins Blut und lassen somit den Blutzuckerspiegel nur langsam ansteigen. Zudem punkten Süßkartoffeln mit viel Beta-Carotin und Vitamin E – beides starke Zellschutzstoffe.

1. Den Kürbis putzen und waschen, grob zerschneiden und dabei Fasern und Kerne entfernen. Die Süßkartoffel schälen und waschen. Beides in mundgerechte Stücke schneiden. Die Kurkumawurzel und den Ingwer schälen und fein würfeln (am besten Küchenhandschuhe anziehen – Kurkuma färbt sehr stark). Die Zwiebel schälen und in Würfel schneiden.

2. Das Öl in einem Topf erhitzen, Kurkuma, Ingwer und Zwiebel darin bei mittlerer Hitze ca. 5 Min. leicht anbraten. Den Kürbis und die Süßkartoffel dazugeben und 2–3 Min. mit anbraten. Die Brühe dazugießen, das Ganze mit wenig Salz und Pfeffer würzen und zugedeckt bei kleiner Hitze 8–10 Min. köcheln lassen.

3. Inzwischen die Kürbiskerne grob hacken und in einer kleinen Pfanne ohne Fett ganz leicht anrösten. Die Petersilie waschen und trocken tupfen, die Blätter abzupfen und hacken. Den Cheddar grob raspeln. Kürbiskerne, Petersilie und geraspelten Käse mischen.

4. Die Orange heiß waschen und abtrocknen. Etwa 1 TL Schale fein abreiben und den Saft auspressen. Beides in einem Schälchen mit der Pflanzencreme verrühren.

5. Die Orangen-Pflanzencreme zum Gemüse in den Topf geben, alles vorsichtig verrühren und einmal aufkochen lassen. Den Schmortopf abschmecken, auf zwei Teller verteilen und mit der Käse-Petersilie-Mischung toppen.

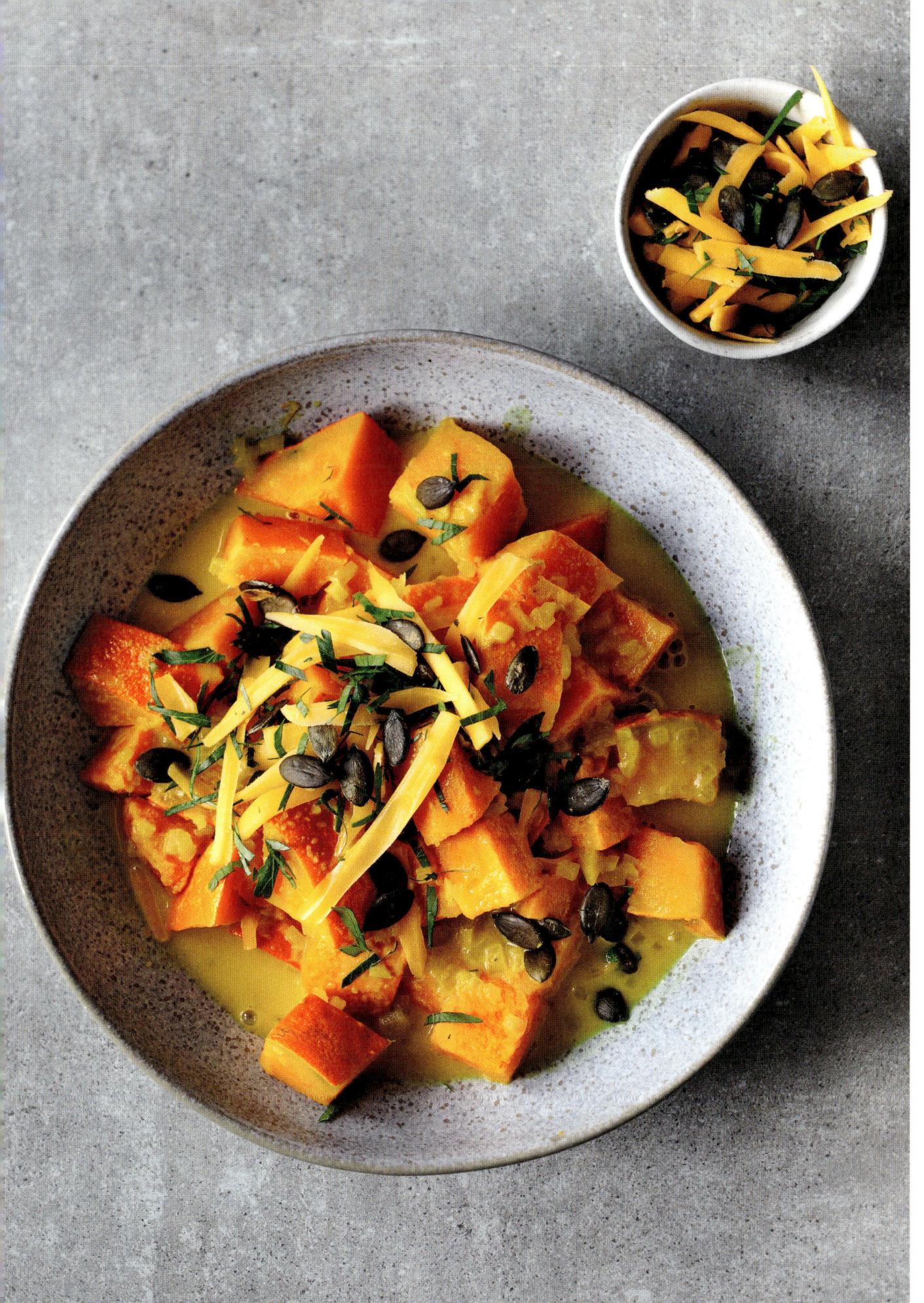

Zucchinipuffer mit
Radieschen-Raita

Pro Portion ca. 395 kcal, 17 g E, 25 g F, 24 g KH

<u>VIELE GESUNDE SENFÖLE</u>

FÜR 2 PERSONEN
Zubereitung: ca. 30 Min.

---

1 Bund Radieschen (mit Blättern)
200 g Joghurt (3,5 % Fett)
Salz, Pfeffer
gemahlener Koriander
gemahlener Kreuzkümmel
1 Zucchino (ca. 200 g)
2 mehligkochende Kartoffeln
  (ca. 200 g)
1 kleine Zwiebel
2 Eier (M)
2 EL heller Sesam
ca. 2 EL Olivenöl zum Braten

1. Radieschen und Blätter putzen und waschen. 1 Handvoll Blätter beiseitelegen, den Rest anderweitig verwenden. 10 Radieschen klein hacken und unter den Joghurt rühren. Mit etwas Salz, Pfeffer, Koriander und Kreuzkümmel abschmecken. Übrige Radieschen vierteln und beiseitestellen.

2. Zucchino putzen und waschen, Kartoffeln schälen und waschen. Beides grob raspeln, die Raspel mit den Händen ausdrücken und in eine Schüssel geben. Zwiebel schälen und fein würfeln, die beiseitegelegten Radieschenblätter hacken und beides zu den Raspeln geben. Eier und Sesam dazugeben, alles mit etwas Salz und Pfeffer würzen und gut vermischen.

3. Etwas Öl mit einem Pinsel in einer beschichteten Pfanne verteilen und erhitzen. Pro Puffer 1–2 EL Teig hineingeben, etwas flach drücken und bei mittlerer Hitze pro Seite 2–3 Min. goldbraun backen. Ca. 10 Puffer backen, zwischendurch wieder etwas Öl in die Pfanne geben. Die Puffer mit der Radieschen-Raita und den Radieschenvierteln auf Tellern anrichten.

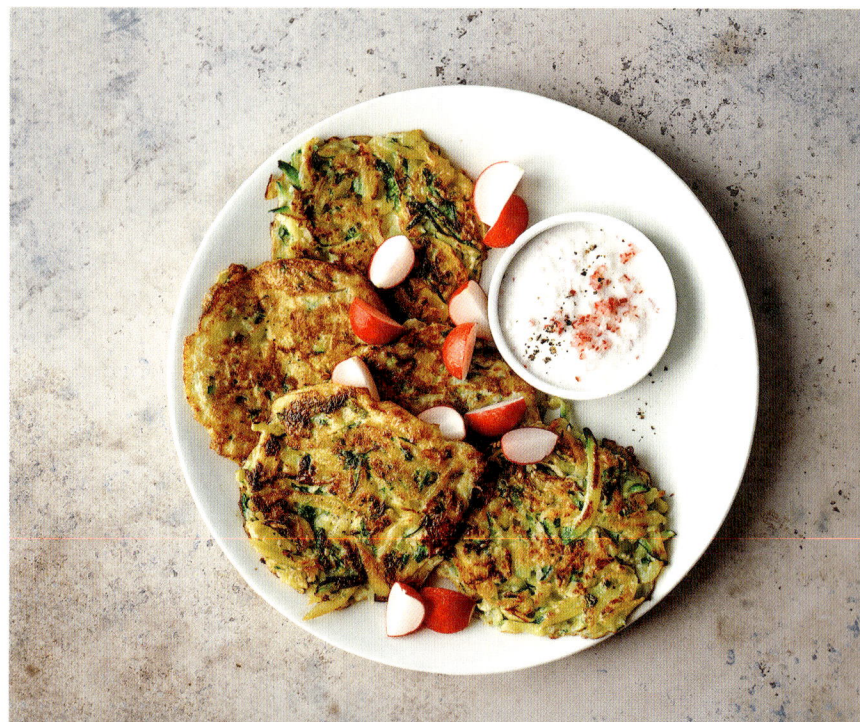

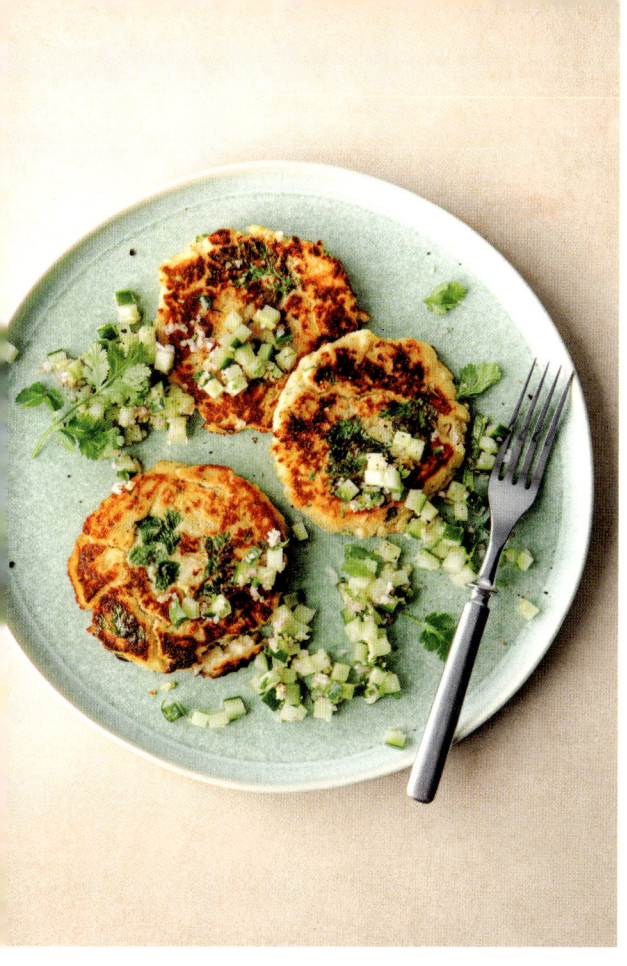

Kartoffel-Kokos-Pancakes

Pro Portion ca. 440 kcal, 17 g E, 23 g F, 35 g KH

<u>VEGGIE | LEICHT VERDAULICH</u>

FÜR 2 PERSONEN
Zubereitung: ca. 30 Min.

---

1 Handvoll Koriandergrün
2 EL Cashewkerne
350 g gegarte Pellkartoffeln
  (z. B. vom Vortag)
2 gehäufte EL Kokosmehl (ca. 30 g)
1 TL Weinsteinbackpulver
1 TL Currypulver
Salz, Pfeffer
2 Eier
75 ml Pflanzendrink (ungesüßt;
  z. B. Kokos)
2 EL Olivenöl zum Braten
150 g Salatgurke
3 Schalotten
15 g Ingwer
3 EL Weißweinessig

1. Koriandergrün waschen, trocken tupfen und hacken. Cashewkerne hacken, Kartoffeln pellen und durch eine Kartoffelpresse in eine Schüssel drücken. Mit 2 EL Koriander, Cashewkernen, Kokosmehl, Backpulver, Currypulver, etwas Salz und Pfeffer, Eiern und Pflanzendrink verrühren.

2. Öl mit einem Pinsel in einer beschichteten Pfanne verteilen und erhitzen. Pro Pancake ca. 1 gehäuften EL Teig hineingeben und bei mittlerer Hitze pro Seite in 2–3 Min. goldbraun backen. Ca. 10 Pancakes backen, zwischendurch immer wieder Öl in die Pfanne geben. Fertige Pancakes warm halten.

3. Inzwischen Gurke putzen, waschen und fein würfeln. Schalotten und Ingwer schälen und fein würfeln. Alles mit dem Essig und dem restlichen Koriander mischen, mit etwas Salz und Pfeffer abschmecken und zu den Pancakes servieren.

Info

Kartoffeln vom Vortag sind nicht nur besonders praktisch, sie liefern zudem weniger Kalorien als frisch gekochte, weil sich beim Abkühlen ein Teil der Kohlenhydrate in unverdauliche Stärke umwandelt.

Pizza im Restaurant und aus der Tiefkühltruhe schmeckt oft wunderbar, ist aber meistens eine ausgesprochen üppige und fettreiche Angelegenheit, leider! Wird sie hingegen selbst gemacht, können Sie Mengen und Zutaten den eigenen Wünschen perfekt anpassen und so Ihre Pizza auf leichte Art noch mehr und ohne schlechtes Gewissen genießen.

Pizza – *eine Basis, viele Möglichkeiten*

Pro Portion ca. 595 kcal, 23 g E, 20 g F, 78 g KH

FETTARM | IMMER WIEDER ANDERS

FÜR 2 PERSONEN
Zubereitung: 30 Min.
Ruhen: 1 Std.

200 g Dinkelmehl (Type 1050) • Salz • ½ Päckchen Trockenhefe • 2 EL Olivenöl • 250 g Tomaten • 1 Zwiebel • 4 EL Tomatenmark • Pfeffer • Paprikapulver (ersatzweise Chilipulver) • 1 EL getrockneter Oregano • 75 g geriebener Mozzarella • 6 Stängel Basilikum

1. Für den Teig das Mehl mit ½ TL Salz, der Trockenhefe, 100 ml lauwarmem Wasser und dem Olivenöl in eine Schüssel geben und mit einer Gabel verrühren. Dann auf die Arbeitsfläche geben und mit den Handballen ausgiebig zu einem glatten Teig verkneten, ggf. tropfenweise weiteres Wasser dazugeben – der Teig soll glatt sein, aber nicht klebrig (noch einfacher: Den Teig in der Küchenmaschine kneten.). Den Teig zugedeckt an einem warmen Ort ca. 1 Std. gut aufgehen lassen.

2. Inzwischen für den Belag die Tomaten waschen. Die Tomaten vierteln, dabei die Stielansätze herausschneiden. Die Tomaten entkernen und in kleine Würfel schneiden. Die Zwiebel schälen und in feine Streifen oder Würfel schneiden.

3. Den Backofen auf 250° vorheizen und ein Backblech mit Backpapier belegen. Den Teig noch einmal durchkneten, zu einem knapp 30 cm großen Kreis ausrollen und auf das vorbereitete Blech heben. Mit den Fingern einen dünnen Rand formen.

4. Das Tomatenmark auf dem Teig verstreichen, die Tomaten und die Zwiebeln darauf verteilen. Mit etwas Salz, Pfeffer, Paprikapulver und Oregano würzen. Die Pizza mit dem Mozzarella bestreuen und im Ofen (unten) 12–15 Min. backen. Basilikum waschen, trocken tupfen, die Blätter abzupfen und auf die fertige Pizza streuen. Die Pizza in Stücke schneiden und sofort servieren.

Infos & Tipps

Wir verwenden Dinkelmehl, das den Teig besonders gut gelingen lässt und zudem für viele Menschen bekömmlicher ist als Weizenmehl. Ob Dinkel oder Weizen – für eine Extraportion an Mineral- und Ballaststoffen zu hohen Typenzahlen greifen.
Beim Belag gibts kaum Grenzen. Wer gesund und leicht genießen will, nimmt frisches Gemüse. Allen voran Tomaten, aber auch Zwiebeln, Pilze, Zucchini, Auberginen oder Fenchel eignen sich. Mit Käse sparsam umgehen. Auch Salami oder Oliven sind fettreich.
Pizza immer bei großer Hitze unten im Ofen backen, damit der Boden schön knusprig wird.

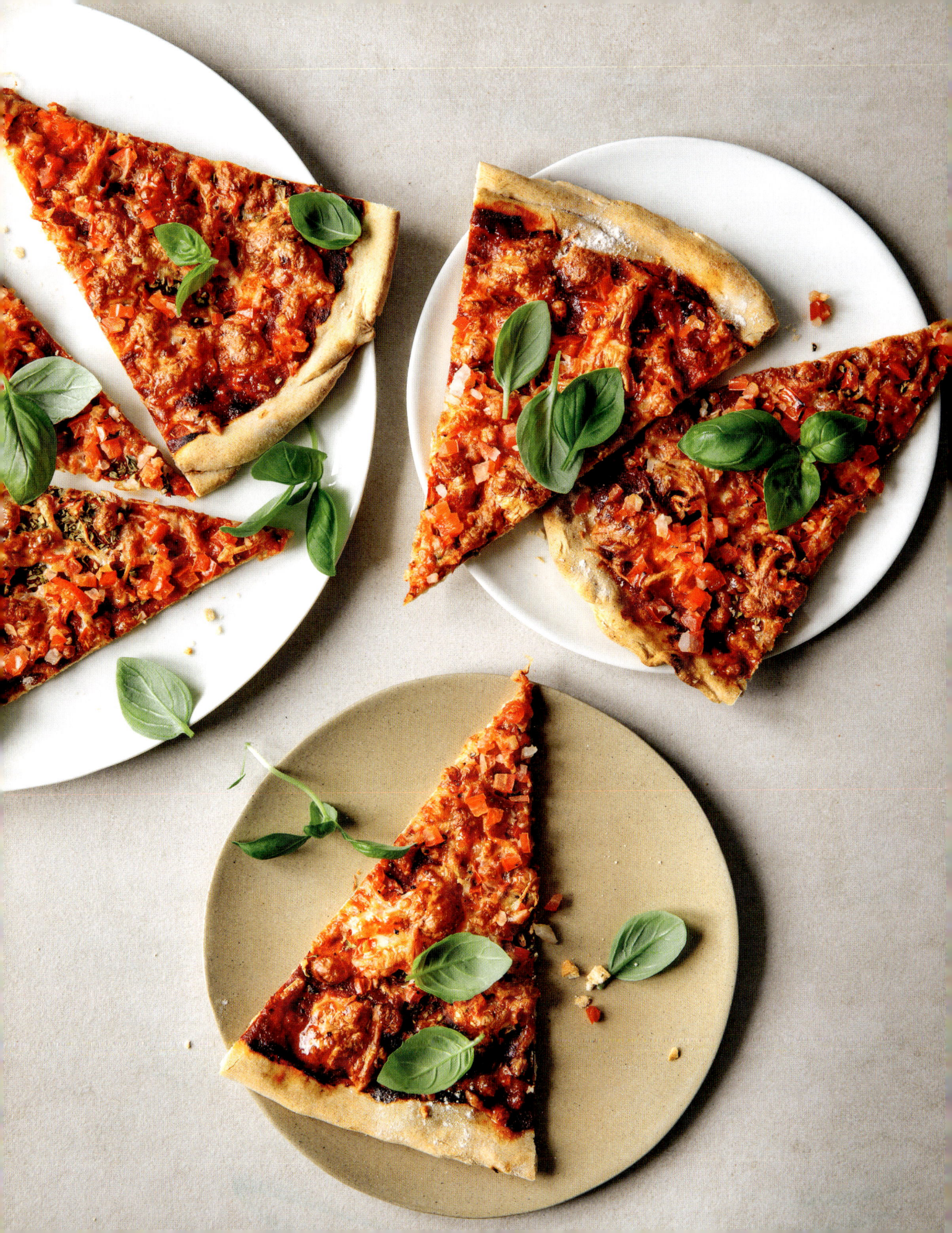

Rüben-Crumble
mit Lauch

Pro Portion ca. 535 kcal, 42 g E, 16 g F, 53 g KH

LOW FAT

FÜR 2 PERSONEN
Zubereitung: 15 Min.
Überbacken: 25 Min.

---

400 g gemischtes Rübengemüse (Petersilienwurzeln, Pastinaken, Möhren)
1 dicke Stange Lauch (ca. 500 g)
½ Bund Dill
100 g Putenbrustaufschnitt
Salz
250 g Skyr
½ TL Dinkelmehl (Type 1050)
Pfeffer
1 kleine Knoblauchzehe
60 g Parmesan
60 g kernige Getreideflocken
1 TL geräuchertes Paprikapulver

1. Den Backofen auf 175° vorheizen. Das Rübengemüse putzen, schälen und in dünne Scheiben schneiden. Den Lauch putzen, längs halbieren, waschen und ebenfalls in Scheiben schneiden. Den Dill waschen, trocken schütteln und hacken. Den Putenbrustaufschnitt in Streifen oder Würfel schneiden.

2. Das Rübengemüse und den Lauch in einem Topf mischen. Etwa 100 ml Wasser angießen und alles leicht salzen. Das Wasser aufkochen und das Gemüse zugedeckt bei mittlerer Hitze ca. 5 Min. dünsten.

3. 200 g Skyr mit dem Mehl glatt rühren und mit dem gehackten Dill und dem Putenbrustaufschnitt unter das Gemüse mischen, mit Pfeffer würzen und in eine ofenfeste Form (ca. 22 cm Durchmesser) umfüllen.

4. Den Knoblauch schälen und zerdrücken, den Parmesan reiben. Beides in einer Schüssel mit dem restlichen Skyr (50 g), den Getreideflocken, etwas Pfeffer und dem geräucherten Paprikapulver zu groben Streuseln vermischen.

5. Die Streusel auf dem Gemüse verteilen und den Crumble im Ofen (Mitte) in ca. 25 Min. goldbraun überbacken.

Infos
Lauch ist preiswert und das ganze Jahr erhältlich. Das Gemüse enthält reichlich Allicin, eine schwefelartige Verbindung. Sie sorgt nicht nur für den typischen Zwiebelduft der grünen Stangen, sondern regt den Kreislauf an und senkt den Cholesterinspiegel.
Beim Rübengemüse kommt in die Form, was gerade frisch zur Verfügung steht. Es können auch einmal nur Möhren sein, beim nächsten Mal dann vielleicht eine Mischung aus Steckrüben und Pastinaken. Es gilt: Bunt ist gesund – jedes Gemüse liefert andere wertvolle Stoffe für Gesundheit und Wohlbefinden.

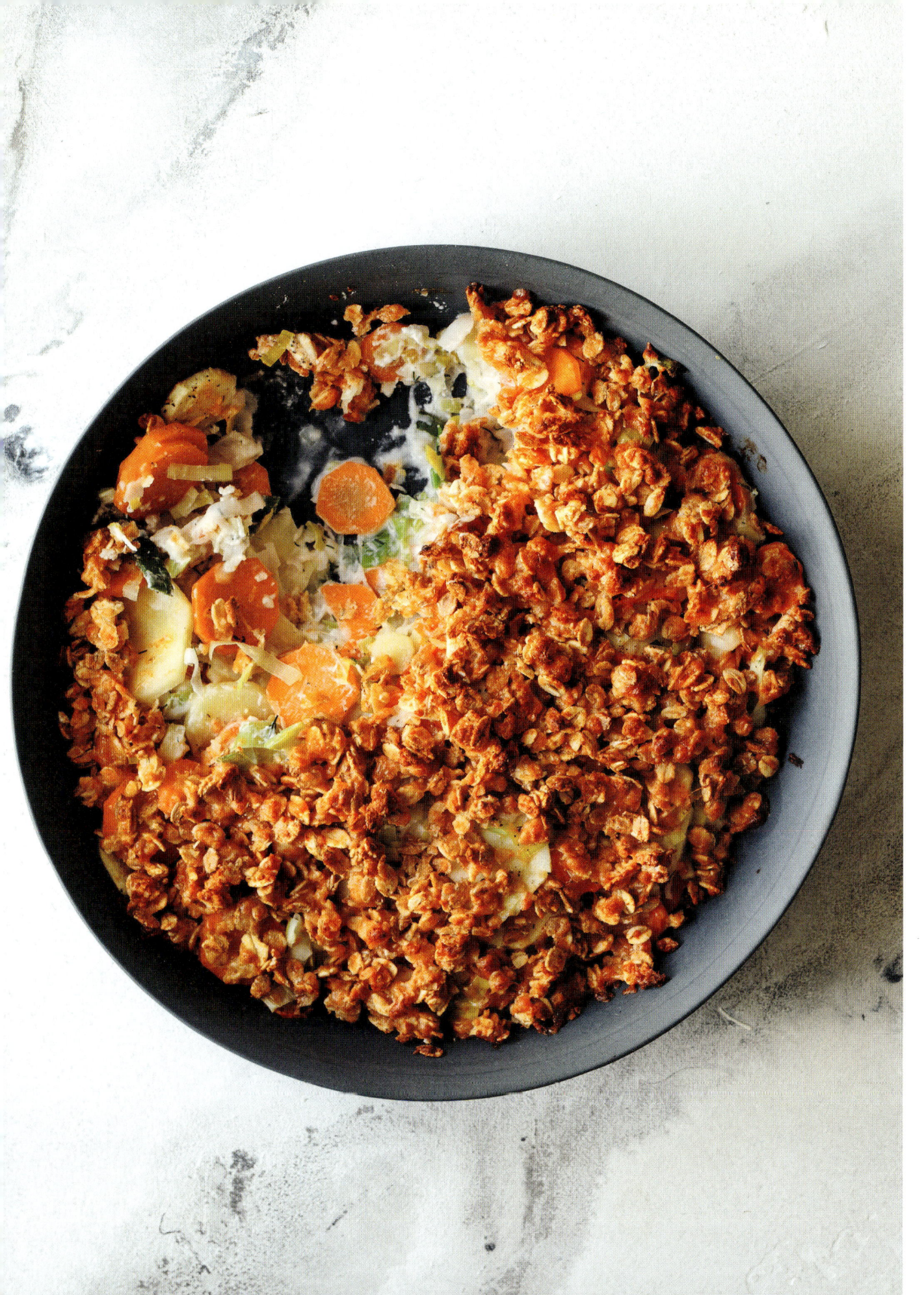

Spitzkohlgratin
mit Soft-Aprikosen

Pro Portion ca. 445 kcal, 31 g E, 20 g F, 34 g KH

BALLASTSTOFFREICH

FÜR 2 PERSONEN
Zubereitung: ca. 20 Min.
Backen: 25 Min.

1 kleiner Spitzkohl (ca. 700 g)
70 g getrocknete Soft-Aprikosen
100 g Kochschinken
1 Dose stückige Tomaten (400 g)
1 Pck. TK-Kräuter italienische Art
100 g Pflanzencreme (z. B. Hafer)
2 Knoblauchzehen
Salz, Pfeffer
75 g Pecorino (ersatzweise Parmesan)

1. Den Backofen auf 200° vorheizen. Den Spitzkohl putzen, waschen und in Spalten (Achtel) schneiden. Die Spalten in einen breiten Topf legen, 250 ml Wasser angießen und zum Kochen bringen. Den Kohl zugedeckt ca. 10 Min. dünsten. Anschließend mit einer Schaumkelle aus dem Topf heben und in einer ofenfesten Form verteilen. Die Aprikosen und den Kochschinken in Streifen schneiden und dazugeben.

2. Die stückigen Tomaten in einer Schüssel mit den Kräutern und der Pflanzencreme verrühren. Den Knoblauch schälen und dazupressen, alles mit etwas Salz und Pfeffer würzen und über den Kohlspalten verteilen.

3. Den Pecorino grob raspeln und auf die anderen Zutaten streuen. Das Gratin im Ofen (Mitte) ca. 25 Min. backen.

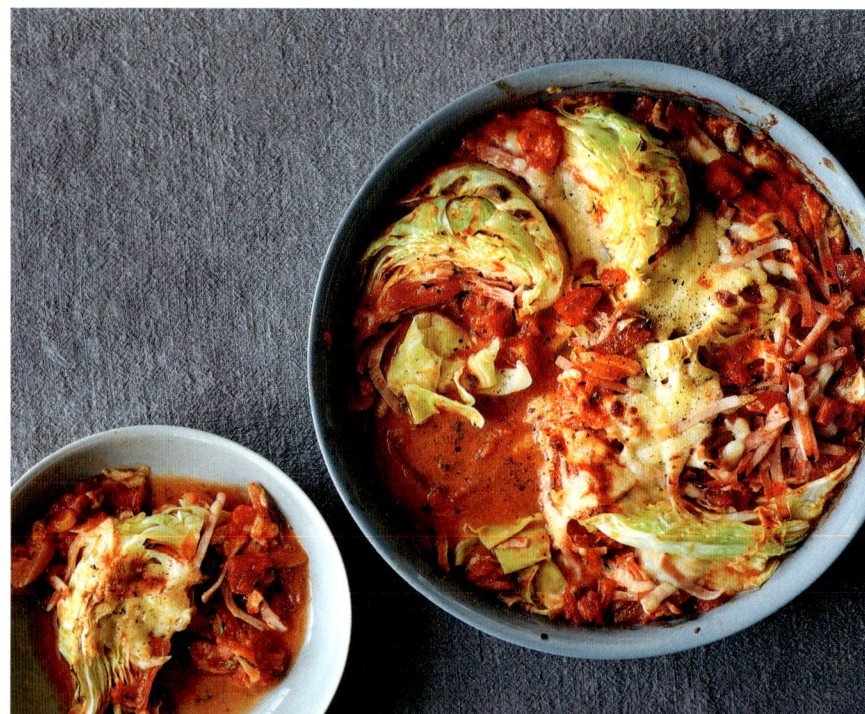

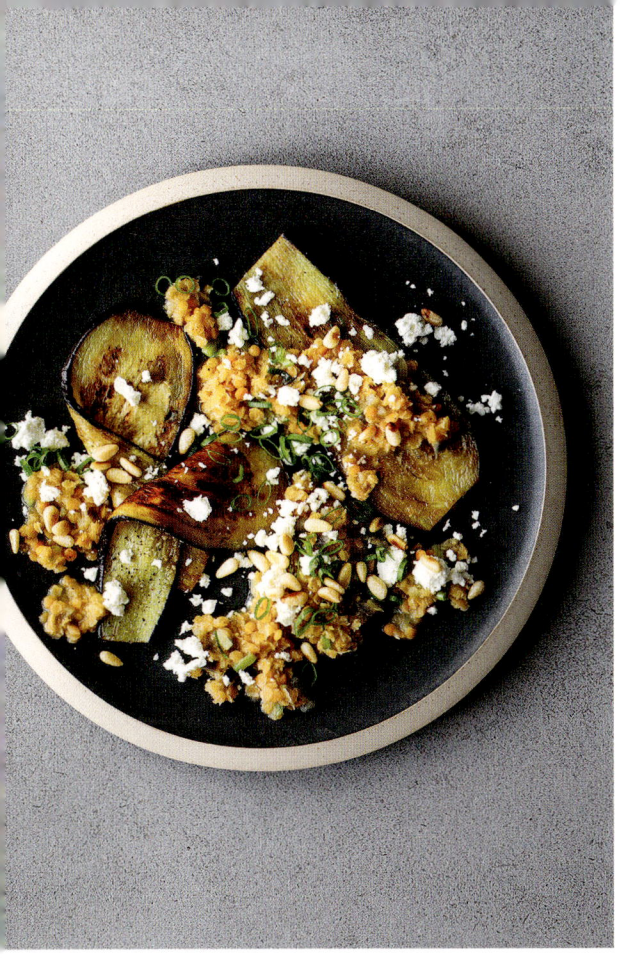

Auberginen mit
Linsencreme

Pro Portion ca. 470 kcal, 32 g E, 17 g F, 48 g KH

BALLASTSTOFFREICH | VEGGIE

FÜR 2 PERSONEN
Zubereitung: ca. 30 Min.

---

1 große Aubergine (ca. 450 g)
Salz
3 Frühlingszwiebeln
125 g rote Linsen
250 ml Gemüsebrühe
100 g Pflanzencreme (z. B. Hafer)
Salz, Pfeffer
1 TL gemahlener Kreuzkümmel
2 EL Pinienkerne
100 g leichter Schafskäse (Feta light)

1. Die Aubergine putzen und waschen. An zwei Längsseiten je 1 ca. 1 cm dicke Scheibe abschneiden, sehr klein würfeln und beiseitestellen. Den Rest der Aubergine längs in gut 1 cm dicke Scheiben schneiden, diese leicht salzen und ruhen lassen, bis die übrigen Zutaten vorbereitet sind.

2. Die Frühlingszwiebeln putzen, waschen und in schmale Ringe schneiden. Etwas Zwiebelgrün beiseitelegen, die übrigen Ringe mit den Auberginenwürfeln, den Linsen, der Brühe und der Pflanzencreme in einen Topf geben und zum Kochen bringen. Mit etwas Salz, Pfeffer und dem Kreuzkümmel würzen und offen bei mittlerer Hitze ca. 10 Min. garen.

3. Inzwischen die Auberginenscheiben mit Küchenpapier trocken tupfen. Eine breite beschichtete Pfanne ohne Öl erhitzen, die Auberginenscheiben darin pro Seite ca. 3 Min. braten. Nach dem Wenden die Pinienkerne dazugeben und die Auberginen mit etwas Salz und Pfeffer würzen.

4. Die Linsencreme durchrühren, abschmecken und mit den Auberginen auf zwei Teller verteilen. Pinienkerne und Zwiebelgrün daraufstreuen und den Schafskäse darüberbröckeln.

Fajitas mit *Hähnchenstreifen*

Pro Portion ca. 520 kcal, 25 g E, 23 g F, 49 g KH

BRAUCHT ETWAS ZEIT

FÜR 2 PERSONEN
Zubereitung: 35 Min.
Ruhen: 1 Std.

FÜR DIE TORTILLA-FLADEN
60 g Maismehl
60 g Weizenvollkornmehl
2 EL Olivenöl
½ TL Salz

FÜR DIE FÜLLUNG
1 kleines Römersalatherz
2 Tomaten
1 kleine rote Zwiebel
150 g Hähnchenbrustfilet
1 EL Olivenöl
Salz, Pfeffer
1 TL Kreuzkümmelsamen (ersatzweise ½ TL gemahlener Kreuzkümmel)
½ Bund Koriandergrün
100 g griechischer Joghurt (10 % Fett)

Info
Tortilla-Fladen sind wunderbar vielseitig. Sie müssen nicht auf abgepackte Fladen zurückgreifen, denn sie sind ganz leicht selbst zu backen. Lediglich etwas Ruhezeit für den Teig müssen Sie einplanen, dafür aber vermeiden Sie jegliche Zusatzstoffe.

1. Für die Tortilla-Fladen beide Mehle, Olivenöl und Salz mit 6 EL Wasser in einer Schüssel zu einem glatten Teig verkneten und zugedeckt ca. 1 Std. ruhen lassen.

2. Inzwischen für die Füllung das Römersalatherz putzen, waschen, sehr gut trocken schütteln und klein schneiden. Die Tomaten waschen, halbieren, Stielansätze und nach Belieben die Kerne entfernen und die Hälften in Streifen schneiden. Zwiebel schälen, halbieren und in sehr dünne Scheiben schneiden. Das Hähnchenbrustfilet trocken tupfen und schnetzeln.

3. Den Teig in vier Portionen teilen, diese zuerst zu Kugeln formen und dann zu sehr dünnen runden Fladen (20–22 cm Durchmesser) ausrollen. Eine Pfanne stark erhitzen und die Fladen darin ohne Fett nacheinander je ca. 1 Min. backen, sie müssen nicht gewendet werden. Fertige Fladen auf einem Teller stapeln und mit einem Tuch abdecken, damit sie nicht trocken und hart werden.

4. Parallel dazu das Öl mit einem Pinsel in einer beschichteten Pfanne verteilen und erhitzen. Die Hähnchenstreifen darin bei mittlerer Hitze ca. 5 Min rundherum goldbraun braten, mit etwas Salz, Pfeffer und dem Kreuzkümmel würzen.

5. Das Koriandergrün waschen und trocken schütteln, die Hälfte fein hacken und mit dem Joghurt verrühren. Den Korianderjoghurt leicht salzen und pfeffern. Die Blätter vom restlichen Koriander zum Garnieren abzupfen.

6. Die Fladen mit dem Joghurt bestreichen, mit Salat, Tomaten, Zwiebeln und Hähnchen belegen, aufrollen und mit Koriandergrün bestreut servieren.

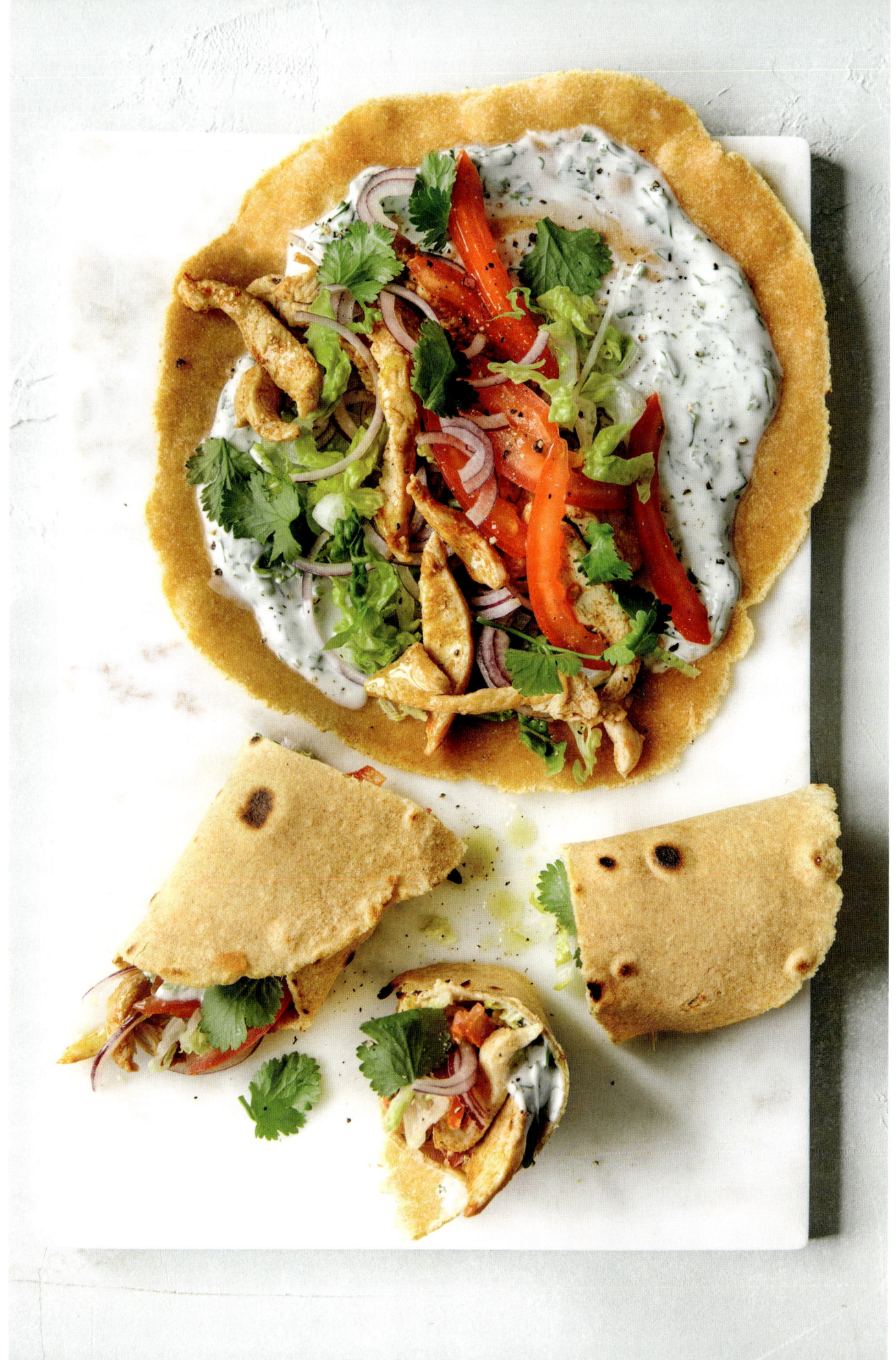

Linsennudeln mit *Staudensellerie*

Pro Portion ca. 385 kcal, 26 g E, 9 g F, 48 g KH

<u>GLUTENFREI | LOW FAT</u>

FÜR 2 PERSONEN
Zubereitung: ca. 20 Min.

*Salz
1 Frühlingszwiebel
5 Stangen Staudensellerie
    (mit Grün)
1 kleines Römersalatherz
2 Stängel Zitronenmelisse
160 g Linsennudeln
1 EL Olivenöl
50 g magere Rohschinkenwürfel
2 EL Zitronensaft
Pfeffer*

1. In einem Topf etwa 2,5 l leicht gesalzenes Wasser zum Kochen bringen. Inzwischen die Frühlingszwiebel putzen, waschen und in Ringe schneiden. Den Sellerie putzen und waschen, zartes Blattgrün abschneiden, hacken und beiseitelegen, die Stangen quer in dünne Scheiben schneiden. Das Salatherz waschen, trocken schütteln und den Strunk abschneiden, die Blätter ablösen. Die Zitronenmelisse waschen und trocken tupfen, die Blätter abzupfen und fein schneiden.

2. Nudeln nach Packungsanweisung bissfest garen. Gleichzeitig Öl mit einem Pinsel in einer beschichteten Pfanne verteilen und erhitzen. Schinken darin leicht anbraten. Frühlingszwiebel und Selleriestücke dazugeben und ca. 5 Min. dünsten.

3. Den Zitronensaft und ca. 5 EL Wasser zum Gemüse geben, alles mit etwas Salz und Pfeffer würzen. Die Nudeln in ein Sieb abgießen, abtropfen lassen, mit dem Gemüse mischen, auf Teller verteilen und mit Selleriegrün und Zitronenmelisse bestreut servieren.

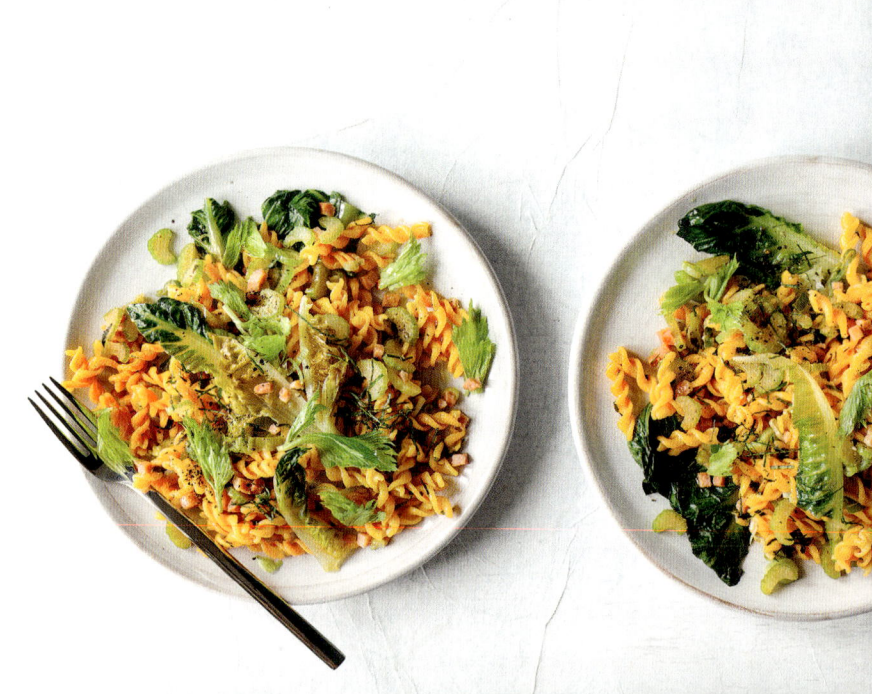

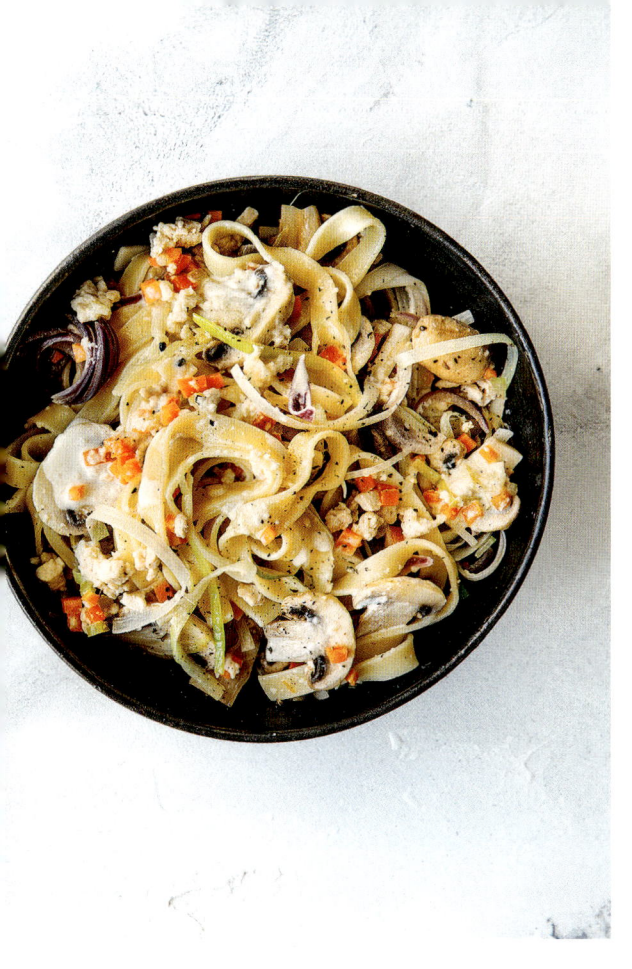

Bandnudel-Mix mit
Pilzragout

Pro Portion ca. 445 kcal, 36 g E, 13 g F, 45 g KH

LOW FAT | BALLASTSTOFFREICH

FÜR 2 PERSONEN
Zubereitung: 30 Min.

---

1 Stange Lauch
1 kleine rote Zwiebel
1 Möhre
1 Stange Staudensellerie
200 g Champignons
1 EL Olivenöl
200 g Geflügelhackfleisch
100 g Skyr
Salz, Pfeffer
100 g Vollkorn-Tagliatelle

1. Den Lauch putzen, längs halbieren, waschen und trocken tupfen. Die Hälften in 2 oder 3 gleich lange Stücke und diese längs in schmale Streifen schneiden. Die Zwiebel schälen und in dünne Spalten schneiden. Die Möhre putzen und schälen, den Sellerie putzen und waschen. Beides sehr fein würfeln. Die Pilze putzen und in Scheiben schneiden.

2. Das Öl mit einem Pinsel in einer beschichteten Pfanne verteilen und erhitzen. Zwiebelspalten, Möhren- und Selleriewürfel sowie die Pilze darin bei großer Hitze 1–2 Min. rührbraten. Das Hackfleisch dazugeben und anbraten. Alles mit 5 EL Wasser ablöschen, den Skyr einrühren und die Mischung mit etwas Salz und Pfeffer würzen. Zugedeckt bei kleiner Hitze ca. 10 Min. köcheln lassen.

3. Parallel dazu in einem Topf mindestens 3 l leicht gesalzenes Wasser zum Kochen bringen. Die Tagliatelle darin nach Packungsanweisung bissfest garen, dabei in den letzten 2 Min. die Lauchstreifen dazugeben. Nudeln und Lauch in ein Sieb abgießen und abtropfen lassen. Das Pilzragout noch einmal abschmecken. Den Bandnudel-Mix und das Pilzragout auf zwei tiefe Teller oder Schüsseln verteilen.

Wenn es schnell gehen soll, kommen öfter mal Nudeln mit einer gekauften Tomatensauce auf den Tisch. Klar geht das superfix, aber Sie sollten Fertigsaucen lieber meiden, darin versteckt sich oft – völlig unnötig – Zucker. Besser sind frische Tomaten im Hochsommer, außerhalb der Saison oder wenn es ganz schnell gehen muss, sind stückige Tomaten aus der Dose perfekt. Sie können ewig lange im Vorratsschrank auf ihren Auftritt warten.

Spaghetti – *klassisch mit Tomatensauce*

Pro Portion ca. 470 kcal, 12 g E, 12 g F, 76 g KH

SCHNELL | LÄSST SICH LEICHT ABWANDELN

FÜR 2 PERSONEN
Zubereitung: 20 Min.

300 g voll ausgereifte, aromatische Tomaten • 1 Knoblauchzehe • 3 Stängel Petersilie • 3 Stängel Basilikum • Salz • Pfeffer • 2 EL aromatisches Olivenöl • 200 g Spaghetti (aus Hartweizen)

1. Die Tomaten über Kreuz einritzen, in eine Schüssel legen, mit kochend heißem Wasser übergießen und 10–20 Sek. im Wasser liegen lassen. Die Tomaten dann abtropfen lassen und die Haut abziehen. Die Tomaten entkernen und in kleine Würfel schneiden. In eine große Schüssel geben.

2. Den Knoblauch schälen und fein hacken oder durch die Presse drücken. Die Petersilie und das Basilikum waschen und trocken schütteln, die Blätter abzupfen, große Blätter grob hacken. Den Knoblauch und die Kräuter zu den Tomatenwürfeln geben und mit Salz, Pfeffer und dem Olivenöl vermischen.

3. Die Spaghetti in mindestens 2 l kochendem Salzwasser nach Packungsanweisung bissfest garen. In ein Sieb abgießen und sehr gut abtropfen lassen. Zur Tomatensauce geben und kurz damit vermengen. Die Spaghetti mit Tomatensauce sofort auf zwei Teller verteilen und servieren.

Tipps & Varianten

Nudeln kochen geht blitzschnell und ist kinderleicht. Füllen Sie den Vorratsschrank mit verschiedenen Sorten, die getrockneten Produkte halten wirklich lange. Auf vorgegarte Nudeln, die es abgepackt im Kühlregal gibt, sollten Sie verzichten: Meist sind Eier darin verarbeitet, dadurch sind sie fettreicher als getrocknete Nudeln aus Hartweizen. Vor allem bei gefüllten Nudeln ist die Zutatenliste oft lang und der Fettgehalt eher hoch.

Für Spaghetti alla napoletana ca. 500 g Tomaten einritzen, überbrühen und häuten, entkernen und grob hacken. 1 Zwiebel schälen, klein würfeln und in 2 EL Olivenöl glasig dünsten. 1 Knoblauchzehe schälen und dazupressen, dann die Tomaten einrühren. Mit Salz und Pfeffer würzen und einige Minuten kochen lassen. Fein geschnittenes Basilikum untermischen, mit bissfest gegarten und gut abgetropften Spaghetti mischen. Etwas geriebenen Parmesan obenauf streuen.

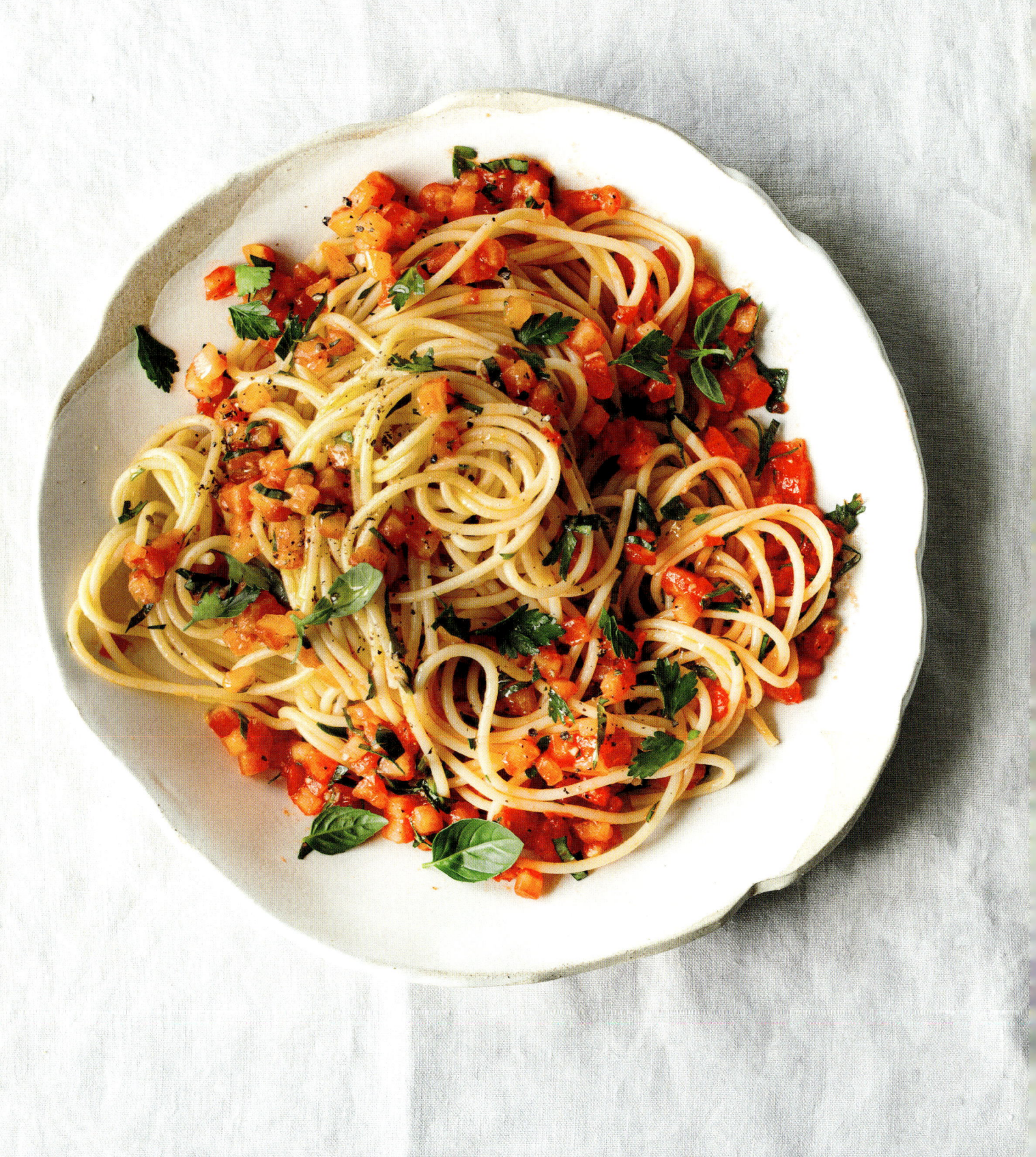

Mangold-Kürbis-
Pfanne mit Rinderhack

Pro Portion ca. 495 kcal, 31 g E, 25 g F, 40 g KH

MINERALSTOFF- UND VITAMINREICH | LAKTOSEFREI

FÜR 2 PERSONEN
Zubereitung: 30 Min.

1 kleine Mangoldstaude (ca. 350 g)
1 Stück Hokkaido-Kürbis (ca. 300 g)
2 EL Rapsöl
2 EL Semmelbrösel (am besten Vollkorn)
2 EL kernige Dinkelflocken
1 Knoblauchzehe
20 g Kürbiskerne
200 g mageres Rinderhackfleisch
125 ml Gemüsebrühe
6 eingelegte Piri-Piri (scharfe Chilischoten)
Salz, Pfeffer

1. Den Mangold putzen und waschen, die Blätter von den Stielen schneiden. Die Stiele quer in 1 cm breite Stücke, die Blätter in 1 cm breite Streifen schneiden. Den Kürbis waschen, entkernen und in schmale Streifen schneiden.

2. 1 EL Öl mit einem Pinsel in einer beschichteten Pfanne verteilen und erhitzen. Die Semmelbrösel und die Dinkelflocken darin unter Rühren goldbraun rösten, dabei den Knoblauch schälen und dazupressen. Die Mischung aus der Pfanne nehmen und beiseitestellen.

3. Das restliche Öl (1 EL) in der Pfanne erhitzen und die Kürbiskerne und das Hackfleisch darin leicht anbraten. Die Mangoldstiele und den Kürbis einrühren und bei mittlerer Hitze ca. 3 Min. unter Rühren anbraten. Die Brühe angießen und die Piri-Piri einrühren, alles mit etwas Salz und Pfeffer würzen und ca. 5 Min. unter häufigem Rühren dünsten. Die Mangoldblätter unterrühren und alles weitere 5 Min. unter häufigem Rühren garen. Die Gemüse-Hackfleisch-Pfanne abschmecken, auf zwei Teller verteilen und mit der Brösel-Flocken-Mischung bestreut servieren.

Tipps & Varianten
Mangold ist ein wertvolles Gemüse, von dem die Blätter ebenso wie die fleischigen Stiele gegessen werden. Der hohe Gehalt an Eisen unterstützt den Transport von Sauerstoff im Blut, viele weitere Mineralstoffe und Vitamine leisten gute Dienste für Fitness und Gesundheit.
Mangoldstiele können weiß, gelb oder rot daherkommen. Nehmen Sie unterschiedliche Sorten – jede Farbe schenkt uns andere wertvolle Inhaltsstoffe.

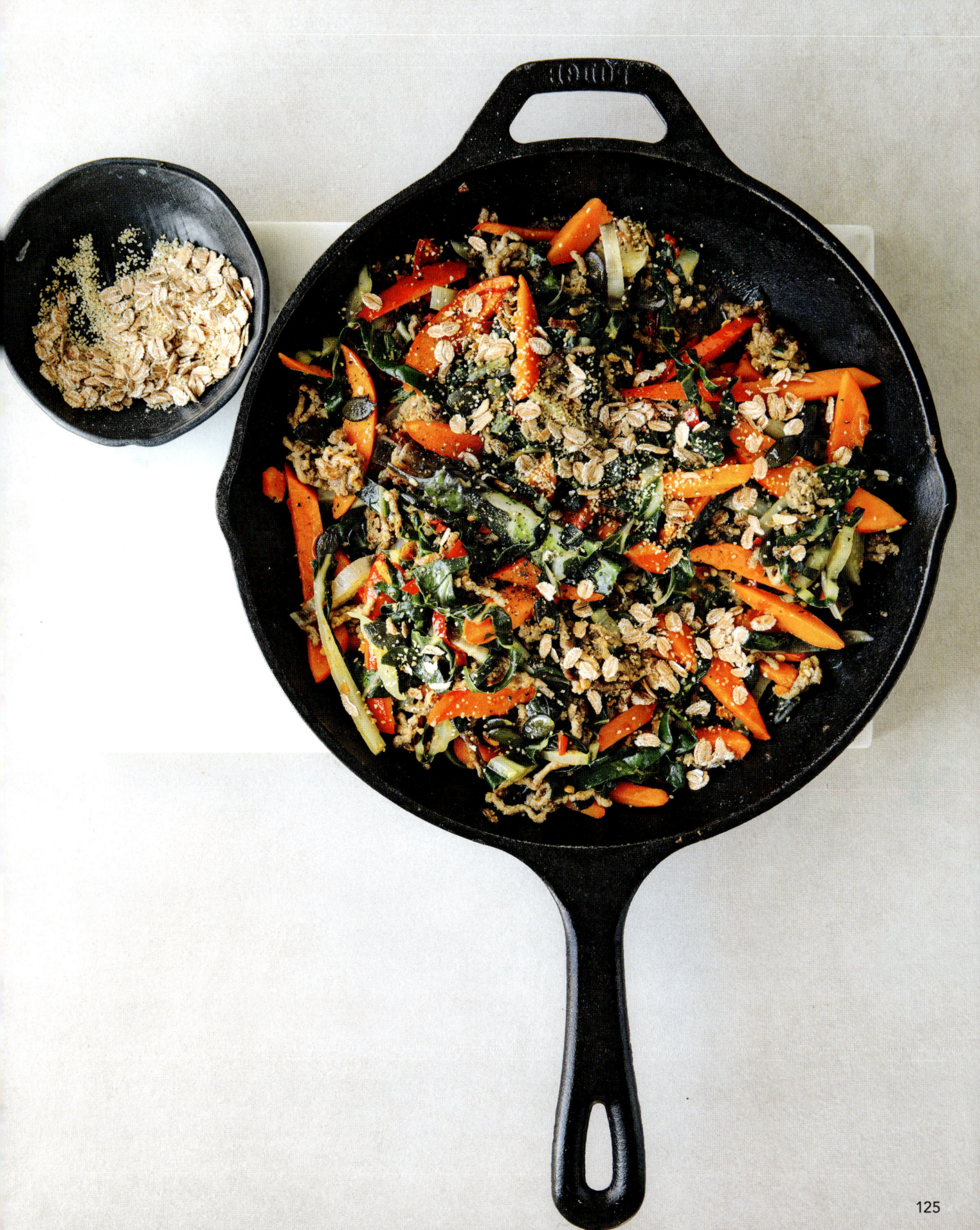

Kartoffel-Kräuter-
Pfanne mit Quark

Pro Portion ca. 445 kcal, 30 g E, 13 g F, 50 g KH

<u>LOW FAT</u>

FÜR 2 PERSONEN
Zubereitung: 50 Min.

---

500 g kleine neue, festkochende Kartoffeln
2 EL Olivenöl
4 Zweige Rosmarin
4 Zweige Thymian
4 Stängel Majoran
150 g Schalotten
2 Knoblauchzehen
Salz, Pfeffer
1 Bund Radieschen (mit Blättern)
250 g Magerquark
50 g magere Rohschinkenwürfel
geräuchertes Paprikapulver

1. Die Kartoffeln gründlich waschen und mit einer Gemüsebürste gründlich schrubben. Das Öl in einer breiten Pfanne erhitzen und die Kartoffeln darin bei mittlerer Hitze ca. 20 Min. braten, zwischendurch die Pfanne mehrmals rütteln.

2. Inzwischen die Kräuter waschen und trocken schütteln, die Nadeln bzw. Blätter abzupfen. Die Schalotten schälen und in Spalten schneiden. Den Knoblauch schälen und in feine Stifte schneiden. Alles zu den Kartoffeln geben, unterrühren, mit etwas Salz und Pfeffer würzen und weitere 20 Min. braten.

3. Inzwischen die Radieschen samt den Blättern waschen. Die Knollen abschneiden und halbieren. 1 Handvoll Radieschenblätter hacken und unter den Quark rühren (die übrigen Blätter anderweitig verwenden). Den Quark mit etwas Salz und Pfeffer abschmecken, falls er zu trocken ist, etwas Wasser unterrühren.

4. Radieschen und Schinkenwürfel zu den Kartoffeln geben und 2–3 Min. mitbraten. Die Kartoffel-Kräuter-Pfanne mit etwas Paprikapulver würzen und mit dem Quark servieren.

Tipps
In Radieschen stecken wenig Kalorien, aber viele wertvolle Stoffe – die kleinen Knollen sind also ein ideales Schlankmachergemüse. Bedeutsam sind vor allem die Senföle, die für die leichte Schärfe sorgen, den Stoffwechsel anregen und unseren Insulinspiegel günstig beeinflussen. Auch die Blätter sind viel zu schade zum Wegwerfen – sie enthalten viel Vitamin C und stärken so unsere Abwehrkräfte.
Für Veggie-Genuss lassen Sie die Schinkenwürfel weg und braten einige Pinien- oder Erdnusskerne mit den Kartoffeln.
Die Pfanne gelingt und schmeckt auch mit Pellkartoffeln vom Vortag – die Bratzeit reduziert sich auf ca. 10 Minuten.

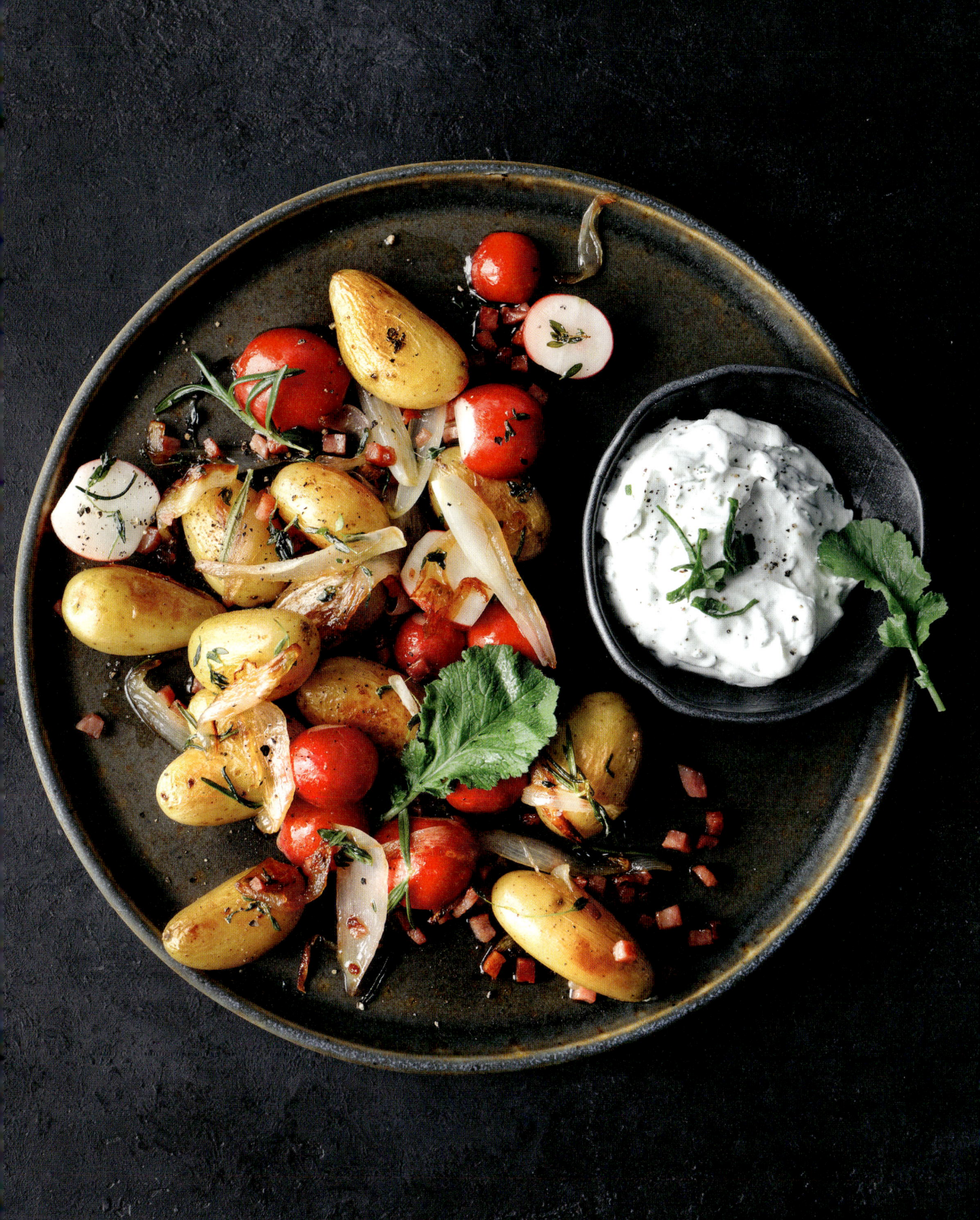

Putenröllchen mit
Zucchini-Bulgur

Pro Portion ca. 400 kcal, 42 g E, 9 g F, 33 g KH

<u>LOW FAT</u>

FÜR 2 PERSONEN
Zubereitung: 30 Min

2 dünne Putenschnitzel (à ca. 140 g)
4 TL Tomatenmark
Salz, Pfeffer
4 getrocknete Soft-Tomaten
1 Zwiebel
1 Zweig Rosmarin
1 EL Olivenöl
200 ml Gemüsebrühe
80 g Bulgur
1 Zucchino (ca. 180 g)

1. Putenschnitzel trocken tupfen, sehr flach klopfen und halbieren. Fleischstücke mit Tomatenmark bestreichen, mit etwas Salz und Pfeffer würzen und mit je 1 Soft-Tomate belegen. Aufrollen und mit Holzspießchen feststecken.

2. Zwiebel schälen, in feine Streifen schneiden. Rosmarin waschen, trocken tupfen, Nadeln abzupfen und hacken. Öl in einer beschichteten Pfanne verteilen und erhitzen. Putenröllchen darin rundherum bei großer Hitze goldbraun anbraten. Zwiebelstreifen und Rosmarin kurz anbraten, dann alles bei mittlerer Hitze unter gelegentlichem Wenden ca. 15 Min. braten, zwischendurch mit etwas Salz und Pfeffer würzen.

3. Parallel dazu die Brühe in einem Topf aufkochen. Den Bulgur einrühren und zugedeckt bei kleiner Hitze ca. 10 Min. garen. Inzwischen Zucchino putzen, waschen, grob raspeln und unter den Bulgur mischen, das Ganze einmal aufkochen lassen und abschmecken. Mit den Putenröllchen und den Rosmarinzwiebeln auf zwei Tellern anrichten.

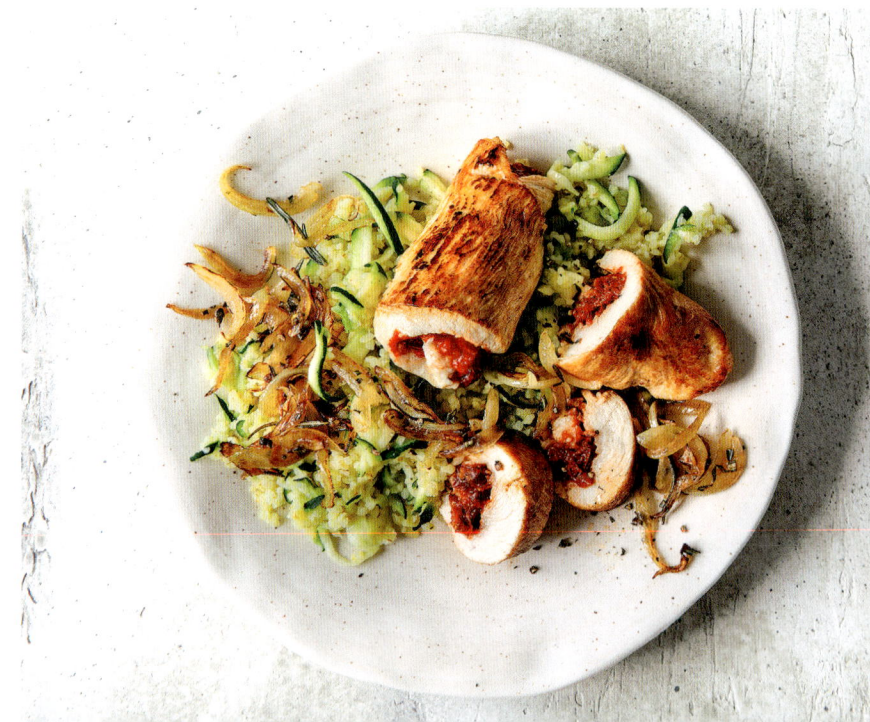

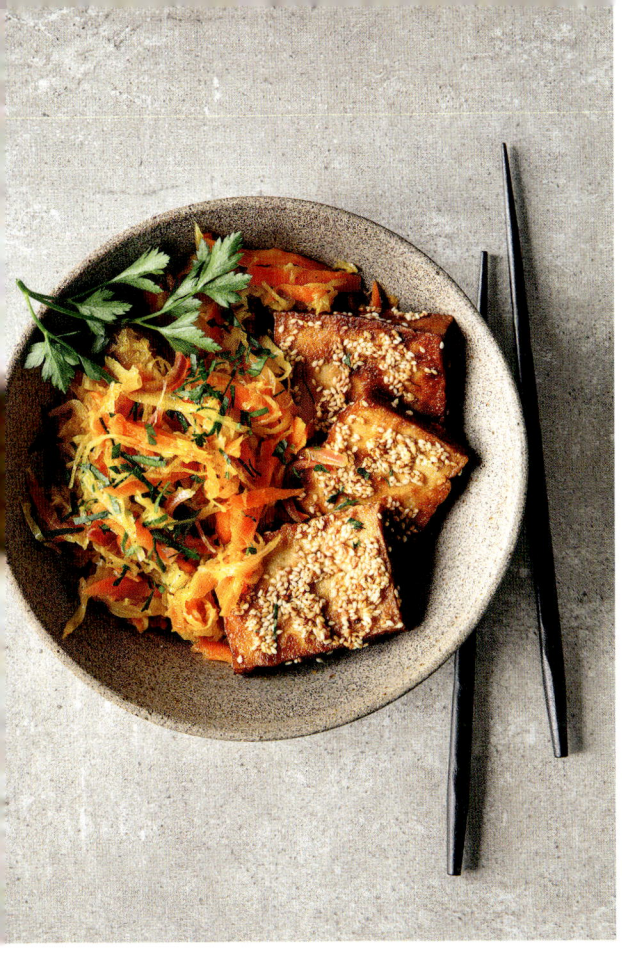

Curry-Kraut mit *Sesamtofu*

Pro Portion ca. 525 kcal, 31 g E, 37 g F, 15 g KH

VEGGIE | LOW CARB

FÜR 2 PERSONEN
Zubereitung: 30 Min.

2 Möhren
1 große rote Zwiebel
2 EL Rapsöl
1 Knoblauchzehe
1 EL mildes Currypulver
350 g mildes Wein-Sauerkraut
Salz, Pfeffer
300 g Räuchertofu
1 EL geröstetes Sesamöl
30 g heller Sesam
4 Stängel Petersilie

1. Die Möhren putzen, schälen und grob raspeln. Die Zwiebel schälen und in dünne Spalten schneiden. 1 EL Öl in einem Topf erhitzen und die Zwiebelspalten darin leicht anbraten. Den Knoblauch schälen und dazupressen. Die Möhren und das Currypulver einrühren und andünsten, dann das Sauerkraut dazugeben. Alles mit etwas Salz und Pfeffer würzen, aufkochen und zugedeckt bei ganz kleiner Hitze ca. 10 Min. köcheln lassen.

2. Inzwischen den Tofu in 1 cm dicke Scheiben schneiden und trocken tupfen. Das restliche Öl (1 EL) mit einem Pinsel in einer beschichteten Pfanne verteilen und erhitzen. Den Tofu darin bei großer Hitze auf jeder Seite scharf anbraten. Das Sesamöl und den Sesam darübergeben, den Tofu darin wenden und bei mittlerer Hitze noch 2–3 Min. braten.

3. Die Petersilie waschen und trocken schütteln, die Blätter abzupfen und hacken. Das Curry-Kraut abschmecken und mit dem Sesamtofu auf zwei Tellern anrichten. Mit der Petersilie bestreuen und servieren.

Joghurtgemüse mit *Kräuternocken*

Pro Portion ca. 400 kcal, 18 g E, 17 g F, 43 g KH

GESUNDE FETTE

FÜR 2 PERSONEN
Zubereitung: 30 Min.

300 g Möhren
1 großer Kohlrabi (mit Blättern)
100 ml Gemüsebrühe
20 g Sonnenblumenkerne
1 Handvoll Kerbel
3 Stängel Petersilie
220 ml Milch (1,5 % Fett)
50 g Dinkelvollkorngrieß
Salz, Pfeffer
frisch geriebene Muskatnuss
200 g griechischer Joghurt
    (10 % Fett)
1 TL Dinkelmehl (Type 1050)

1. Möhren putzen und schälen, Kohlrabi schälen, zarte Blätter abschneiden, waschen und beiseitelegen. Beide Gemüse in fingerlange, ca. 5 mm dicke Stifte schneiden und mit der Brühe in einen Topf geben. Die Brühe aufkochen und das Gemüse zugedeckt bei mittlerer Hitze ca. 10 Min. dünsten.

2. Inzwischen die Sonnenblumenkerne in einer kleinen beschichteten Pfanne ohne Fett goldbraun rösten, herausnehmen und beiseitestellen.

3. Den Kerbel und die Petersilie waschen, trocken tupfen und hacken. Die Milch in einem kleinen Topf aufkochen, den Grieß hineinstreuen und unter Rühren bei sehr kleiner Hitze ca. 5 Min. ausquellen lassen. Die Kräuter einrühren und den Grieß mit etwas Salz, Pfeffer und Muskat abschmecken. Mithilfe von zwei Esslöffeln ca. 12 Nocken daraus formen und beiseitestellen.

4. Den Joghurt in einem Schälchen mit dem Mehl verrühren. Die Mischung unter das Gemüse rühren. Einmal aufkochen, mit etwas Salz und Pfeffer abschmecken und auf zwei Teller verteilen. Die Nocken auf dem Gemüse anrichten. Das Kohlrabigrün fein schneiden und mit den Sonnenblumenkernen darüberstreuen.

Tipps
Joghurt für warme, cremige Saucen – das klappt nur, wenn der Fettgehalt hoch genug ist und etwas Mehl untergerührt wird. Aber trotzdem sollten Sie das Joghurtgemüse nicht längere Zeit warm halten, sonst flockt der Joghurt aus. Sonnenblumenkerne und alle anderen Kerne und Nüsse sind zwar nicht gerade kalorienarm, aber echte Power-Pakete. Sie versorgen uns mit wertvollen ungesättigten Fettsäuren – und die sollen uns sogar beim Abnehmen unterstützen.

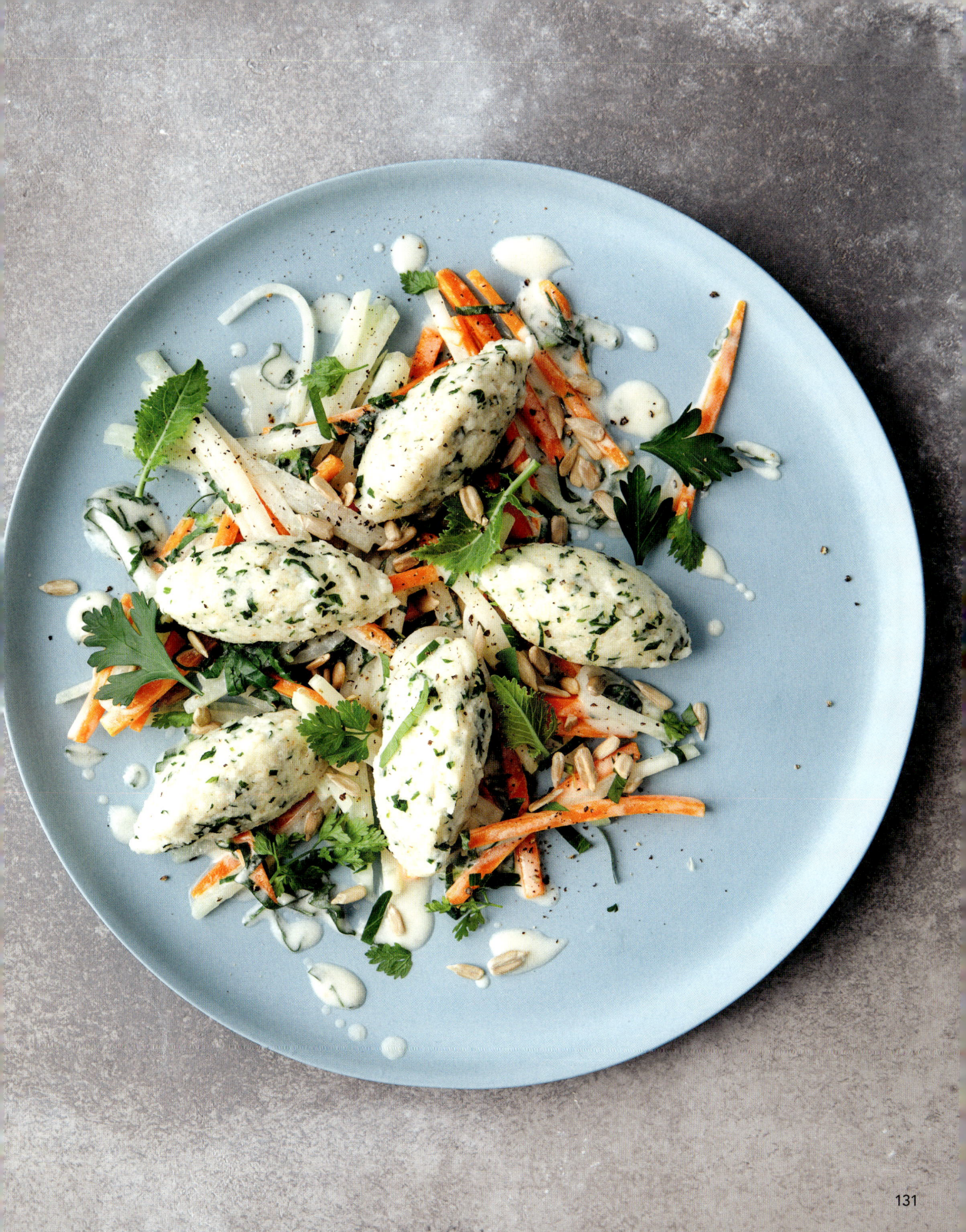

Echte Burger-Fans gehen nicht ins Fast-Food-Restaurant, sondern bereiten ihren Liebling zu Hause zu. Weil er so nämlich am allerbesten schmeckt! Und weil Sie außerdem den Fett- und Zuckergehalt ganz schön reduzieren können – ohne Einbußen beim Geschmack. Wer mageres Rindfleisch verwendet und die Pattys grillt oder in ganz wenig Öl brät, reduziert den Fettgehalt ganz deutlich.

Klassischer Burger – *selbst gemacht*

Pro Portion ca. 440 kcal, 36 g E, 13 g F, 38 g KH

DER KLASSIKER – IMMER BELIEBT

FÜR 2 PERSONEN
Zubereitung:
ca. 30 Min.

250 g mageres Rinderhackfleisch • Salz, Pfeffer • evtl. Öl zum Braten • 2 Burger-Brötchen (am besten Vollkorn) • 2 EL Tomatenmark • 2 EL Magerquark • 2 TL Senf • 2 Salatblätter • 1 Zwiebel • 1 Stück Gurke (ca. 70 g) • 1 große Tomate

1. Das Hackfleisch mit etwas Salz und Pfeffer würzen. Zu zwei runden, ca. 2 cm dicken Pattys formen, die Ränder der Patties gerade formen. Das Fleisch nicht zu stark kneten, sonst werden die Hamburger trocken.

2. Die Pattys auf einem Tischgrill (oder in ganz wenig Öl in einer Pfanne) pro Seite 3–4 Minuten braten, dann sind sie innen noch leicht rosa und sehr saftig.

3. Gleichzeitig die Brötchen aufschneiden und auf dem Tischgrill oder im Toaster leicht rösten. Das Tomatenmark mit Quark, Senf, etwas Salz und Pfeffer verrühren und die Brötchen damit bestreichen.

4. Die Salatblätter waschen und gut trocken tupfen. Die Zwiebel schälen und in Ringe schneiden, die Gurke waschen und in Scheiben schneiden. Die Tomate quer in Scheiben schneiden, das Ende mit dem Stielansatz nicht verwenden.

5. Die Salatblätter auf die unteren Brötchenhälften legen. Pattys, Zwiebelringe sowie Gurken- und Tomatenscheiben darauflegen, mit den oberen Brötchenhälften abdecken und leicht zusammendrücken.

Tipps
In gekauftem Ketchup steckt eine riesige Menge Zucker – deshalb am besten darauf verzichten. Oder selbst zubereiten: 1 kleine Zwiebel und 1 Knoblauchzehe schälen, hacken und in einem Topf in 2 TL Olivenöl andünsten. 400 g geschälte gehackte Tomaten (frisch oder Dose) dazugeben, mit Salz und Pfeffer (sowie nach Belieben mit Curry- und/oder Chilipulver) würzen und aufkochen. Alles zugedeckt bei kleiner Hitze ca. 20 Min. köcheln lassen. Im Mixer oder mit einem Pürierstab im Topf pürieren, kochend heiß in kleine, gründlich gesäuberte Flaschen oder Twist-off-Gläser abfüllen und diese sofort fest verschließen.

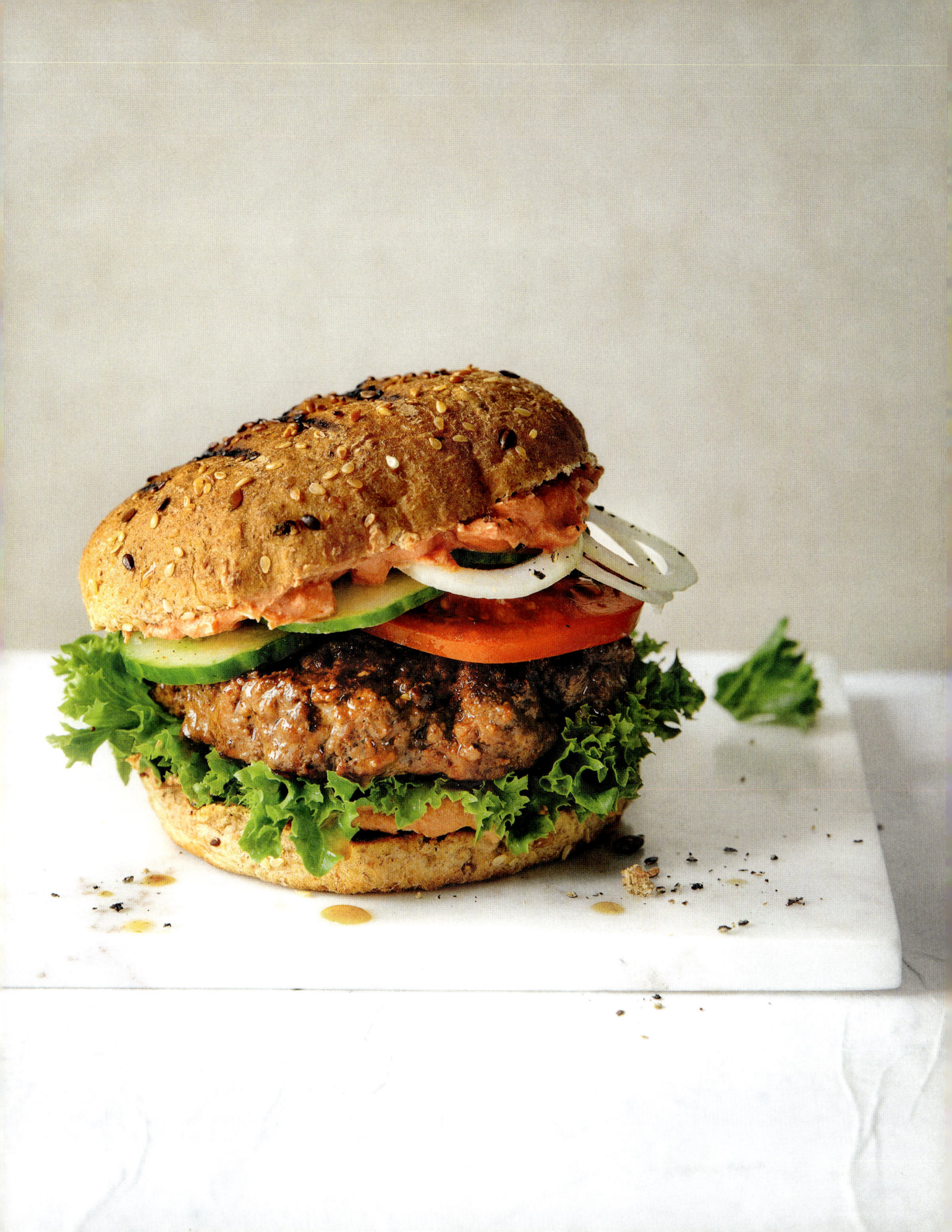

Kurkuma-Möhren
mit Natur-Reis

Pro Portion ca. 525 kcal, 13 g E, 28 g F, 54 g KH

GOLDGELBER GESUNDHEITSBOOSTER | VEGAN

FÜR 2 PERSONEN
Zubereitung: 40 Min.

80 g Natur-Reis
Salz
500 g Möhren
20 g Cashewkerne
25 g Kurkumawurzel
25 g Ingwer
2 TL Rapsöl
200 g Pflanzencreme (z. B. Soja)
Pfeffer
2 EL Sojasauce
1 Bund Schnittlauch

1. Den Reis nach Packungsanweisung in leicht gesalzenem Wasser garen.

2. Inzwischen die Möhren putzen, schälen und schräg in 5 mm dicke Scheiben schneiden. Die Cashewkerne grob hacken. Die Kurkumawurzel und den Ingwer schälen (am besten Handschuhe anziehen – Kurkuma färbt ausgesprochen nachhaltig!) und in feine Würfel schneiden.

3. Das Öl mit einem Pinsel in einer beschichteten Pfanne verteilen und erhitzen. Möhren, Cashewkerne, Kurkuma und Ingwer darin bei mittlerer Hitze unter häufigem Rühren ca. 10 Min. braten. Ca. 150 g Pflanzencreme einrühren, alles mit etwas Pfeffer und der Sojasauce würzen und noch ca. 5 Min. köcheln lassen.

4. Den Schnittlauch waschen, trocken tupfen und in Röllchen schneiden. Den gegarten Reis evtl. abtropfen lassen und den Großteil des Schnittlauchs unterrühren. Den Reis mit den Kurkuma-Möhren anrichten, die restliche Pflanzencreme (50 g) und den übrigen Schnittlauch auf den Möhren verteilen.

Tipps & Varianten
Kurkuma ist Trendgewürz und wird nicht mehr nur getrocknet und vermahlen, sondern auch frisch als meist fingerdicke Wurzel angeboten. Sie ist ein Allroundtalent, was ihre Gesundheitswirkung betrifft: stärkt die Abwehrkräfte, schützt die Zellen, hemmt Entzündungen, unterstützt die Verdauung und vieles mehr. Wenn Sie die frische Wurzel nicht bekommen, nehmen Sie 2 TL gemahlene Kurkuma.
Natur- oder Vollkornreis schmeckt leicht nussig und nicht ganz so neutral wie geschälter weißer Reis. Geben Sie den dunklen Körnchen den Vorzug – in ihnen stecken deutlich mehr wertvolle Stoffe, außerdem macht Natur-Reis länger satt.

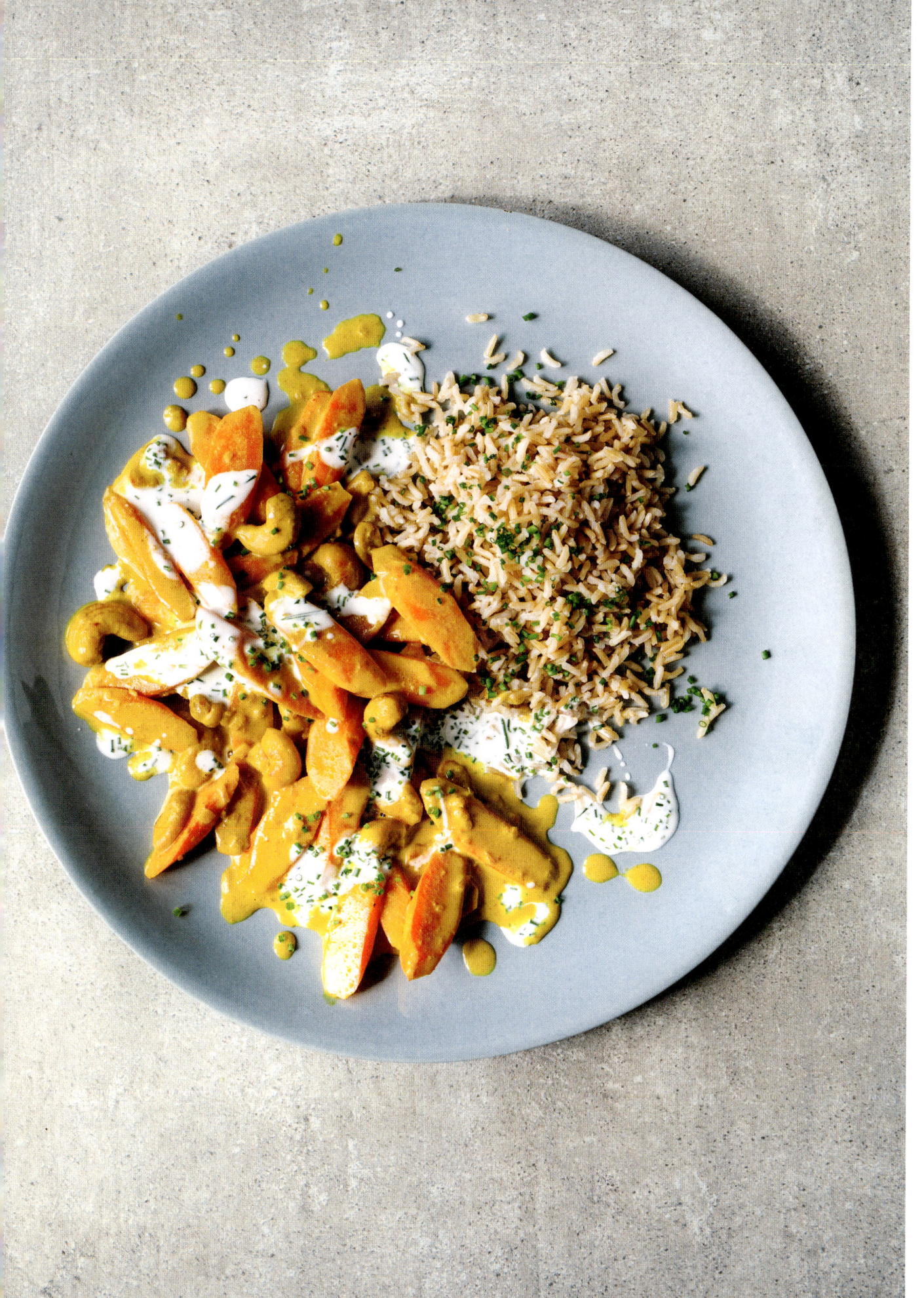

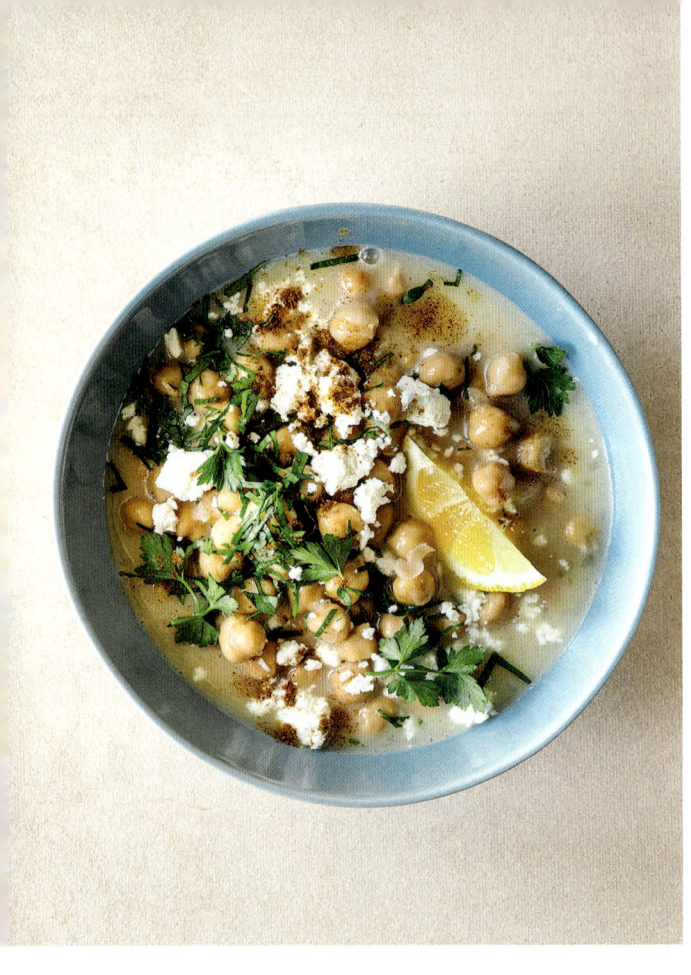

Kichererbsen in *Zitronensauce*

Pro Portion ca. 450 kcal, 22 g E, 24 g F, 36 g KH

TYPISCH KRETA | VIEL PFLANZLICHES EIWEISS

FÜR 2 PERSONEN
Zubereitung: ca. 50 Min.
Einweichen: über Nacht

125 g getrocknete Kichererbsen
1 große Zwiebel
1 Knoblauchzehe
2 EL Olivenöl
Salz, Pfeffer
1 Zitrone
2 TL Dinkelmehl (Type 1050)
4 Stängel Petersilie
100 g Schafskäse (Feta)
1 TL Ras el Hanout (nach Belieben)

1. Die Kichererbsen über Nacht in kaltem Wasser einweichen. Am nächsten Tag in ein Sieb abgießen, kalt abspülen und abtropfen lassen.

2. Zwiebel und Knoblauch schälen und klein würfeln. Das Öl in einem Topf erhitzen und beides darin goldgelb anbraten. Die Kichererbsen und 250 ml Wasser dazugeben, alles mit etwas Salz und Pfeffer würzen und zugedeckt bei kleiner Hitze 30–45 Min. kochen lassen, bis die Kichererbsen fast gar sind. (Die Garzeit hängt von Sorte und Alter der Kichererbsen ab.)

3. Die Zitrone auspressen und den Saft mit dem Mehl glatt rühren. Zu den Kichererbsen geben und alles noch ca. 5 Min. köcheln lassen, dann abschmecken.

4. Die Petersilie waschen und trocken tupfen, die Blätter abzupfen und grob hacken. Schafskäse zerbröckeln. Kichererbsen auf zwei Tellern anrichten und mit Petersilie und Schafskäse bestreuen. Nach Belieben mit Ras el Hanout bestreuen.

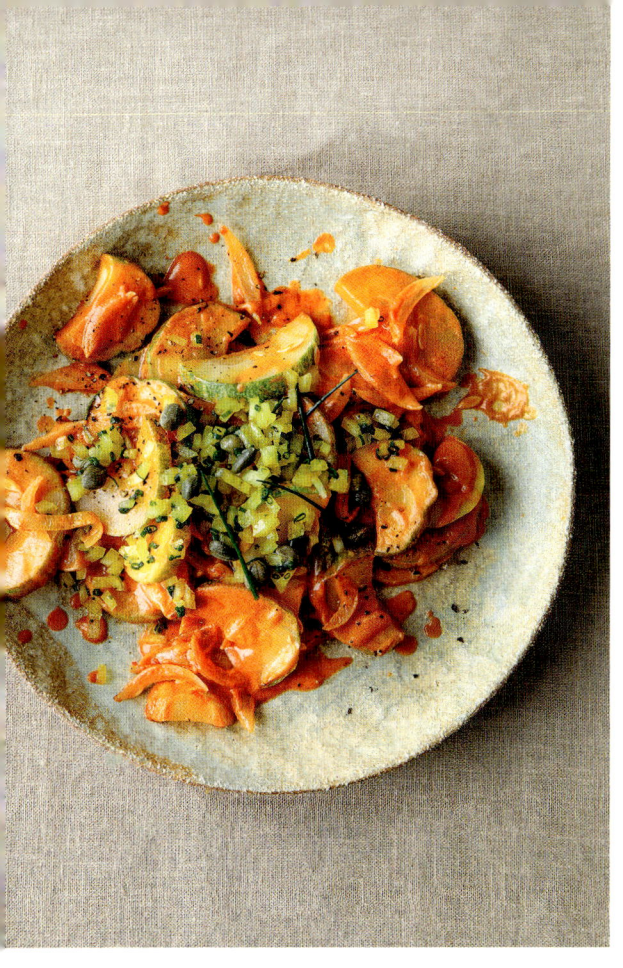

Schmorgurken mit
Paprika-Topping

Pro Portion ca. 505 kcal, 15 g E, 35 g F, 28 g KH

VEGAN

FÜR 2 PERSONEN
Zubereitung: 30 Min.

500 g Schmorgurken
2 Zwiebeln
2 EL Rapsöl
2 EL Tomatenmark
125 ml Gemüsebrühe
Salz, Pfeffer
1 kleine gelbe Paprika
1 Bund Schnittlauch
2 EL kleine Kapern
100 g Cashew-Mus (ungesüßt)

1. Die Schmorgurken putzen und waschen, längs halbieren und quer in 1 cm dicke Scheiben schneiden. Die Zwiebeln schälen und in Spalten schneiden.

2. Das Öl in einem Topf erhitzen und die Zwiebeln darin bei mittlerer Hitze goldgelb dünsten. Die Gurken unterrühren und leicht andünsten, das Tomatenmark einrühren und anrösten. Die Brühe dazugießen und alles mit etwas Salz und Pfeffer würzen. Zugedeckt bei mittlerer Hitze ca. 10 Min. dünsten.

3. Inzwischen die Paprika waschen, halbieren, weiße Trennwände und Kerne entfernen und die Hälften in sehr kleine Würfel schneiden. Den Schnittlauch waschen, trocken tupfen, in feine Röllchen schneiden und mit den Paprikawürfeln und den Kapern mischen.

4. Das Cashew-Mus in einer Tasse mit 1–2 EL heißem Wasser verquirlen und unter die Gurken rühren. Die Gurken noch 1–2 Min. kochen lassen, abschmecken und mit dem Paprika-Topping obenauf servieren.

Lachsforellen-*Spargel-Päckchen*

Pro Portion ca. 455 kcal, 34 g E, 32 g F, 7 g KH

LOW CARB

FÜR 2 PERSONEN
Zubereitung: 20 Min.
Backen: 25 Min.

---

500 g grüner Spargel
2 Stücke Lachsforellenfilet
  (à ca. 150 g)
Salz, Pfeffer
2 Tomaten
2 Frühlingszwiebeln
2 EL Mandelblättchen
2 EL Olivenöl

AUSSERDEM
Backpapier oder dickes Pergament-
  papier
Olivenöl für das Papier
Küchengarn

1. Den Backofen auf 200° vorheizen. Zwei ausreichend große Stücke Back- oder Pergamentpapier abschneiden, auf die Arbeitsfläche legen und dünn mit Olivenöl einpinseln.

2. Den Spargel waschen und putzen, im unteren Drittel schälen, die Stangen nach Belieben halbieren. Die Lachsforellenfilets trocken tupfen und mit etwas Salz und Pfeffer würzen. Die Tomaten waschen und ohne die Stielansätze in Scheiben schneiden. Die Frühlingszwiebeln putzen, waschen und in sehr feine Ringe schneiden.

3. Die Tomatenscheiben überlappend in der Mitte auf dem Papier auslegen, die Forellenfilets darauflegen und mit den Frühlingszwiebeln bestreuen. Die Spargelstangen neben den Fisch legen, leicht mit Salz und Pfeffer würzen, mit den Mandelblättchen bestreuen und mit dem Öl beträufeln. Das Papier an den Seiten hochnehmen, über den Zutaten zusammenfalten, die Seiten wie einen Bonbon verdrehen und zusätzlich mit Küchengarn zusammenbinden. Die Päckchen auf ein Backblech legen und die Zutaten im Ofen (Mitte) ca. 25 Min. garen.

Tipps & Infos
Am einfachsten gelingen die Päckchen mit Backpapier oder mit dickem Pergamentpapier, das sich gut falten lässt, ohne zu reißen.
Spargel gehört zu unseren liebsten Gemüsesorten. Wie gut, dass er so kalorienarm daherkommt und im Frühling gern mehrmals pro Woche auf den Teller kommen darf. Ob weiß oder grün – Spargel punktet durch einen hohen Gehalt an Kalium, das stark basisch und damit ausgleichend auf den Säure-Basen-Haushalt wirkt. Ebenfalls nennenswert: Folsäure für die Zellerneuerung und die Blutbildung sowie Vitamin A für gesunde Haut.

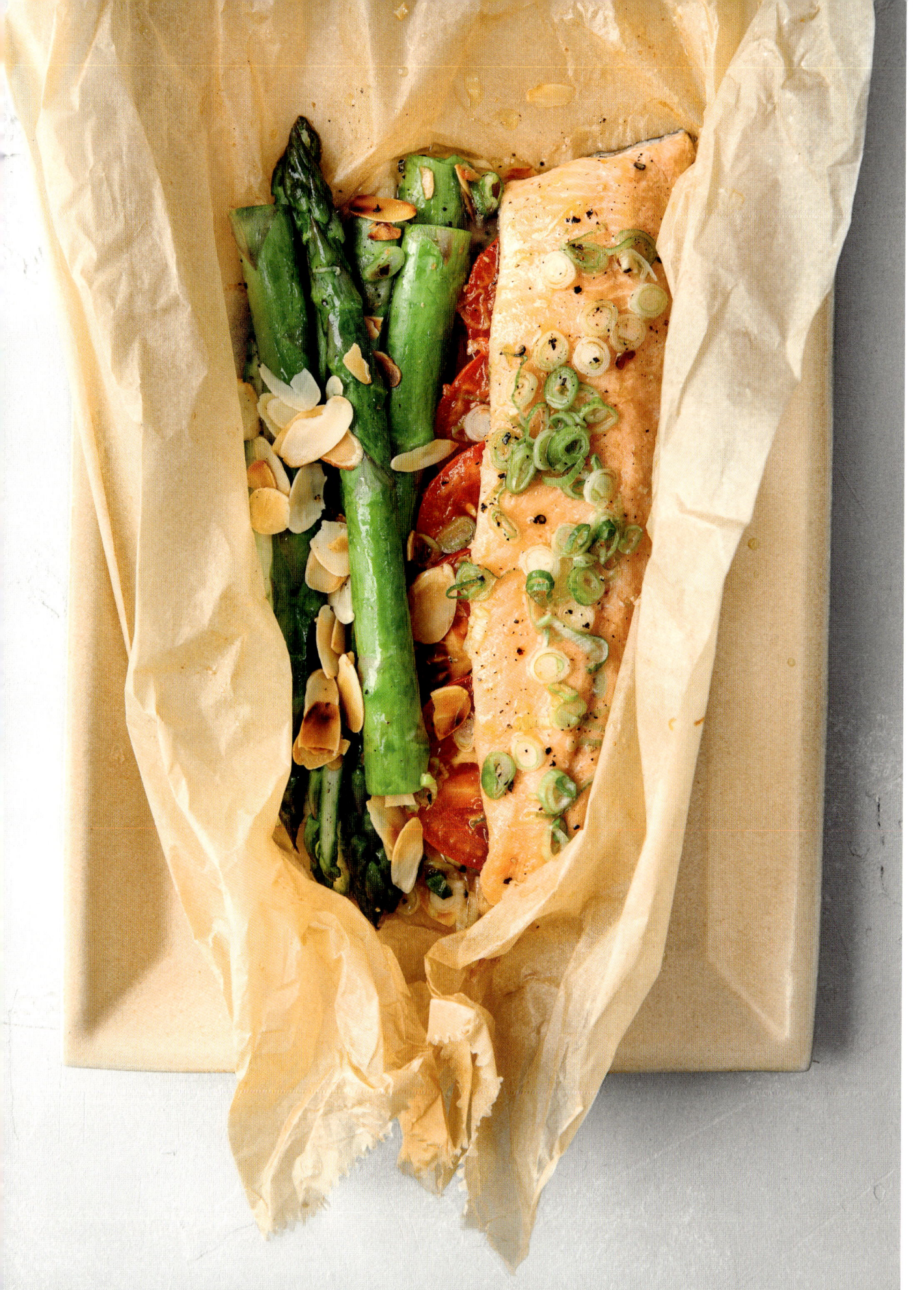

Buchweizen-Möhren-
Taler mit Paprikasalat

Pro Portion ca. 435 kcal, 17 g E, 21 g F, 41 g KH

BALLASTSTOFFREICH | GLUTENFREI

FÜR 2 PERSONEN
Zubereitung: ca. 30 Min

---

200 ml Gemüsebrühe
80 g Buchweizen-Bulgur
200 g Möhren
2 Schalotten
1 rote Paprika
100 g Joghurt (1,5 % Fett)
2 EL Limettensaft
Salz, Pfeffer
2 EL Leinsamen
2 Eier
2 EL Rapsöl
1 Handvoll Feldsalat
Chilifäden

1. Die Brühe in einem Topf zum Kochen bringen. Den Bulgur einrühren und zugedeckt bei kleiner Hitze ca. 10 Min. garen. Inzwischen die Möhren putzen, schälen und grob raspeln. Die Möhrenraspel unter den Bulgur mischen und 1–2 Min. weitergaren. Die Mischung etwas abkühlen lassen.

2. Die Schalotten schälen und klein würfeln. Die Paprika waschen, halbieren, weiße Trennwände und Kerne entfernen und die Hälften in kleine Würfel schneiden. Die Schalotten- und die Paprikawürfel mit Joghurt und Limettensaft verrühren, mit etwas Salz und Pfeffer abschmecken.

3. Den Leinsamen und die Eier unter den Bulgur rühren. Etwas Öl mit einem Pinsel in einer beschichteten Pfanne verteilen und erhitzen. Für jeden Taler 1 gehäuften EL Bulgurmasse in die Pfanne geben und bei mittlerer Hitze pro Seite 2–3 Min. braten, zwischendurch vorsichtig wenden. Fertige Taler herausnehmen und warm halten. Insgesamt ca. 12 Taler backen, dabei immer wieder tropfenweise Öl in die Pfanne geben.

4. Den Feldsalat putzen, waschen, trocken schütteln und auf Teller verteilen. Den Paprikasalat daneben anrichten und mit den Chilifäden bestreuen. Die Buchweizen-Möhren-Taler dazu servieren.

Tipps
Statt Möhren beim nächsten Mal eine Mischung aus Möhren und Pastinaken oder Petersilienwurzeln unter den Bulgur mischen. Auch Zucchini eignen sich bestens. Chilifäden sehen nicht nur appetitlich aus, sie sorgen zugleich für eine dezente Schärfe. Die Fäden finden Sie im Gewürzregal. Alternativ streuen Sie Chiliflocken oder eine ganz fein geschnittene rote Chilischote obenauf.

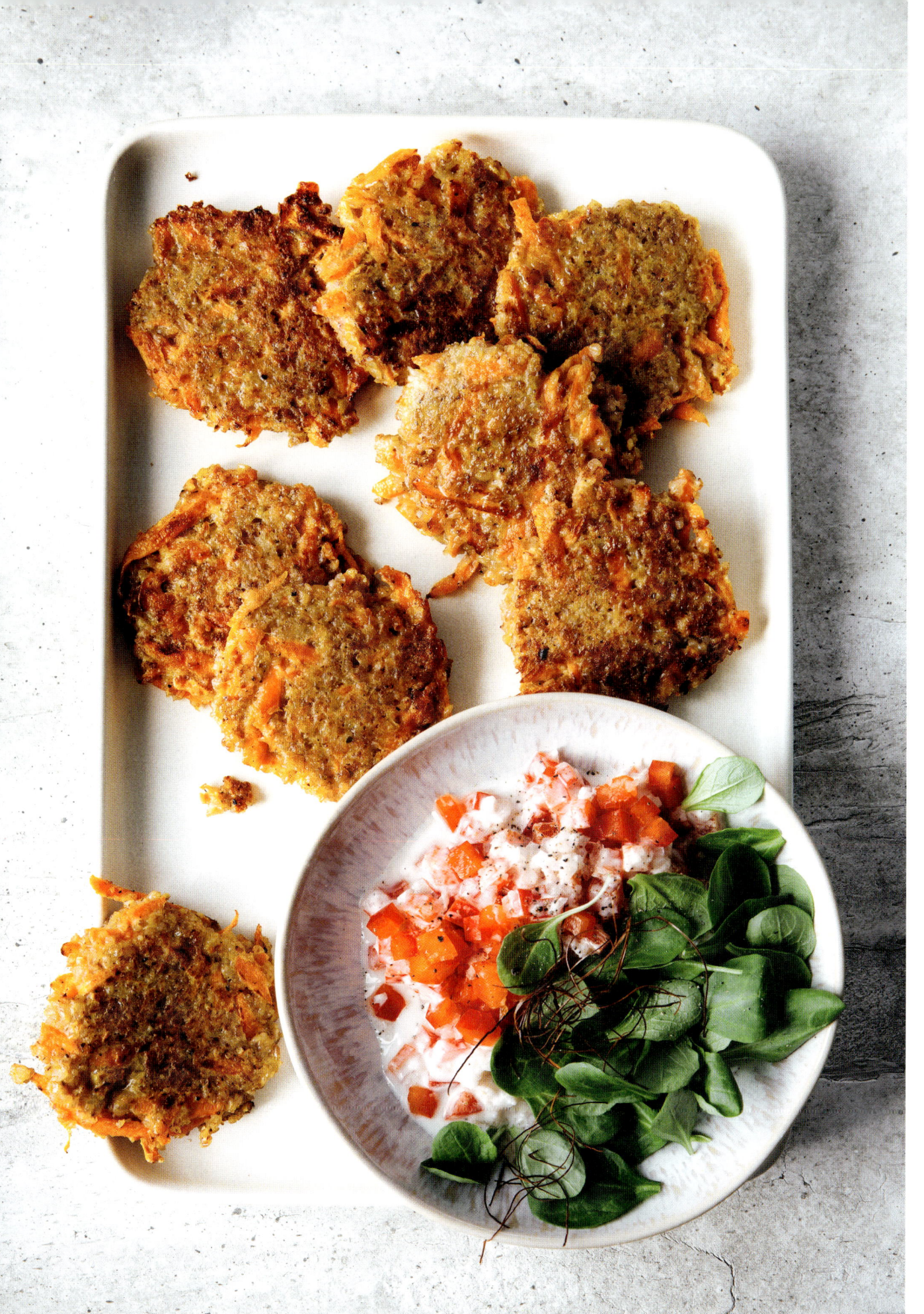

Lasagne gehört zu den absoluten Favoriten ganz vieler Menschen, und der bloße Gedanke an das saftige Nudelgericht lässt doch bei jedem das Wasser im Mund zusammenlaufen. Leider ist der italienische Klassiker meistens eine üppige, fettreiche Angelegenheit. Unser Rezept ist eine wunderbar leichte Variante, bei der Sie auf Genuss und Geschmack nicht verzichten müssen.

Gemüse-Lasagne – *viel Genuss ohne Fleisch*

Pro Portion ca. 565 kcal, 26 g E, 18 g F, 71 g KH

VEGGIE | FETTARM

FÜR 2 PERSONEN
Zubereitung: 30 Min
Backen: 40 Min.

500 g gemischtes Gemüse (z. B. Zucchini, Möhren, Blumenkohl) • 1 Zwiebel • 1 EL Olivenöl • 1 Dose stückige Tomaten (400 g) • Salz, Pfeffer • 1 TL geräuchertes Paprikapulver • 1 Handvoll frische Kräuter (z. B. Thymian, Petersilie und Basilikum) • 200 g Skyr • 250 g Hafercreme zum Kochen • 20 g lösliche Haferflocken • 6 Lasagne-Nudelplatten (ohne Vorkochen; ca. 110 g)

AUSSERDEM
Olivenöl für die Form • 1 Tomate zum Belegen • Kräuter zum Garnieren

1. Das Gemüse putzen bzw. schälen, waschen und in sehr feine Würfel schneiden oder grob raspeln. Die Zwiebel schälen und fein würfeln. Das Öl in einer Pfanne erhitzen. Das vorbereitete Gemüse und die Zwiebelwürfel darin bei mittlerer Hitze ca. 5 Min. andünsten. Die stückigen Tomaten dazugeben, mit etwas Salz, Pfeffer und dem Paprikapulver würzen. Die Sauce offen bei mittlerer Hitze ca. 10 Min. köcheln lassen.

2. Inzwischen die Kräuter waschen und trocken schütteln, die Blätter abzupfen und bis auf ein paar zum Garnieren hacken. Diese mit dem Skyr, der Hafercreme und den Haferflocken gründlich verrühren und mit etwas Salz und Pfeffer würzen.

3. Den Backofen auf 180° vorheizen und eine ofenfeste Form (ca. 12 × 24 cm) mit Olivenöl einfetten. Eine dünne Schicht Gemüsemischung in der Form verteilen, eine Lage Nudelplatten darauflegen und mit etwas Kräutersauce bedecken. Diese Schichten wiederholen, dabei mit Kräutersauce abschließen.

Die Tomate zum Belegen waschen, ohne den Stielansatz in Scheiben schneiden und auf die Kräutersauce legen. Die Lasagne im Ofen (Mitte) ca. 40 Minuten backen. Herausnehmen und mit den übrigen Kräutern garniert servieren.

Tipps
Gewöhnlich ist die Zubereitung von Lasagne schon deshalb aufwendig, weil zwei Saucen gekocht werden müssen: die Fleischsauce und die Béchamelsauce. Unsere Variante ist einfacher, denn für die helle Sauce werden die Zutaten lediglich mit einem Schneebesen verrührt.
Wenn Sie keine passende Auflaufform haben, nehmen Sie eine Kastenform, in der Sie gewöhnlich Kuchen backen.

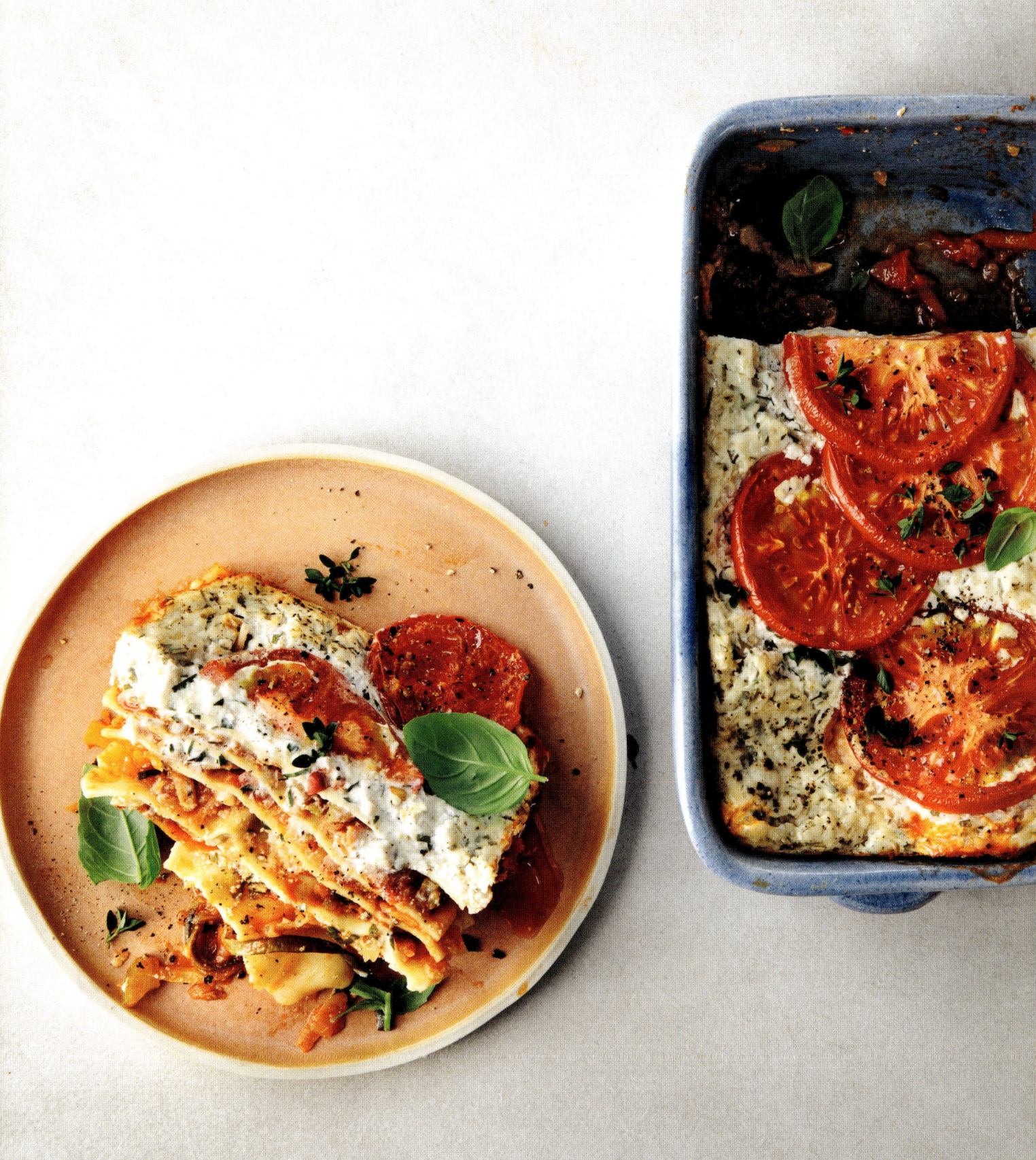

Hähnchenbällchen im *Sprossenbett*

Pro Portion ca. 520 kcal, 48 g E, 31 g F, 9 g KH

LOW CARB

FÜR 2 PERSONEN
Zubereitung: ca. 30 Min.

400 g Hähnchenhackfleisch
1 TL gemahlener Koriander
Salz, Pfeffer
2 EL Rapsöl
3 Frühlingszwiebeln
100 g Mungbohnensprossen
100 g gemischte Sprossen und Keimlinge (z. B. rote Rettichsprossen, Alfalfa, China Rose Sprossen)
3 EL helle Sojasauce
2 EL Zitronensaft
1 TL Garam Masala
30 g geröstete Erdnusskerne (ungesalzen)

Tipps
Seit einiger Zeit gibt es auch im Supermarkt Hähnchen- und Putenhackfleisch zu kaufen, es ist magerer als das übliche »halb und halb« und liefert mehr leicht verdauliches Eiweiß. Unbedingt probieren!
Sprossen und Keimlinge gibt es in vielen Sorten. Besonders dick und knackig sind die hellen Mungbohnenkeimlinge, die vielen asiatischen Gerichten Biss, Volumen und Vitamine verleihen. Kombinieren Sie sie mit weiteren Sorten – jede liefert andere Aromen und ein Plus an Gesundheit.

1. Das Hackfleisch mit Koriander, etwas Salz und Pfeffer würzen und zu tischtennisballgroßen Bällchen formen. Das Öl mit einem Pinsel in einer beschichteten Pfanne verteilen und erhitzen. Die Fleischbällchen darin bei großer Hitze rundherum scharf anbraten, dann bei mittlerer Hitze unter mehrmaligem Wenden ca. 10 Min. braten.

2. Inzwischen Frühlingszwiebeln putzen, waschen und in Ringe schneiden. Mungbohnensprossen in einem Sieb abspülen und mit den Frühlingszwiebeln mischen. Die anderen Sprossen und Keimlinge im Sieb abbrausen.

3. Fleischbällchen herausnehmen. Frühlingszwiebel-Sprossen-Mix in die Pfanne geben und bei großer Hitze ca. 2 Min. anbraten. Die Hitze reduzieren, Sojasauce, Zitronensaft sowie die übrigen Sprossen und Keimlinge einrühren. Die Fleischbällchen wieder dazugeben. Alles mit Garam Masala und Pfeffer würzen und noch einmal aufkochen lassen. Auf zwei Teller verteilen und mit den Erdnusskernen bestreut servieren.

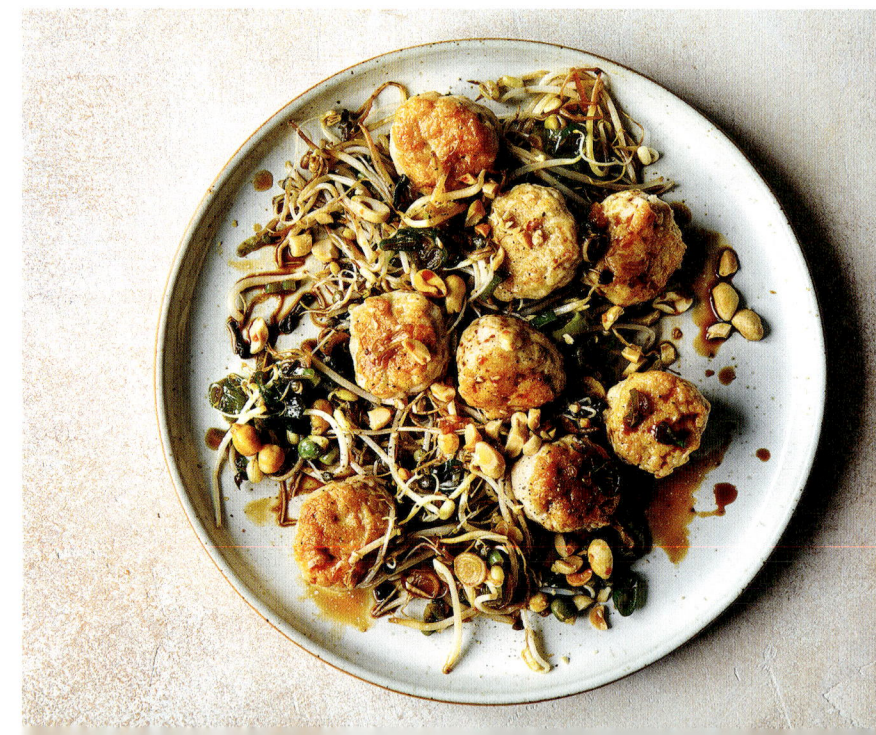

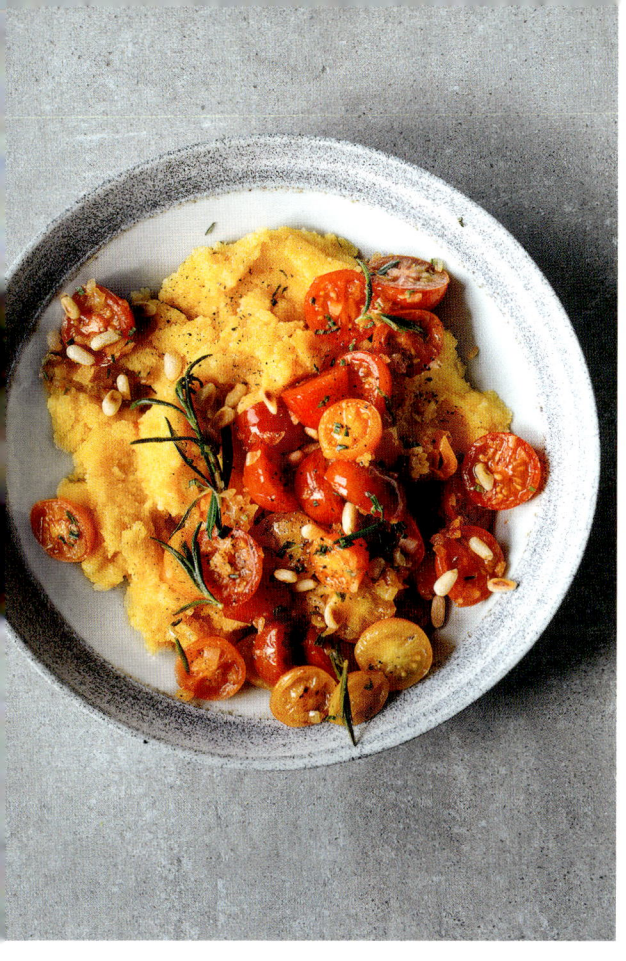

Rosmarintomaten
mit Polenta

Pro Portion ca. 415 kcal, 8 g E, 17 g F, 56 g KH

LOW FAT | VEGAN

FÜR 2 PERSONEN
Zubereitung: ca. 30 Min.

300 ml Gemüsebrühe
120 g Polenta (Maisgrieß)
300 g Kirschtomaten (rot und gelb)
1 große Zwiebel
3 Zweige Rosmarin
2 EL Pinienkerne
2 EL Olivenöl
Salz, Pfeffer

1. Die Brühe in einem kleinen Topf aufkochen. Die Polenta einrühren und bei ganz kleiner Hitze unter gelegentlichem Rühren 6–8 Min. ausquellen lassen. Wenn die Polenta zu fest wird, löffelweise Wasser dazugeben. Den Topf vom Herd nehmen und die Polenta zugedeckt noch 5–10 Min. quellen lassen.

2. Inzwischen die Kirschtomaten waschen und halbieren. Die Zwiebel schälen und in kleine Würfel schneiden. Den Rosmarin waschen und trocken tupfen, die Nadeln abzupfen und etwas kleiner hacken.

3. Die Pinienkerne in einer Pfanne ohne Fett goldbraun rösten, herausnehmen und beiseitestellen. Das Öl in der Pfanne erhitzen und die Zwiebelwürfel darin goldbraun anbraten. Den Rosmarin dazugeben und ebenfalls anbraten. Die Tomaten einrühren, mit Salz und Pfeffer würzen und bei mittlerer bis großer Hitze ca. 5 Min. garen.

4. Die Polenta abschmecken und mit den Rosmarintomaten auf zwei Tellern anrichten. Mit den Pinienkernen bestreuen.

Pochiertes Rinderfilet
mit Gemüsenudeln

Pro Portion ca. 420 kcal, 40 g E, 22 g F, 7 g KH

LOW CARB

FÜR 2 PERSONEN
Zubereitung: 20 Min.

---

1 dicke Möhre
1 dicker Zucchino
300 g Rinderfilet (am besten Bio)
500 ml Gemüsebrühe
2 Stängel Basilikum
30 g Parmesan
Räuchersalz
Steak-Pfeffer
100 g Frischkäse (10 % Fett)
2 EL aromatisches Olivenöl

Tipps
Rotes Fleisch wie Rind sollte eher selten auf den Teller kommen. Wenn doch, dann am besten pochiert, denn pochiertes Fleisch, das sanft in Flüssigkeit gegart wurde, ist bekömmlicher als scharf angebratenes. Ein weiterer Vorteil: Fett zum Anbraten ist überflüssig. Geben Sie lieber hochwertiges kalt gepresstes Öl zum Schluss darüber – für mehr Gesundheit und Geschmack. Auch lecker zu Gemüsenudeln und Rinderfilet: Tomatensauce, aus stückigen Tomaten aus der Dose blitzschnell gekocht, gewürzt mit Knoblauch, etwas Salz und Pfeffer.

1. Die Möhre putzen und schälen, den Zucchino putzen und waschen. Von Möhre und Zucchino mit einem Sparschäler der Länge nach dünne Streifen abziehen, die wie breite Bandnudeln aussehen. Reste vom Gemüse klein würfeln. Das Rinderfilet trocken tupfen und schräg in 1 cm dicke Scheiben schneiden.

2. Die Brühe in einem Topf aufkochen lassen, die Gemüsenudeln und die Gemüsewürfel hineingeben und 2–3 Min. kochen lassen. Das Gemüse mit einer Schaumkelle aus dem Topf heben und zugedeckt warm halten. Das Basilikum waschen, trocken schütteln und die Blätter abzupfen. Den Parmesan in Späne hobeln.

3. Das Fleisch in die Brühe geben, die Hitze so weit reduzieren, dass die Brühe gerade eben siedet, aber nicht mehr sprudelnd kocht. Das Filet in der heißen Brühe in ca. 3 Min. gar ziehen lassen. Herausheben, mit etwas Räuchersalz und Steak-Pfeffer würzen und warm stellen.

4. Die Hälfte der Brühe aus dem Topf gießen, den Frischkäse unter die Brühe im Topf rühren und alles bei großer Hitze aufkochen. Die Sauce abschmecken.

5. Das Fleisch mit den Gemüsenudeln und der Sauce auf zwei Tellern anrichten. Mit Basilikum und Parmesan bestreuen und mit dem Olivenöl beträufeln.

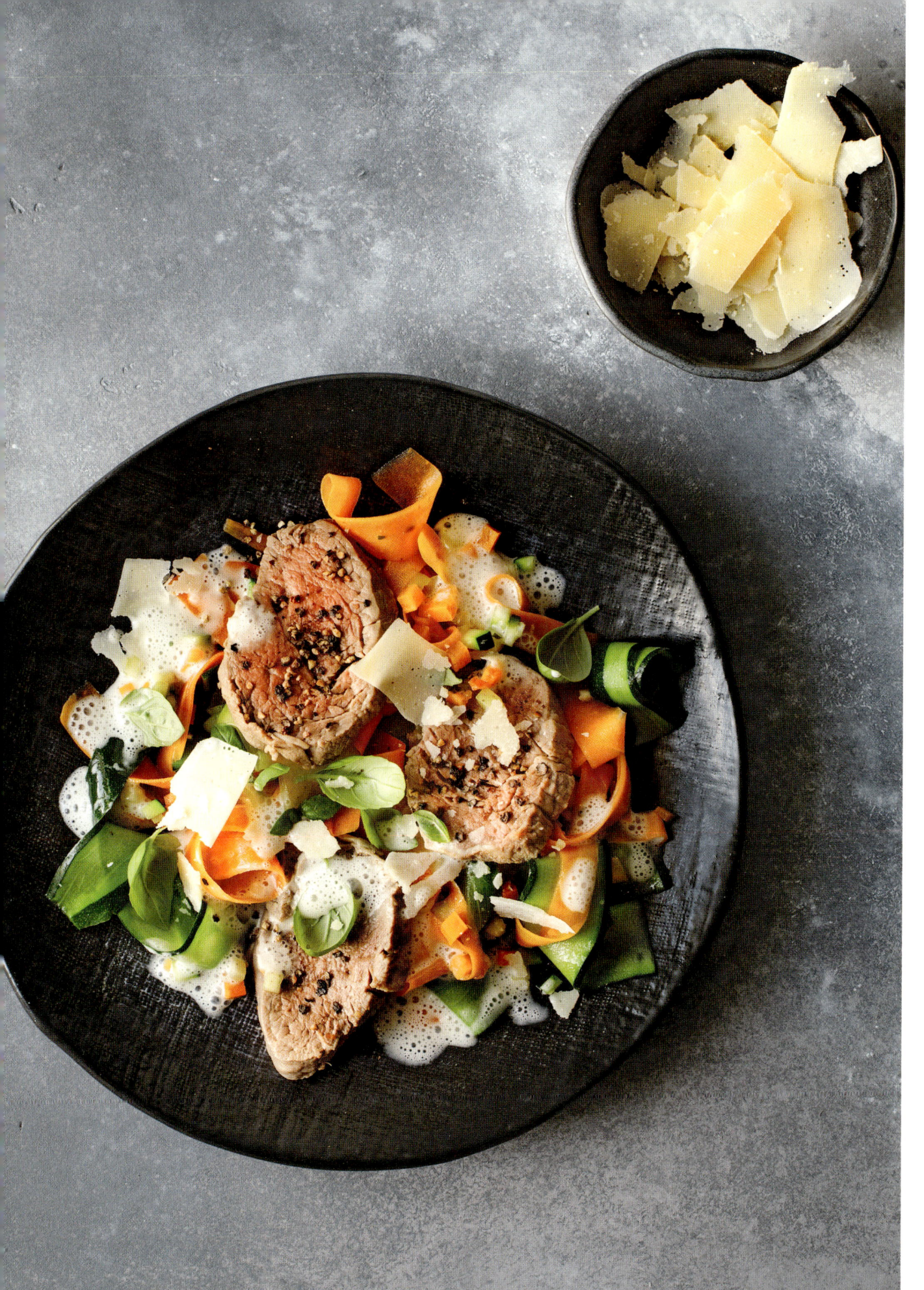

Süßscharfe Gemüsepfanne *mit Reis*

Pro Portion ca. 435 kcal, 11 g E, 9 g F, 78 g KH

LOW FAT | BALLASTSTOFFREICH

FÜR 2 PERSONEN
Zubereitung: 45 Min.

125 g Natur-Reis
Salz
250 g Weißkohl
3 Stangen Staudensellerie
1 Möhre
1 Zwiebel
1 grüne Chilischote
1 EL Rapsöl
2 TL Currypulver
1 dünne Frühlingszwiebel
1 kleine reife Mango
  (ca. 200 g Fruchtfleisch)
1 kleine Orange
Pfeffer
100 g Joghurt (1,5 % Fett)

Infos
Die Kombination von Süßem und Scharfem ist in China sehr beliebt. Oft wird mit Zucker nachgeholfen, aber reife Früchte, wie hier die Mango, sorgen für ausreichend Süße. Kohl ist regional und damit gut fürs Klima, er sollte also häufig auf den Tisch kommen. Zudem macht er fit und gesund: Wenig Kalorien bei vielen Ballaststoffen sind gut für die schlanke Linie und machen lange satt; Zink festigt Nägel und Haare, Chlorophyll und andere Pflanzenstoffe schützen unsere Zellen. Die Gemüsepfanne schmeckt übrigens auch mit Wirsing.

1. Den Reis nach Packungsanweisung in leicht gesalzenem Wasser bissfest garen. Inzwischen den Kohl putzen, waschen und in feine Streifen schneiden. Den Sellerie putzen, waschen und die Stangen quer in Scheiben schneiden. Die Möhre putzen, schälen und in dünne schräge Scheiben schneiden. Die Zwiebel schälen und in dünne Spalten schneiden. Die Chilischote waschen, halbieren, weiße Trennwände und Kerne entfernen und die Hälften quer in feine Streifen schneiden.

2. Das Öl mit einem Pinsel in einer beschichteten Pfanne verteilen und erhitzen. Die Zwiebeln und die Chilistreifen darin bei mittlerer Hitze ca. 2 Min. rührbraten. Das Currypulver darüberstreuen und leicht mit anrösten, dann den Weißkohl, den Sellerie und die Möhren dazugeben. Alles bei mittlerer Hitze unter häufigem Rühren ca. 10 Min. braten.

3. Inzwischen die Frühlingszwiebel putzen, waschen und in feine Ringe schneiden. Die Mango schälen, das Fruchtfleisch vom Stein schneiden und in kleine Würfel schneiden. Die Orange auspressen.

4. Die Mangowürfel und den Orangensaft zum Gemüse geben und kurz erhitzen. Die Gemüsepfanne mit etwas Salz und Pfeffer abschmecken und auf zwei Teller verteilen. Den Joghurt cremig rühren und dazugeben, die Frühlingszwiebelringe obenauf streuen. Den Reis, falls nötig, abtropfen lassen und dazu servieren.

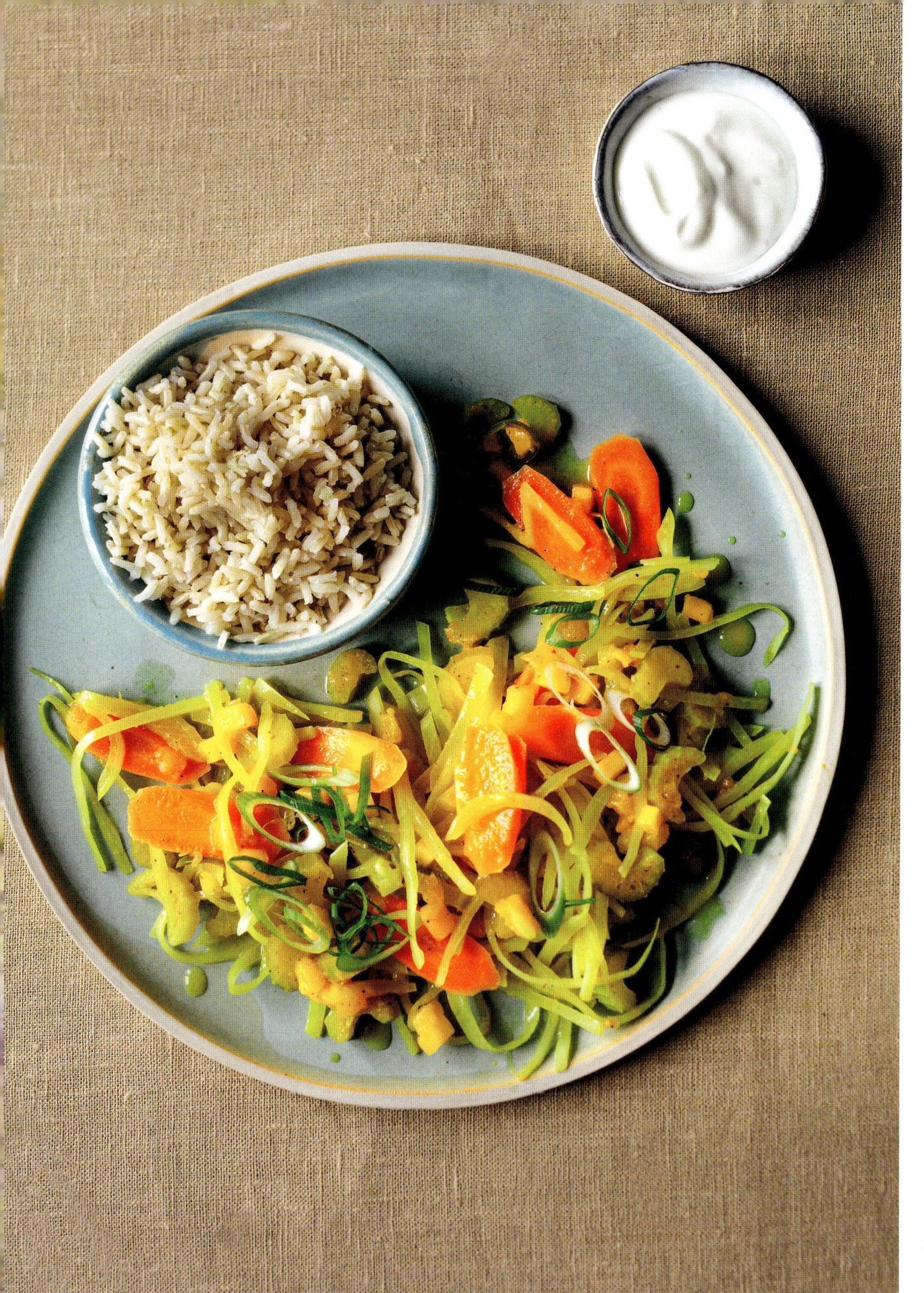

Putenschnitzel
auf indische Art

Pro Portion ca. 465 kcal, 46 g E, 9 g F, 48 g KH

<u>EIWEISSREICH</u>

FÜR 2 PERSONEN
Zubereitung: 25 Min.
Marinieren: 2 Std.

150 g Joghurt (1,5 % Fett)
1 EL Tandoori-Gewürzpulver
15 g Ingwer
1 Knoblauchzehe
2 Putenschnitzel (à ca. 150 g)
100 g Basmati-Natur-Reis
Salz
1 Bund Frühlingszwiebeln
1 EL Rapsöl
1 TL Dinkelmehl (Type 1050)
100 ml Hühnerbrühe
1 EL Zitronensaft

Infos

Der Tandoor ist ein Lehmofen, in dem in Indien gern Fisch und Geflügel gegart werden. Typisch sind dabei verschiedene Gewürze, die jede indische Hausfrau früher selbst frisch mischte. Heute sind fertige Tandoori-Gewürzmischungen beliebt – und auch hierzulande zu bekommen. Unbedingt hinein gehören Koriander, Kreuzkümmel, Pfeffer, Ingwer und Chilischoten, aber auch weitere Gewürze wie Zimt, Kardamom, Kurkuma, Muskat, Nelken oder Paprika werden verwendet. Wenn Sie keine Tandoori-Gewürzmischung zur Hand haben, würzen Sie die Marinade mit Kreuzkümmel, Paprikapulver, Pfeffer und Chiliflocken.

1. Den Joghurt in einer Schüssel mit dem Tandoori-Gewürzpulver verrühren. Den Ingwer und den Knoblauch schälen, sehr fein würfeln und untermischen. Die Putenschnitzel trocken tupfen, in der Marinade wenden und zugedeckt 1–2 Std. im Kühlschrank marinieren.

2. Den Reis nach Packungsanweisung in leicht gesalzenem Wasser bissfest garen. Inzwischen die Frühlingszwiebeln putzen, waschen und in dünne schräge Ringe schneiden. Etwa 2 EL grüne Zwiebelringe zum Bestreuen beiseitestellen.

3. Das Öl mit einem Pinsel in einer breiten beschichteten Pfanne verteilen und auf mittlerer Stufe erhitzen. Die Putenschnitzel aus der Marinade heben, dabei etwas Marinade abstreifen. Die Schnitzel in der Pfanne ca. 3 Min. braten, wenden und auf der anderen Seite ebenfalls ca. 3 Min. braten. Die Frühlingszwiebeln dazugeben und alles bei kleiner Hitze weitere 4–5 Min. sanft braten.

4. Die übrige Marinade mit dem Mehl, der Brühe, etwas Salz und dem Zitronensaft verrühren. Die Mischung in die Pfanne geben und gut unterrühren. Alles noch ca. 2 Min. erhitzen. Schnitzel und Sauce auf zwei Tellern anrichten, den Reis ggf. abtropfen lassen und dazugeben. Das Gericht mit den grünen Zwiebelringen bestreuen.

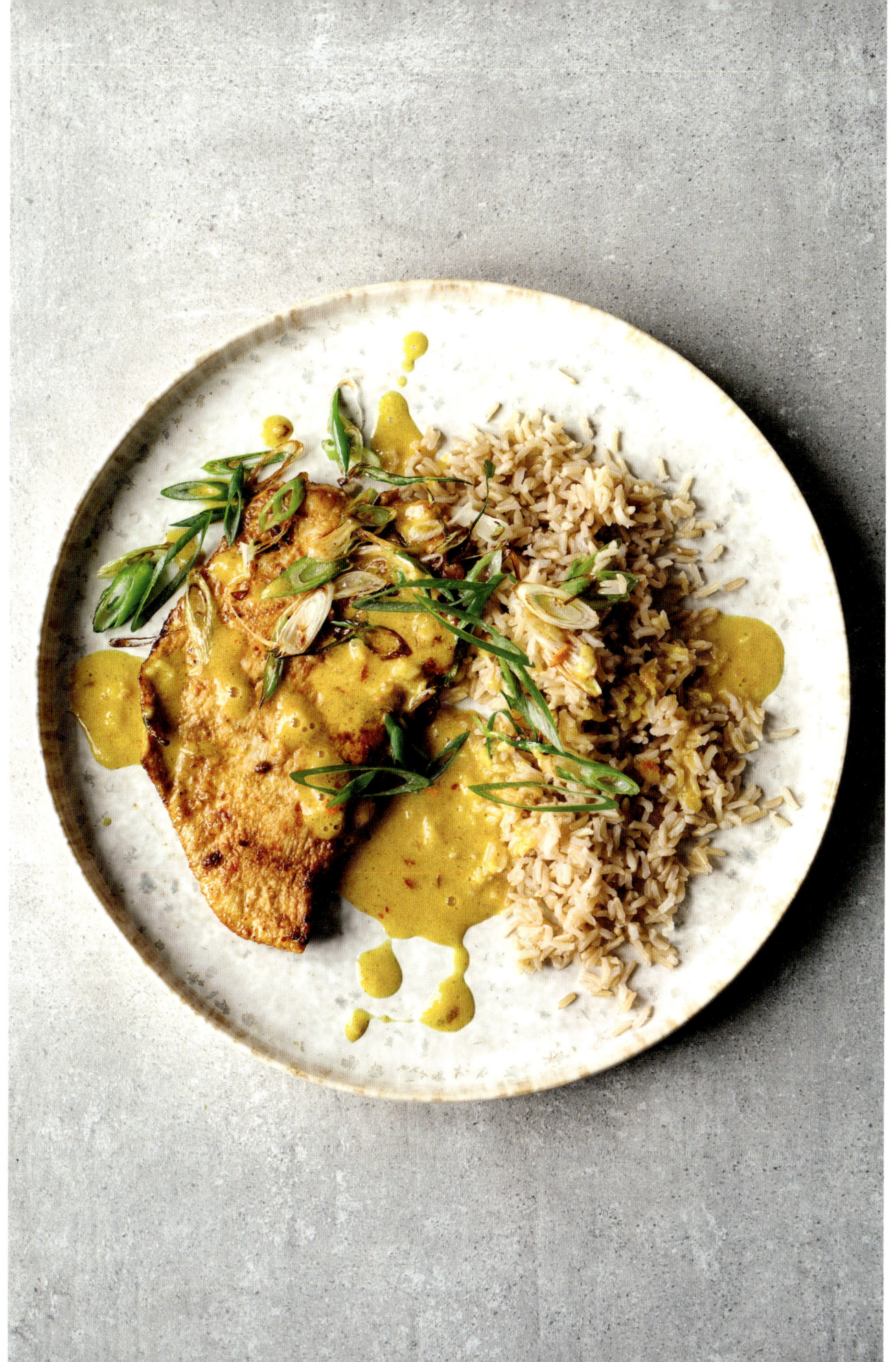

Schnitzel stehen auf fast jeder Speisekarte – weil sie so unglaublich beliebt sind. Leider werden sie oft in viel Fett gebraten oder gar in Fett schwimmend frittiert. Wenn das Fleisch dann zusätzlich vorab – wie beim Wiener Schnitzel – in eine Panade gehüllt wurde, schmeckt das zwar gut, liefert aber eine ziemlich große Portion an Kalorien. Nach unserem Rezept zubereitet, schmeckt das Schnitzel mindestens ebenso gut, kommt aber leichter und gesünder auf den Teller. Die bunten Gemüsepommes sind eine perfekte und vitaminreiche Beilage.

Kräuterschnitzel – *mit Gemüsepommes*

Pro Portion ca. 360 kcal, 35 g E, 14 g F, 24 g KH

GESUNDE VARIATION EINES KLASSIKERS

FÜR 2 PERSONEN
Zubereitung: 40 Min.

ca. 600 g gemischtes Wurzelgemüse (z. B. bunte Möhren, Pastinaken, Petersilienwurzeln) • 2 EL Rapsöl • Salz, Pfeffer • 1 TL getrockneter Thymian • 2 EL Polenta (Maisgrieß) • 4 Schalotten • 4 Stängel Petersilie • 4 Zweige Thymian • 2 Schnitzel (nach Belieben von Schwein, Kalb oder Pute; à 125–150 g; nicht zu dünn) • edelsüßes Paprikapulver

1. Den Backofen auf 200° vorheizen und ein Backblech mit Backpapier belegen. Das Wurzelgemüse putzen, schälen und in dicke pommesartige Stifte schneiden. Die Gemüsestifte in eine Schüssel geben, 1 EL Öl, etwas Salz, Pfeffer und den getrockneten Thymian hinzufügen und alles gut mischen. Die Polenta dazugeben und gut unterrühren. Alles auf dem vorbereiteten Backblech verteilen und das Gemüse im Ofen (Mitte) ca. 25 Min. garen.

2. Inzwischen die Schalotten schälen und vierteln. Die Petersilie und den Thymian waschen und trocken tupfen, die Blätter abzupfen und hacken. Die Schnitzel trocken tupfen.

3. Das übrige Öl (1 EL) mit einem Pinsel in einer Pfanne verteilen und stark erhitzen (oder einen Tischgrill aufheizen). Die Schnitzel darin pro Seite ½–1 Min. scharf anbraten. Die Hitze reduzieren und die Schnitzel auf jeder Seite noch ca. 2 Min. braten, mit etwas Salz, Pfeffer und Paprikapulver würzen.

4. Zum Schluss die Schalotten und die Kräuter mit in die Pfanne geben, kurz anbraten und die Schnitzel darin wenden.

5. Die Gemüsepommes aus dem Ofen nehmen und mit den Kräuterschnitzeln auf zwei Tellern anrichten.

Tipps & Infos
Paniertes und Frittiertes sollte möglichst selten auf den Teller kommen. Schnitzel pur ist deutlich leichter und somit gesünder und freundlicher zur Figur.
Für alle Schnitzel-Varianten gilt: Das Fleisch nicht zu lange braten, sonst werden die Schnitzel trocken und zäh. Welche Sorte Sie auch bevorzugen – kaufen Sie Fleisch von Tieren aus artgerechter Haltung. Immer häufiger wird das, auch auf Produkten im Supermarkt, auf der Verpackung gekennzeichnet.

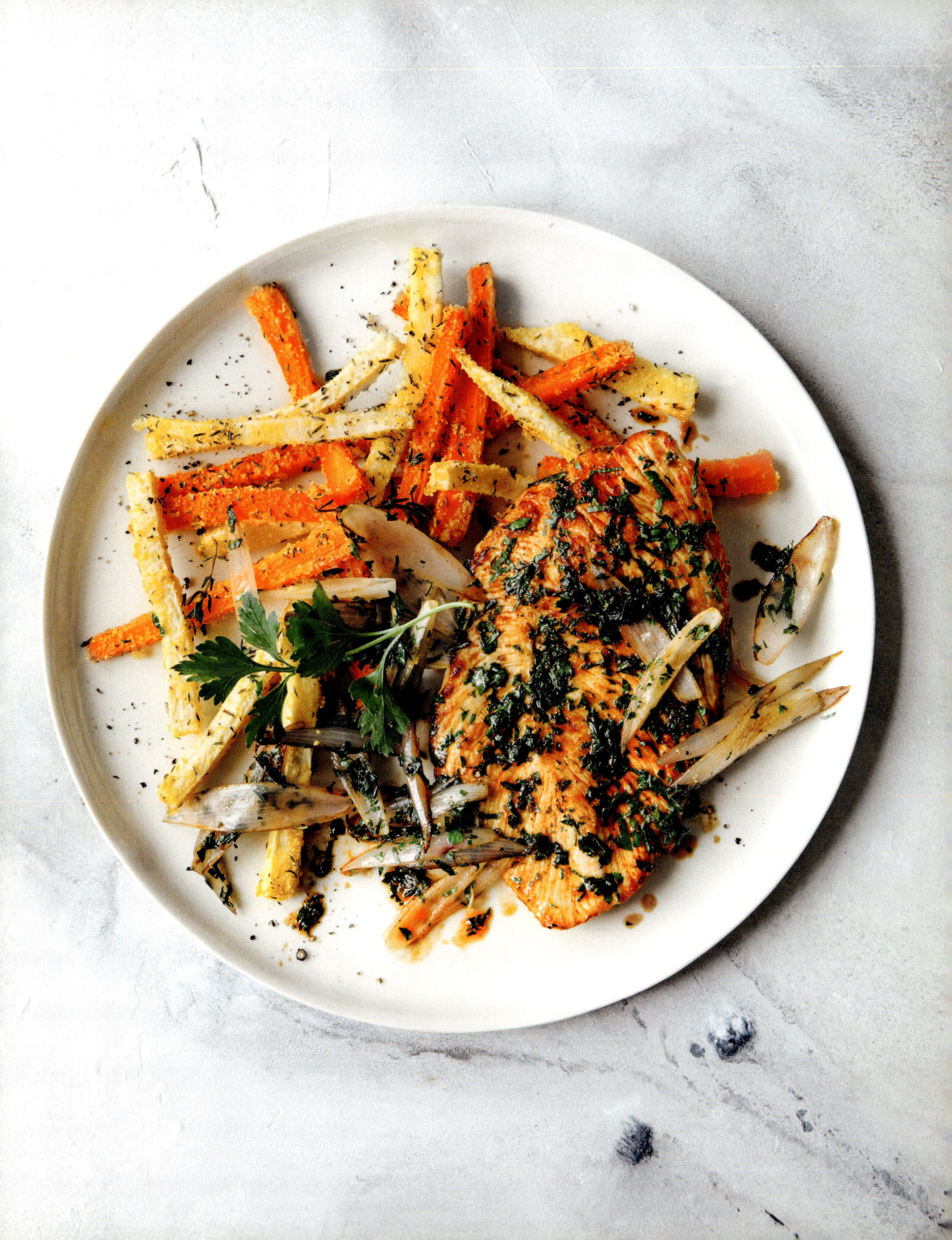

Thunfisch mit
Blumenkohl-Spinat-Mash

Pro Portion ca. 490 kcal, 38 g E, 31 g F, 15 g KH

LOW CARB

FÜR 2 PERSONEN
Zubereitung: 30 Min

1 kleiner Blumenkohl (ca. 600 g)
150 ml Pflanzendrink (z. B. Hafer oder Mandel)
Salz
2 Stücke Thunfischfilet (à ca. 140 g)
1 EL Olivenöl
Pfeffer
100 g Blattspinat
1 EL Rosinen (ungeschwefelt)
1 EL schwarzer Sesam

1. Den Blumenkohl putzen und waschen. 2 oder 3 zarte Hüllblätter beiseitelegen. Den Blumenkohl in große Röschen zerteilen. Mit dem Pflanzendrink und wenig Salz in einen Topf geben. Zum Kochen bringen und die Kohlröschen zugedeckt bei mittlerer Hitze in ca. 15 Min. weich dünsten.

2. Inzwischen die Thunfischfilets trocken tupfen. Das Öl mit einem Pinsel in einer beschichteten Pfanne verteilen und erhitzen. Die Fischfilets darin pro Seite ½ Min. kräftig anbraten, mit etwas Salz und Pfeffer würzen und dann bei kleiner Hitze auf jeder Seite 3–4 Min. fertig braten.

3. Parallel dazu den Spinat verlesen, waschen und grob hacken. Die Rosinen in einem Sieb heiß abspülen. Die beiseitegelegten Blumenkohlblätter hacken.

4. Den Blumenkohl mitsamt der Kochflüssigkeit mit einem Kartoffelstampfer zerdrücken. Die Blumenkohlblätter, den Spinat und die Rosinen untermischen und alles bei kleiner Hitze 1–2 Min. unter häufigem Rühren garen, bis der Spinat zusammengefallen ist. Das Püree mit etwas Salz und Pfeffer abschmecken und mit dem Thunfisch auf zwei Tellern anrichten. Den schwarzen Sesam darüberstreuen.

Info & Tipps
Schwarzer Sesam gilt als Urform der kleinen Samen und ist aromatischer als die weit verbreiteten weißen Körnchen. Er ist ein guter Lieferant von knochenstärkendem Kalzium und pflanzlichem Eiweiß – ideal also für alle, die sich vegan ernähren möchten.
Blumenkohl-Spinat-Mash schmeckt auch zu anderen Fischsorten.
Zarte Blumenkohl-Hüllblätter gerne mal als Würze mit verwenden. Sie sorgen aufgrund der enthaltenen Senföle für viel Geschmack und regen den Stoffwechsel an.

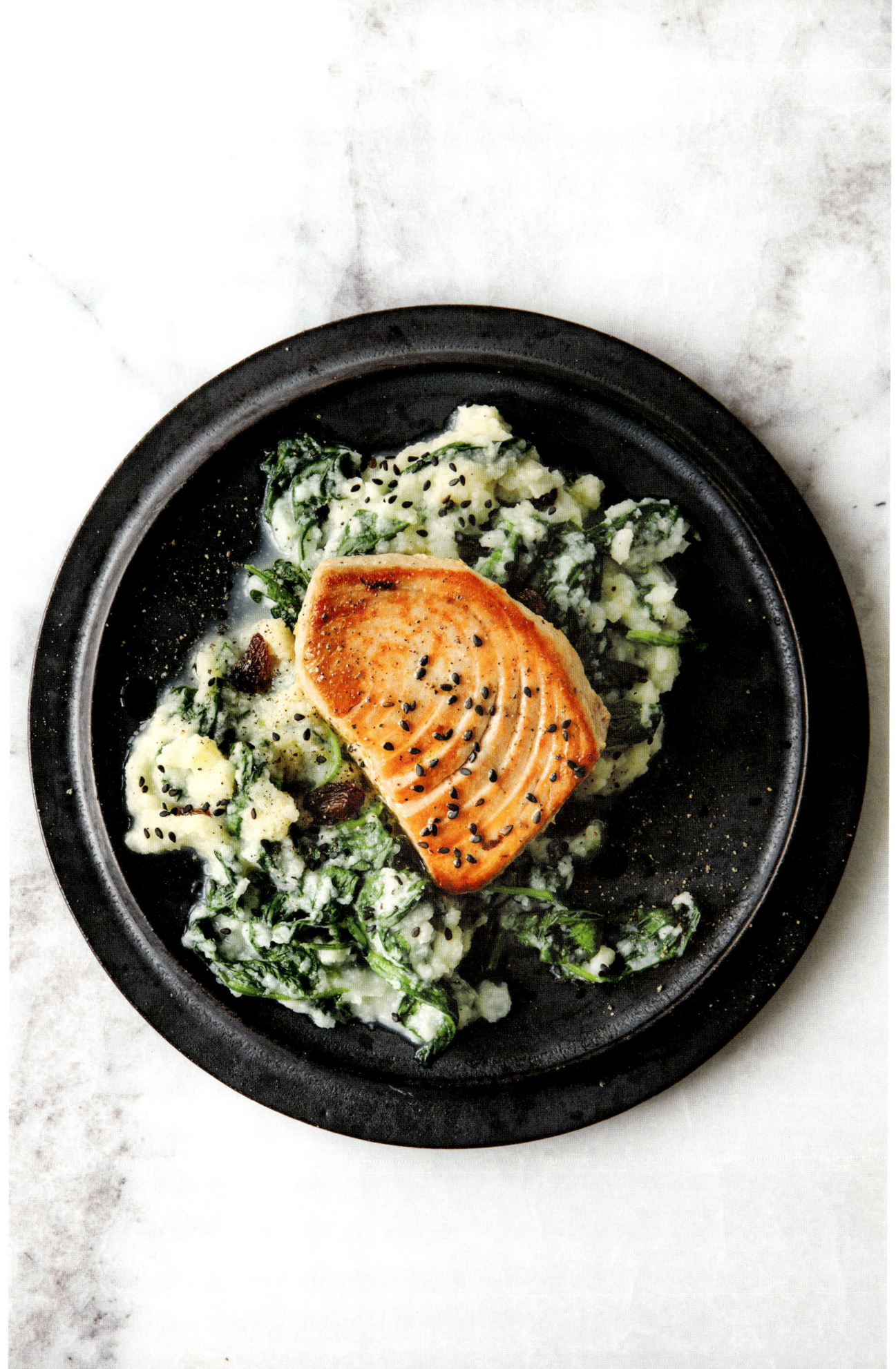

Fenchel-Orangen-*Tagliatelle*

Pro Portion ca. 450 kcal, 14 g E, 5 g F, 85 g KH

LOW FAT | VEGAN

FÜR 2 PERSONEN
Zubereitung: 20 Min

---

1 rote Zwiebel
1 große Fenchelknolle (ca. 350 g)
1 große Bio-Orange (ca. 250 g)
1 TL Olivenöl
100 ml Gemüsebrühe
Salz, Pfeffer
200 g Hartweizen-Tagliatelle (am besten Vollkorn)

Tipps
Wie gesund Orangen sind, weiß längst jeder. Auch in den Trennhäutchen zwischen den Orangenfilets stecken wertvolle Inhaltsstoffe – Sie sollten sie also nicht allzu sorgfältig entfernen.
Wer sich besonders viele Mineral- und Ballaststoffe gönnen möchte, verwendet Vollkornnudeln. Die heute angebotenen Produkte haben oftmals nichts mehr mit früheren gemein; sie schmecken viel feiner und weniger »gesund«. Einfach mal verschiedene Sorten ausprobieren.

1. In einem ausreichend großen Topf mindestens 2 l Wasser für die Nudeln zum Kochen bringen.

2. Die Zwiebel schälen und in dünne Spalten schneiden. Den Fenchel waschen, das zarte Fenchelgrün fein schneiden und beiseitelegen. Die Fenchelknolle putzen und in feine Streifen schneiden. Die Orange heiß waschen und abtrocknen, etwas Schale fein abreiben, 1 TL Schale mit einem Zestenreißer in Streifen abziehen. Die Orange dann mit dem Messer schälen, dabei auch die weiße Haut entfernen. Die Frucht in einzelne Filets teilen und diese nach Belieben klein schneiden (oder die Filets zwischen den Trennhäutchen herausschneiden).

3. Das Öl mit einem Pinsel in einer beschichteten Pfanne verteilen und erhitzen. Die Zwiebelspalten darin leicht anbraten. Den Fenchel und die abgeriebene Orangenschale dazugeben, kurz andünsten, dann die Brühe dazugießen. Das Gemüse mit etwas Salz und Pfeffer würzen und bei mittlerer Hitze 6–8 Min. garen.

4. Parallel dazu das Wasser für die Nudeln leicht salzen und die Tagliatelle darin nach Packungsanweisung bissfest garen. Die Nudeln in ein Sieb abgießen, abtropfen lassen und zurück in den Topf geben. Den Fenchel und die Orangenfilets dazugeben, mit den Nudeln mischen und kurz mit erwärmen. Alles auf zwei tiefen Tellern anrichten, mit den Orangenschalenstreifen und dem Fenchelgrün bestreut servieren.

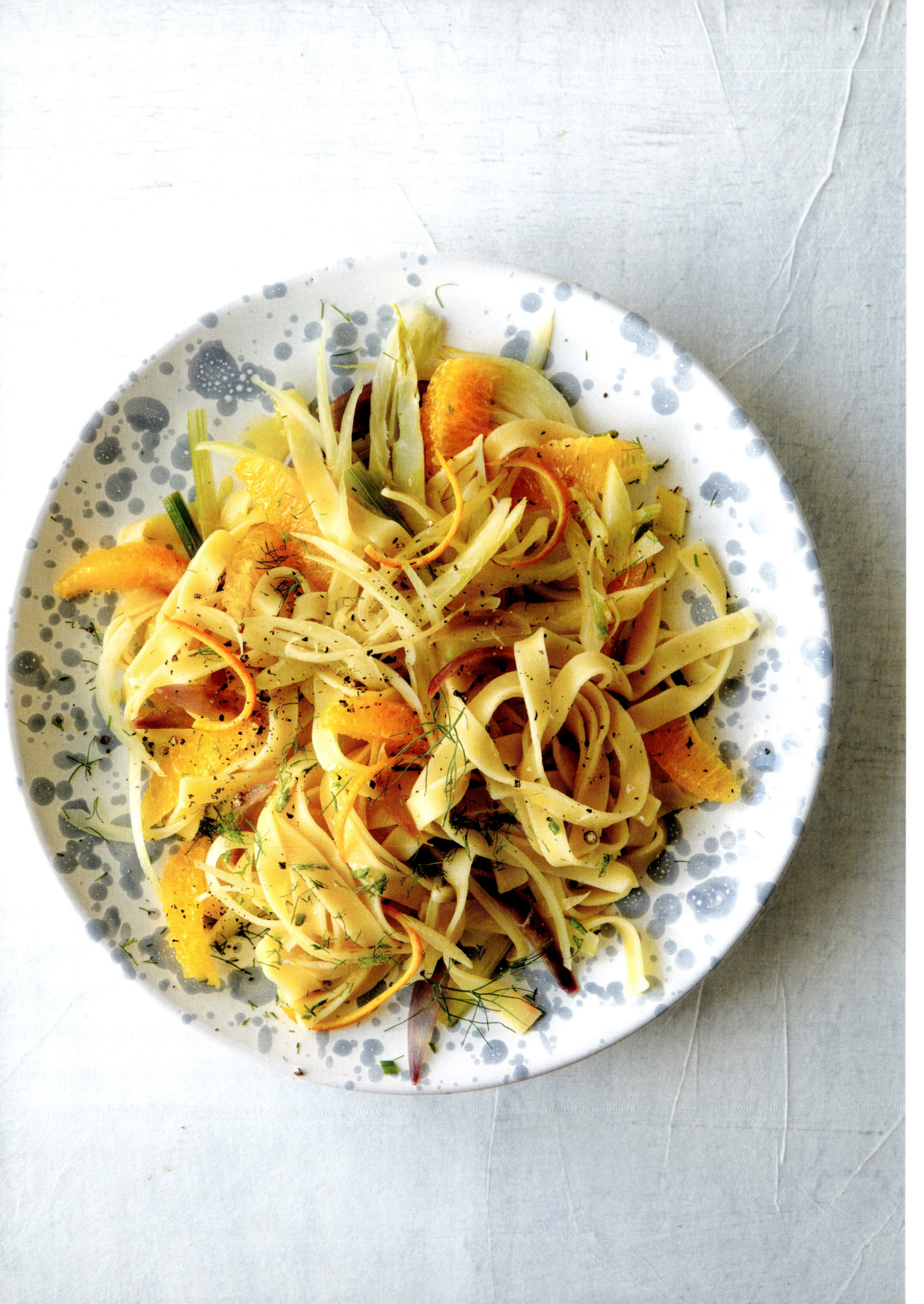

Bohnengemüse mit *Kräuter-Plinsen*

Pro Portion ca. 455 kcal, 22 g E, 16 g F, 55 g KH

VEGGIE | LOW FAT

FÜR 2 PERSONEN
Zubereitung: 30 Min
Ruhen: 1 Std.

---

4 Stängel Petersilie
60 g Weizenmehl (Type 1050)
30 g Roggenmehl (Type 997)
1 TL getrocknete Hefe
1 Prise Rohrohrzucker
75 ml lauwarme Milch
1 Ei (M)
Salz, Pfeffer
300 g grüne Bohnen
1 kleine Dose Kidneybohnen (Abtropfgewicht ca. 125 g)
100 g gelbe Kirschtomaten
1 Zweig Rosmarin
2 EL Rapsöl
50 g Frischkäse (light)
2 EL Zitronensaft

Infos
Grüne Bohnen enthalten viel Wasser und nur 33 Kalorien je 100 Gramm – sie sind also echte Schlankmacher. Zudem steckt in ihnen viel Folsäure – das macht sie empfehlenswert für Schwangere. Kidneybohnen stärken Nerven und Muskeln – sollten also bei Sportlern häufig auf den Tisch kommen.

1. Die Petersilie waschen und trocken tupfen, die Blätter abzupfen und fein hacken. Die Petersilie mit beiden Mehlen, der Hefe, dem Zucker, der Milch, dem Ei sowie etwas Salz und Pfeffer in eine Schüssel geben. Alle Zutaten mit einem Schneebesen zu einem glatten Teig verrühren und diesen zugedeckt an einem warmen Ort ca. 1 Std. gehen lassen.

2. Nach ca. 50 Min. die grünen Bohnen putzen und waschen, evtl. etwas kleiner schneiden und mit wenig leicht gesalzenem Wasser in einen Topf geben. Das Wasser zum Kochen bringen und die Bohnen zugedeckt ca. 10 Min. garen.

3. Inzwischen die Kidneybohnen in ein Sieb abgießen und kalt abbrausen. Die Kirschtomaten waschen und halbieren. Den Rosmarin waschen, trocken tupfen und die Nadeln abzupfen.

4. Ca. 1 EL Öl in einer kleinen beschichteten Pfanne mit einem Pinsel verteilen und erhitzen. Den Teig noch einmal durchrühren und drei esslöffelgroße Portionen in der Pfanne verteilen, ggf. etwas flach drücken. Bei mittlerer Hitze pro Seite in 2–3 Min. goldbraun backen. Fertige Plinsen aus der Pfanne nehmen, wieder etwas Öl hineingeben und die nächste Portion genauso backen und herausnehmen. Die Hitze erhöhen und die Tomaten und den Rosmarin in der Pfanne kurz schwenken, leicht salzen und pfeffern

5. Die grünen Bohnen abgießen und zurück in den Topf geben. Die Kidneybohnen, den Frischkäse und den Zitronensaft dazugeben, alles leicht erhitzen und abschmecken. Das Bohnengemüse mit den Kräuter-Plinsen und den Rosmarintomaten auf zwei Tellern anrichten.

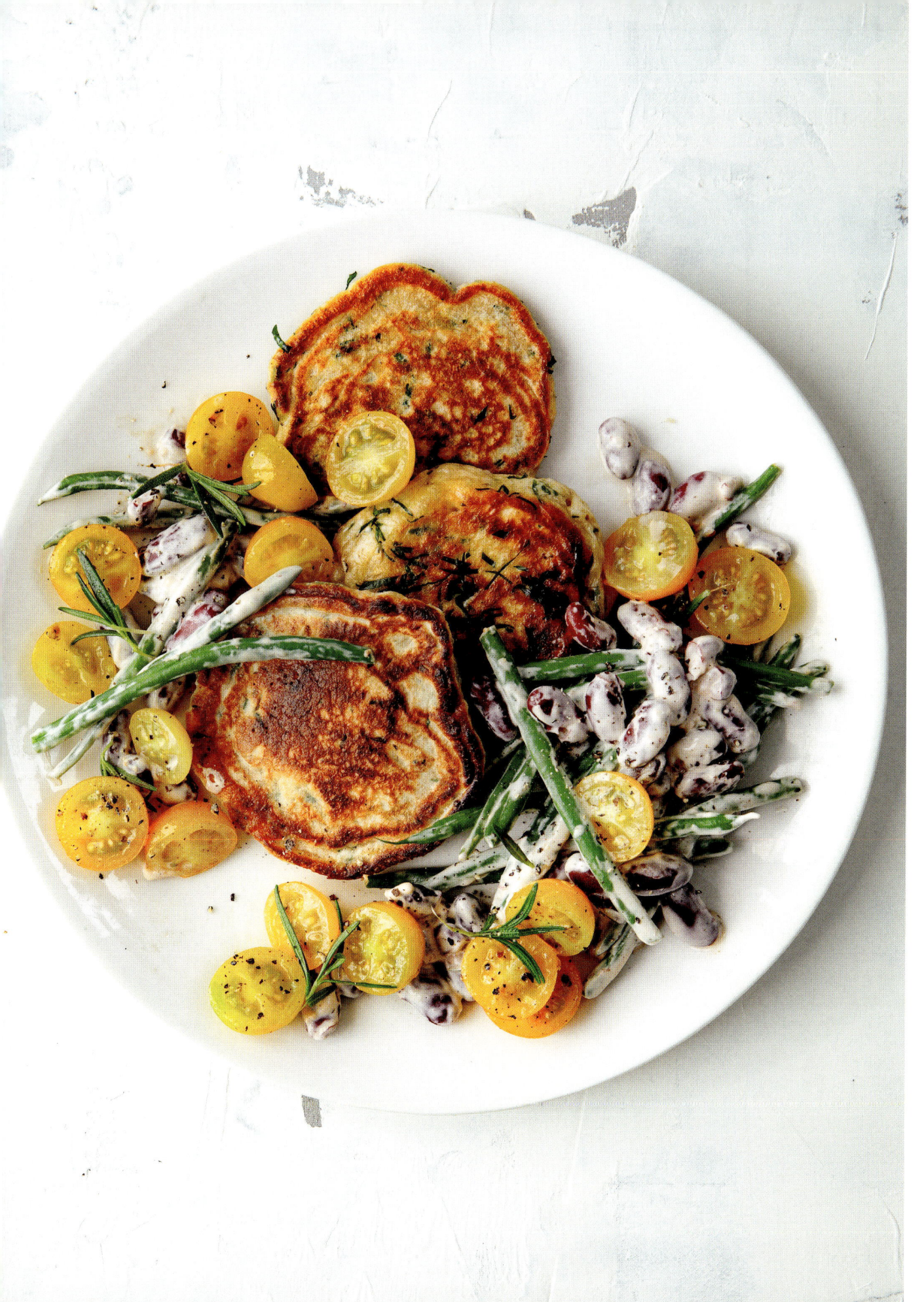

159

Rahm-Pfifferlinge
mit kernigem Püree

Pro Portion ca. 395 kcal, 13 g E, 24 g F, 33 g KH

<u>VEGAN</u>

FÜR 2 PERSONEN
Zubereitung: ca. 35 Min.

350 g mehligkochende Kartoffeln
Salz
400 g Pfifferlinge
1 Bund Frühlingszwiebeln
20 g Kürbiskerne
2 EL Olivenöl
Pfeffer
200 g Pflanzencreme (z. B. Hafer)

1. Die Kartoffeln schälen, waschen, grob würfeln und zugedeckt in wenig Salzwasser in 15–20 Min. garen.

2. Inzwischen die Pfifferlinge verlesen und putzen, große Pilze klein schneiden. Die Frühlingszwiebeln putzen, waschen und in dünne schräge Ringe schneiden.

3. Die Kürbiskerne in einer Pfanne ohne Fett kurz rösten, herausnehmen, hacken und beiseitestellen. Das Öl in der Pfanne erhitzen. Pilze, hellgrüne und weiße Zwiebelringe dazugeben, mit Pfeffer würzen und bei großer Hitze 3–4 Min. anbraten.

4. Ca. drei Viertel von der Pflanzencreme dazugeben, alles verrühren, aufkochen und mit Salz und Pfeffer abschmecken. Die Kartoffeln abgießen, durch eine Kartoffelpresse drücken, mit der übrigen Pflanzencreme und den Kürbiskernen verrühren. Püree und Pfifferlinge auf zwei Tellern anrichten und mit den dunkelgrünen Zwiebelringen bestreuen.

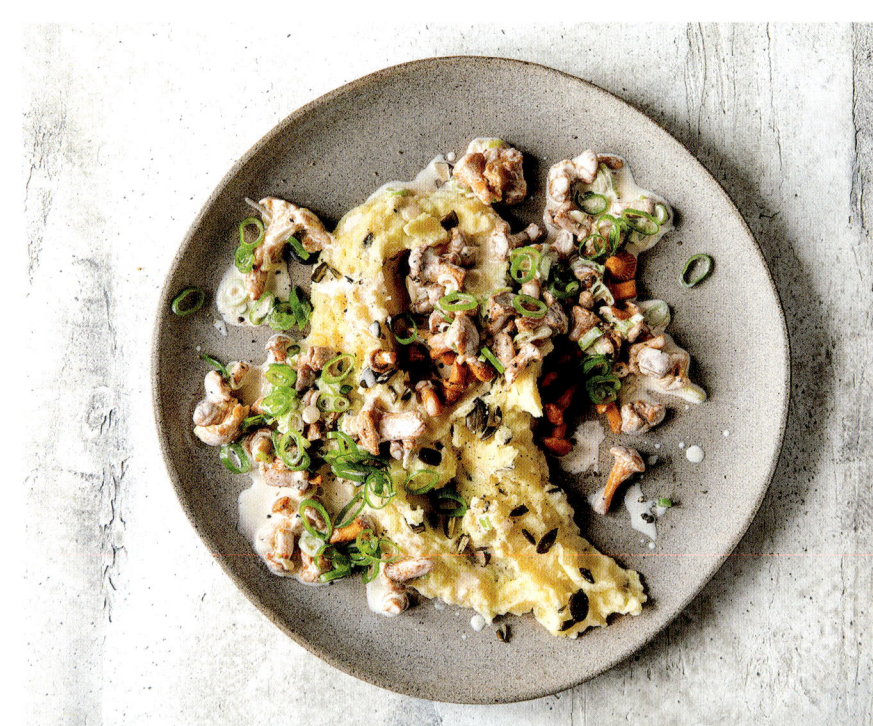

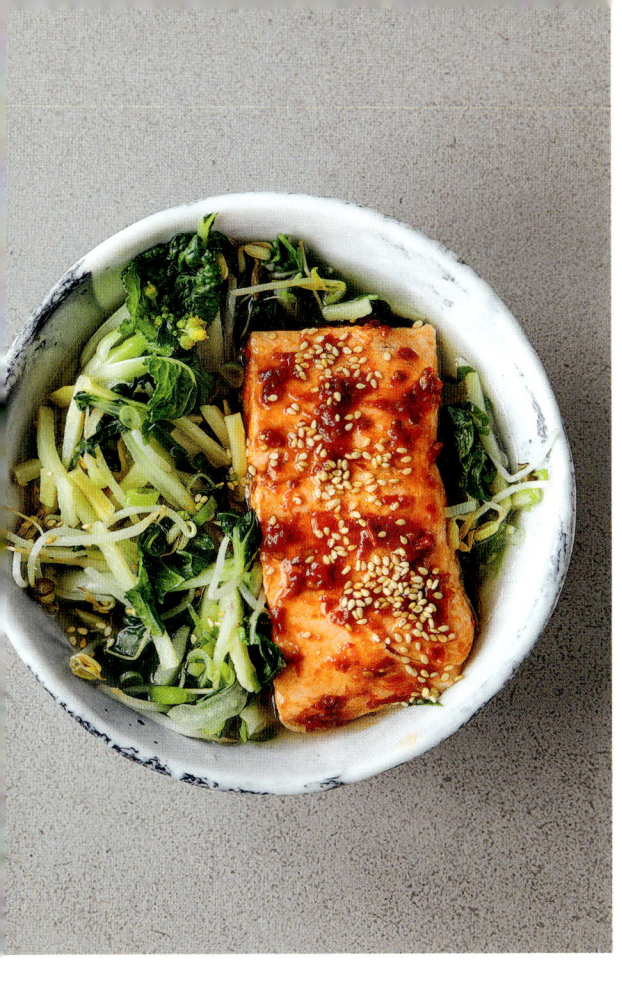

Lachsfilet mit
Asia-Gemüse

Pro Portion ca. 425 kcal, 38 g E, 27 g F, 7 g KH

<u>LOW CARB | SCHNELL</u>

FÜR 2 PERSONEN
Zubereitung: 20 Min.

2 Stücke Lachsfilet (ohne Haut; à ca. 150 g)
2 EL Limettensaft
1 TL Sambal Oelek
Salz
200 ml Fischfond (ersatzweise Gemüsebrühe)
15 g Ingwer
½ Bund Frühlingszwiebeln
125 g Mungbohnensprossen
125 g Pak Choi
1 kleine Dose Bambussprossen (170 g Abtropfgewicht)
Pfeffer
2 EL heller Sesam

1. Die Lachsfilets trocken tupfen, mit Limettensaft, Sambal Oelek und etwas Salz würzen und nebeneinander in einen Dämpfkorb legen. Den Fond in einem zum Dämpfkorb passenden Topf aufkochen, den Dämpfkorb in oder auf den Topf setzen und fest verschließen. Den Lachs ca. 8 Min. dämpfen.

2. Inzwischen den Ingwer schälen und fein würfeln. Die Frühlingszwiebeln putzen, waschen und in feine Ringe schneiden. Die Mungbohnensprossen in einem Sieb abspülen und abtropfen lassen. Den Pak Choi putzen, waschen und in feine Streifen schneiden. Die Bambussprossen abtropfen lassen.

3. Den Dämpfkorb mit dem Lachs zugedeckt beiseitestellen. Den Ingwer und das vorbereitete Gemüse in den Fond im Topf rühren, den Fond aufkochen und alles bei großer Hitze 2–3 Min. kochen lassen. Das Gemüse mit etwas Salz und Pfeffer abschmecken und mit dem Lachs auf zwei Tellern oder in Schüsseln anrichten. Mit dem Sesam bestreuen und servieren.

Brathähnchen mit
Kichererbsen-Spinat

Pro Portion ca. 375 kcal, 65 g E, 5 g F, 16 g KH

LOW CARB | BRAUCHT ETWAS ZEIT

FÜR 2 PERSONEN
Zubereitung: ca. 50 Min.

1 große Hähnchenbrust (mit Knochen und Haut)
Salz, Pfeffer
edelsüßes Paprikapulver
4 Zwiebeln
1 Knoblauchzehe
250 g Blattspinat
1 kleines Glas Kichererbsen (Abtropfgewicht ca. 125 g)

Tipps
Am besten Bio-Hähnchen kaufen – unter anderem dem Tierwohl zuliebe. Zwar sind Bio-Hähnchen etwas teurer, aber dafür schmecken sie auch deutlich besser als Tiere aus Massentierhaltung.
Die Haut nicht vor dem Braten ablösen. Sie ist eine wunderbare Schutzschicht für das zarte Filet. Am Knochen gegart gerät die Hähnchenbrust deutlich saftiger, als wenn Sie ausgelöste Filets in einer Pfanne braten.
Als Beilage können Sie statt Spinat auch einen frischen Blattsalat servieren. Oder 300 g Kartoffelspalten mit in den Ofen schieben, während das Hähnchen gart.

1. Den Backofen auf 200° vorheizen. Die Hähnchenbrust trocken tupfen. Die Haut mit einer Messerspitze mehrmals einstechen, damit das Fett gut ausbraten kann. Die Brust mit etwas Salz, Pfeffer und Paprikapulver einreiben und mit dem Knochen nach unten in eine kleine ofenfeste Form setzen.

2. Die Zwiebeln schälen, in dicke Spalten schneiden und neben der Hähnchenbrust in der Form verteilen. Die Hähnchenbrust im Ofen (Mitte) ca. 40 Min. braten. Zwischendurch mehrmals mit dem entstehenden Bratensaft beträufeln oder die Brust im Saft wenden – aber immer wieder mit dem Knochen nach unten in die Form legen. Nach Belieben zum Schluss den Backofengrill dazuschalten und die Haut etwas bräunen.

3. Inzwischen den Knoblauch schälen und hacken. Den Spinat verlesen, waschen und tropfnass mit dem Knoblauch und den Kichererbsen samt Sud in einen Topf geben. Mit etwas Salz und Pfeffer würzen. Den Spinat bei mittlerer Hitze in ca. 5 Min. zusammenfallen lassen.

4. Die Hähnchenbrust aus dem Ofen nehmen, die Filets vom Knochen lösen und nach Belieben in dicke Scheiben schneiden. Ca. 50 ml heißes Wasser in die ofenfeste Form gießen und den Bratensatz unter Rühren lösen. Zwiebeln und Sud auf zwei Teller verteilen und das Hähnchen daraufgeben. Den Kichererbsen-Spinat daneben anrichten.

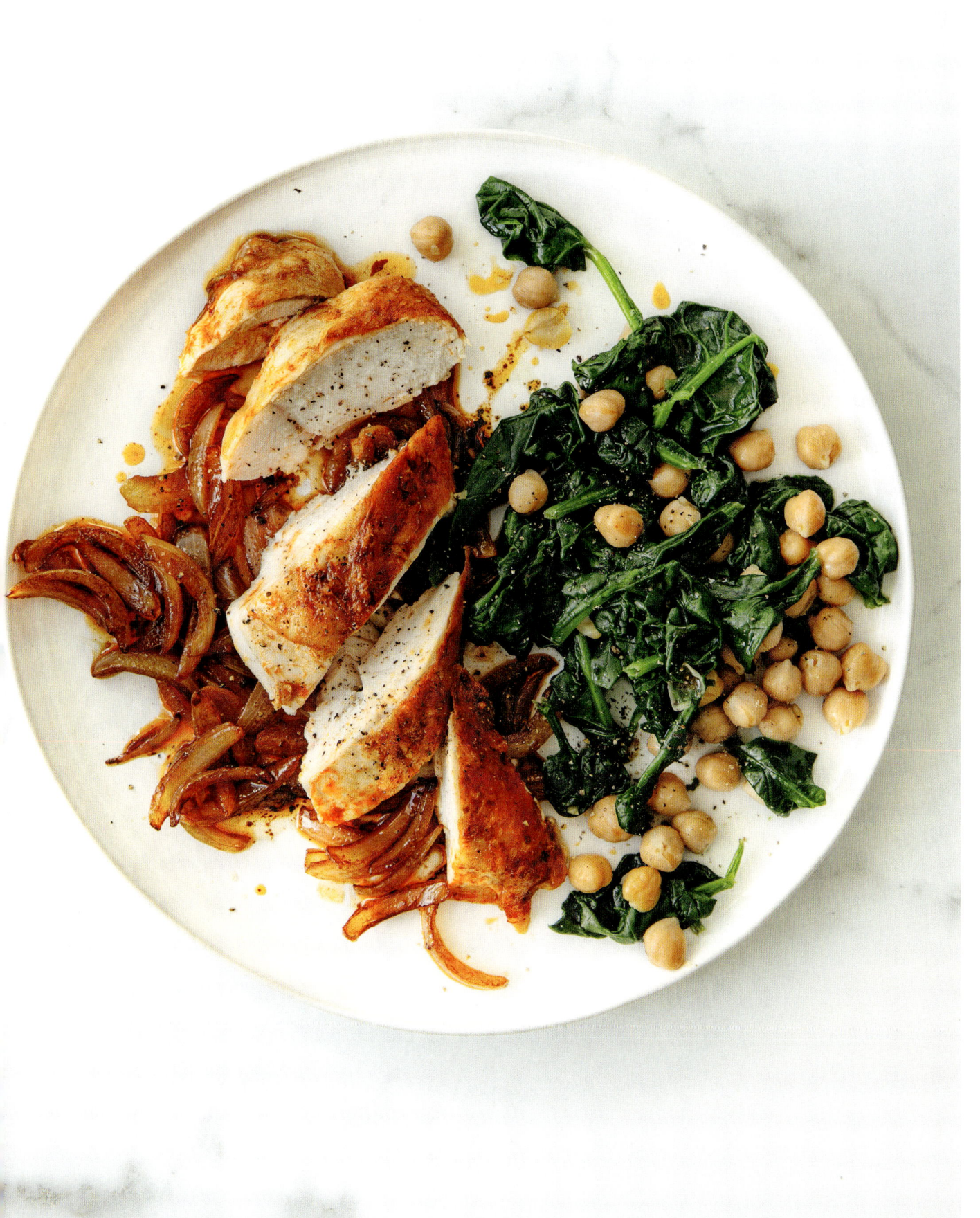

Kokosmilch ist ein wichtiger Bestandteil thailändischer Currygerichte. Sie liefert viel Geschmack und macht das Curry cremig – aber leider auch fettreich und üppig. Statt gleich eine ganze Dose in den Wok zu schütten, verwenden Sie lieber Kokosnusspulver. Das lässt sich viel besser dosieren. Das Pulver gibt es abgepackt in kleinen Beuteln zu kaufen – im Asialaden und in den entsprechenden Abteilungen größerer Supermärkte.

Thai-Curry – *klassisch mit Huhn*

Pro Portion ca. 305 kcal, 36 g E, 12 g F, 13 g KH

LOW CARB

FÜR 2 PERSONEN
Zubereitung: 25 Min.
Marinieren: 2 Std.

1 kleine Zwiebel • 2 Knoblauchzehen • 1 walnussgroßes Stück Ingwer • 1 kleine rote Chilischote • 1 TL gemahlener Kreuzkümmel • 1 TL gemahlener Koriander • 3 EL Fischsauce (ersatzweise Sojasauce) • 250 g Hähnchenbrustfilet • 200 g Mungbohnensprossen • 150 g Pak Choi • 1 EL Öl • 2 EL Kokosnusspulver (ca. 10 g) • 8 Stängel Koriandergrün • Salz

1. Zwiebel, Knoblauch und Ingwer schälen. Die Chilischote waschen, halbieren, weiße Trennwände und Kerne entfernen. Alle vorbereiteten Würzzutaten mit Kreuzkümmel, Koriander, Fischsauce und 4–5 EL Wasser in einen Mixer geben und zu einer Paste verarbeiten.

2. Das Hähnchenbrustfilet trocken tupfen und in mundgerechte Stücke schneiden. In der Gewürzpaste wenden und zugedeckt 1–2 Std. im Kühlschrank marinieren lassen.

3. Die Mungbohnensprossen in einem Sieb kalt abbrausen und abtropfen lassen. Den Pak Choi putzen, waschen und trocken tupfen, quer in schmale Streifen schneiden.

4. Das Öl in einem Wok oder in einer hohen Pfanne erhitzen. Die Hähnchenstücke darin rundherum scharf anbraten. Etwa 125 ml Wasser angießen, dann die Mungbohnensprossen und den Pak Choi dazugeben. Das Kokosnusspulver einrühren und alles unter gelegentlichem Rühren bei mittlerer Hitze gut 5 Min. köcheln lassen.

5. Das Koriandergrün waschen, trocken tupfen und grob hacken. Die Hälfte unter das Curry rühren. Das Curry mit etwas Salz abschmecken und mit dem übrigen Koriandergrün bestreut servieren. Nach Belieben 100 g Vollkorn-Basmatireis nach Packungsanweisung zubereiten, darin stecken ca. 360 kcal. Damit bringt eine Portion Thai-Curry mit Reis immer noch weniger als 500 kcal auf den Teller – eine wunderbar leichte Sache also.

Info
Thai-Curry begeistert stets durch eine Vielfalt an Gewürzen. Traditionell werden die Mischungen frisch zubereitet – schneller geht es mit fertigen Currypasten, die es auch bei uns inzwischen nicht nur im Asialaden, sondern auch im Supermarkt, zu kaufen gibt. Rote Currypaste ist dabei die mildeste Variante, grüne Paste ist besonders scharf, gelbe liegt dazwischen.

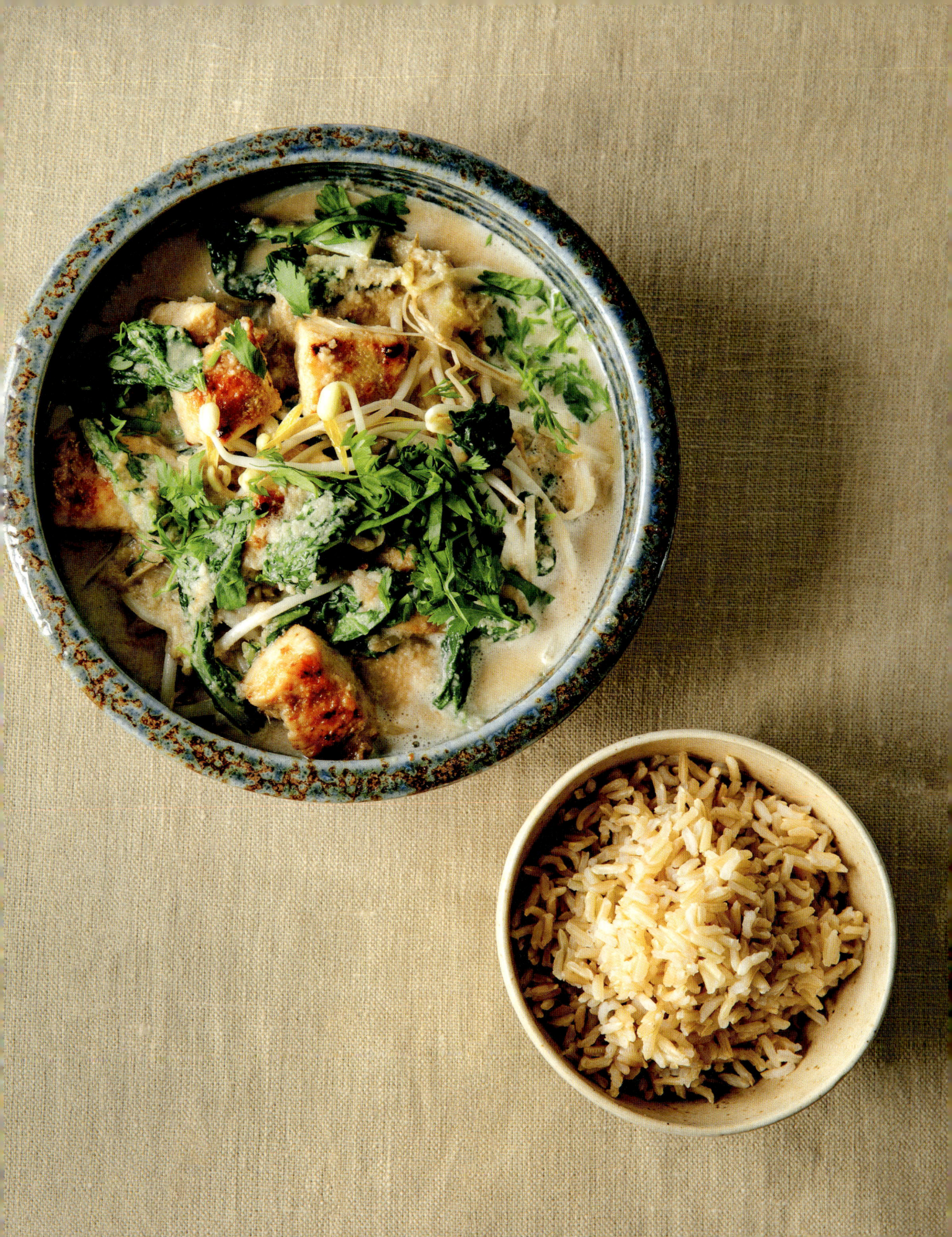

Linsen-Kartoffel-*Curry auf indische Art*

Pro Portion ca. 415 kcal, 25 g E, 4 g F, 63 g KH

LOW FAT | BALLASTSTOFFREICH

FÜR 2 PERSONEN
Zubereitung: 30 Min.

125 g weiße Linsen (ersatzweiße gelbe, s. Tipp)
350 ml Gemüsebrühe
350 g festkochende Kartoffeln
1 rote Chilischote
½ Bund Frühlingszwiebeln
200 g Chinakohl
1 TL gelbe Currypaste
1 TL gemahlene Kurkuma
Salz, Pfeffer
4 Stängel Koriandergrün
150 g Joghurt (1,5 % Fett)

1. Die Linsen verlesen und in einem Sieb mit kaltem Wasser abspülen. Mit der Brühe in einen Topf geben, die Brühe zum Kochen bringen und die Linsen bei kleiner Hitze zugedeckt ca. 15 Min. kochen lassen.

2. Inzwischen die Kartoffeln schälen, waschen und in ca. 1 cm große Würfel schneiden. Die Chilischote waschen, halbieren, weiße Trennwände und Kerne entfernen und die Hälften in feine Streifen schneiden. Die Frühlingszwiebeln putzen, waschen und in dünne Ringe schneiden. Den Chinakohl putzen, waschen und in Streifen schneiden.

3. Kartoffeln, Chilistreifen, Currypaste und Kurkuma zu den Linsen geben und alles noch ca. 10 Min. zugedeckt köcheln lassen. Die Frühlingszwiebeln und den Chinakohl unterrühren und ca. 1 Min. mitkochen.

4. Das Curry mit etwas Salz und Pfeffer abschmecken. Das Koriandergrün waschen, trocken tupfen, grob hacken und über das Curry streuen. Den Joghurt glatt rühren und dazu reichen.

Tipps
»Dal«, die verschiedenen Hülsenfrüchte, gehören in Indien zu den Grundnahrungsmitteln und kommen vielerorts täglich auf den Tisch. Weiße und gelbe Linsen können Sie im Asialaden kaufen. Alternativ nehmen Sie die kleinen grünschwarzen Puy-Linsen, die allerdings beim Kochen etwas fester bleiben. Ob weiß, gelb, grünschwarz, rot oder braun – alle Linsen liefern reichlich wertvolles pflanzliches Eiweiß.

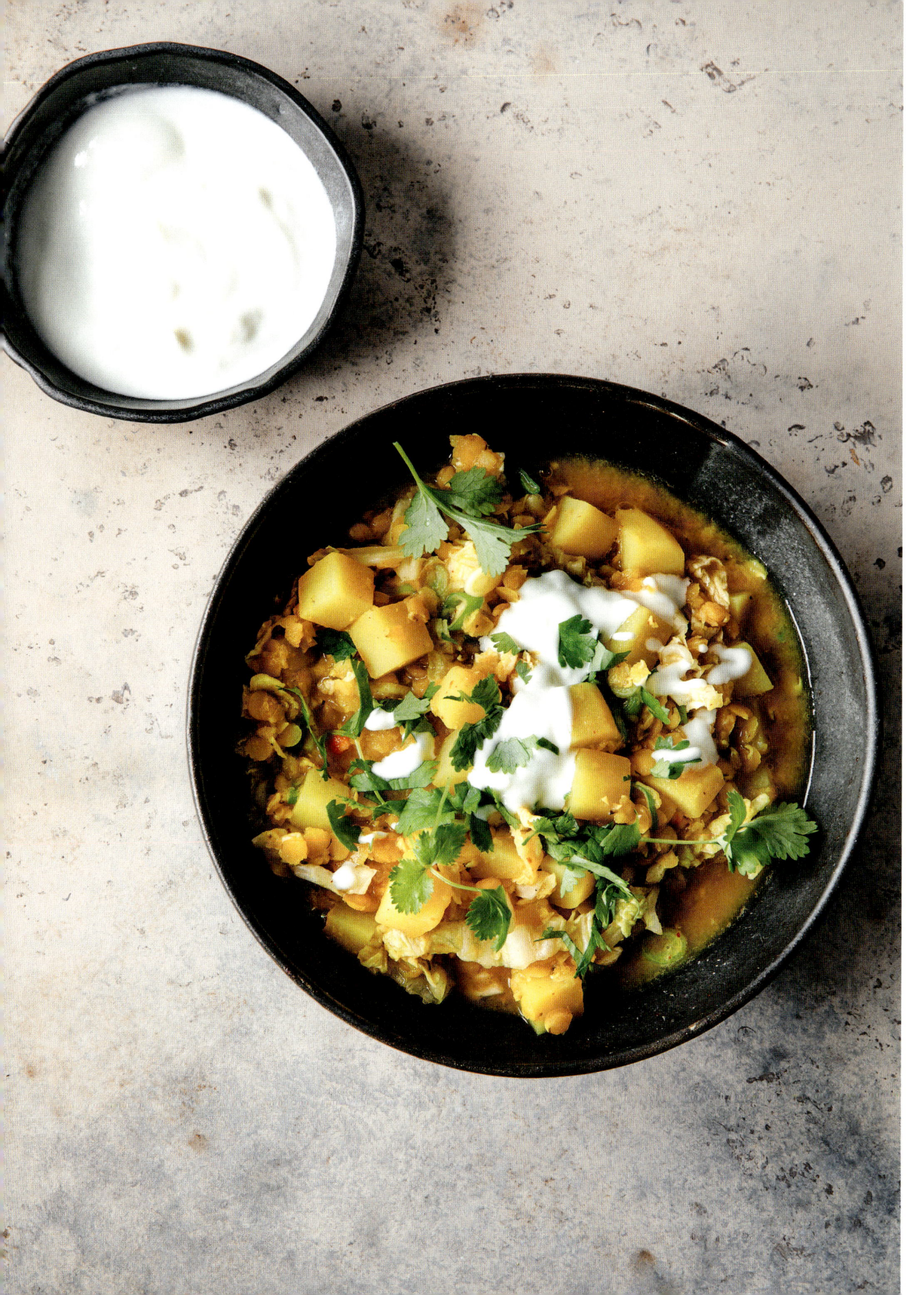

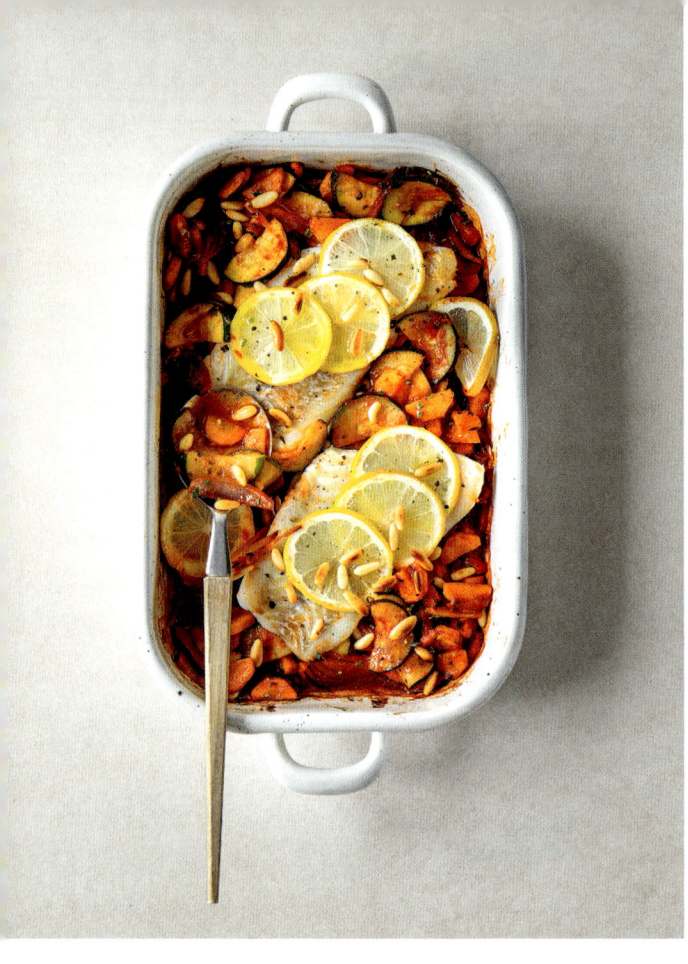

Fischfilets mit *Pinienkernen*

Pro Portion ca. 410 kcal, 44 g E, 19 g F, 12 g KH

LOW CARB

FÜR 2 PERSONEN
Zubereitung: 20 Min.
Backen: 20 Min.

---

2 Zweige Thymian
1 Stängel Salbei
1 Zweig Rosmarin
1 Zucchino
1 Möhre
2 kleine rote Zwiebeln
1 Knoblauchzehe
1 EL Olivenöl
3 EL Tomatenmark
200 ml Gemüsebrühe
Salz, Pfeffer
2 Stücke mageres Fischfilet (à ca. 200 g; z. B. Rotbarsch oder Kabeljau)
1 Bio-Zitrone
30 g Pinienkerne
30 g Parmesan

1. Kräuter waschen und trocken schütteln, die Blätter bzw. Nadeln abzupfen und grob hacken. Zucchino putzen und waschen, Möhre putzen und schälen, beides längs halbieren und quer in dünne Scheiben schneiden. Zwiebeln und Knoblauch schälen, Zwiebeln in dünne Spalten, Knoblauch in Stifte schneiden.

2. Das Öl in einem Topf erhitzen. Die Zwiebeln und den Knoblauch darin 1–2 Min. anbraten. Die Kräuter sowie die Gemüsescheiben einrühren und 2 Min. andünsten. Das Tomatenmark einrühren und anrösten, die Brühe dazugießen, alles mit etwas Salz und Pfeffer würzen und zugedeckt bei kleiner Hitze ca. 5 Min. dünsten.

3. Den Backofen auf 200° vorheizen. Gemüse in eine ofenfeste Form (ca. 15 × 25 cm) geben. Fischfilets trocken tupfen, leicht salzen und pfeffern und darauflegen. Zitrone heiß waschen, in Scheiben schneiden und auf den Fischfilets verteilen, die Pinienkerne daraufstreuen. Alles im Ofen (Mitte) ca. 20 Min. garen. Parmesan hobeln und zum Servieren obenauf streuen.

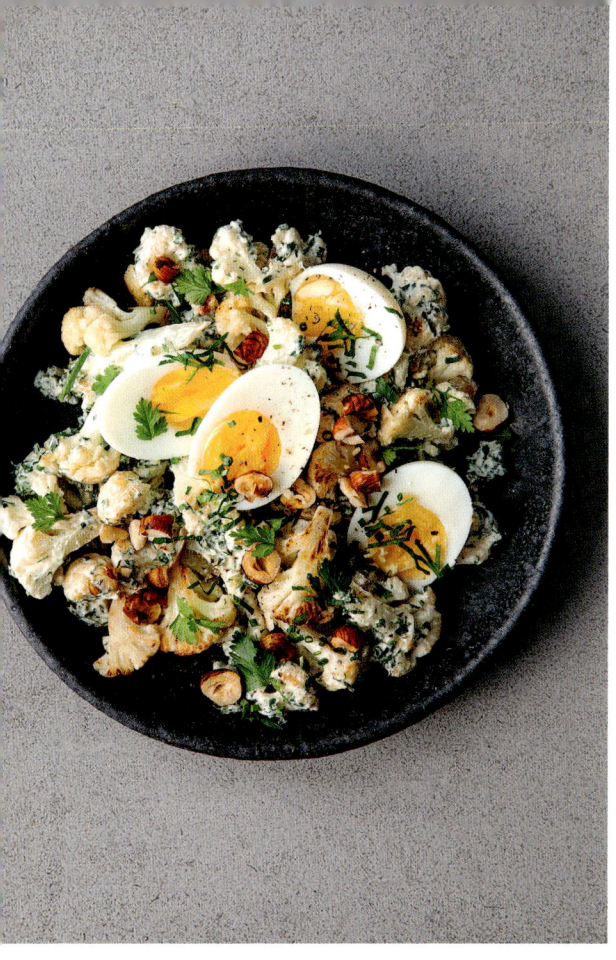

Tipp
Frankfurter Grüne Sauce ist längst über die Grenzen Hessens hinaus beliebt und die Kräutermischung wird auch andernorts verkauft. Traditionell gehören Petersilie, Schnittlauch, Kerbel, Kresse, Pimpinelle, Sauerampfer und Borretsch hinein. Wenn Sie die Mischung nicht bekommen, nehmen Sie einzelne Kräuter – und davon unbedingt 80–100 g!

Kohlröschen mit *weichen Eiern*

Pro Portion ca. 525 kcal, 34 g E, 37 g F, 13 g KH

VITAMIN-BOOSTER | LOW CARB

FÜR 2 PERSONEN
Zubereitung: 35 Min.

---

400 g kleine Blumenkohl- und Brokkoliröschen
30 g Haselnusskerne
2 EL Rapsöl
Salz, Pfeffer
gemahlener Koriander
4 Eier
½ Bund gemischte Kräuter für Frankfurter Grüne Sauce (ca. 100 g; s. Tipp)
100 g Frischkäse light
2 EL Aceto balsamico bianco (ersatzweise Weißweinessig)

1. Kohlröschen waschen, abtropfen lassen und klein schneiden. Haselnusskerne grob hacken und in einer beschichteten Pfanne ohne Fett einige Minuten rösten, bis sie duften. Herausnehmen und beiseitestellen.

2. Das Öl in der Pfanne erhitzen und die Kohlröschen darin bei großer Hitze kurz anbraten. Mit etwas Salz, Pfeffer und Koriander würzen und bei mittlerer Hitze gut 10 Min. braten. Zwischendurch mehrmals wenden, der Kohl soll aber durchaus etwas Farbe annehmen.

3. Inzwischen die Eier anstechen und zugedeckt in Wasser in knapp 8 Min. wachsweich kochen. Kräuter waschen, trocken schütteln, von groben Stielen befreien und hacken bzw. in Röllchen schneiden.

4. Kräuter, Frischkäse und Essig vermischen und abschmecken. Zu den Kohlröschen geben und gut unterrühren. Alles nochmal abschmecken und auf zwei Teller verteilen. Eier abschrecken, pellen, halbieren und dazulegen. Die Haselnüsse obenauf streuen.

Gratinierte Couscous-
Tomaten mit Feigen

Pro Portion ca. 425 kcal, 26 g E, 11 g F, 53 g KH

<u>VEGGIE</u>

FÜR 2 PERSONEN
Zubereitung: 20 Min.
Gratinieren: 20 Min.

150 ml Gemüsebrühe
75 g Couscous (am besten Vollkorn)
4 Zweige Thymian
4 Stängel Petersilie
50 g getrocknete Feigen
Salz, Pfeffer
4 große breite Tomaten (insgesamt ca. 800 g)
200 g kleine feste Champignons
75 g Parmesan

Infos & Tipps
Tomaten, unser Lieblingsgemüse Nummer 1 mit viel Volumen, viel Wasser, wenig Kalorien – und zum Glück auch wieder öfter mit einem wunderbaren Tomatenaroma statt trauriger Geschmacksneutralität! In Tomaten steckt auch viel Gesundes: Vitamin A für gute Sehkraft (stets mit etwas Fett kombinieren), Lycopin als Zell- und damit Krebsschutz, Karotinoide für glatte Haut. Im Sommer macht die Sortenvielfalt Lust auf mehr. Ob rot, gelb, grün oder lila, klein oder groß, glatt oder gerippt – greifen Sie zu. Jede Sorte hat ein anderes Aroma und andere gesunde Inhaltsstoffe.

1. Den Backofen auf 200° vorheizen. Die Brühe in einem kleinen Topf zum Kochen bringen, den Couscous einrühren und bei ganz kleiner Hitze 5–10 Min. ausquellen lassen.

2. Inzwischen den Thymian und die Petersilie waschen und trocken tupfen, die Blätter abzupfen und hacken. Die Feigen von den Stielen zupfen und in kleine Würfel schneiden. Die Kräuter und die Feigen unter den Couscous rühren und das Ganze mit etwas Salz und Pfeffer abschmecken.

3. Die Tomaten waschen und abtrocknen. Von jeder Tomate am Stielansatz eine 0,5–1 cm dicke Scheibe abschneiden. Die Tomaten vorsichtig aushöhlen (z. B. mit einem Kugelausstecher), dabei einen ausreichend breiten Rand stehen lassen, damit die Tomaten ihre Form behalten. Das ausgehöhlte Innere der Tomaten in eine ofenfeste Form (ca. 15 × 20 cm) geben.

4. Die Tomaten innen mit etwas Salz und Pfeffer würzen, mit dem Couscous füllen und nebeneinander in die Form setzen. Die Champignons putzen, nach Bedarf mit einem Tuch abreiben und halbieren. Neben den Tomaten in der Form verteilen und alles mit Pfeffer würzen.

5. Den Parmesan reiben und über die Zutaten in der Form streuen. Die Form in den heißen Ofen (unten) stellen und die Couscous-Tomaten in ca. 20 Min. garen.

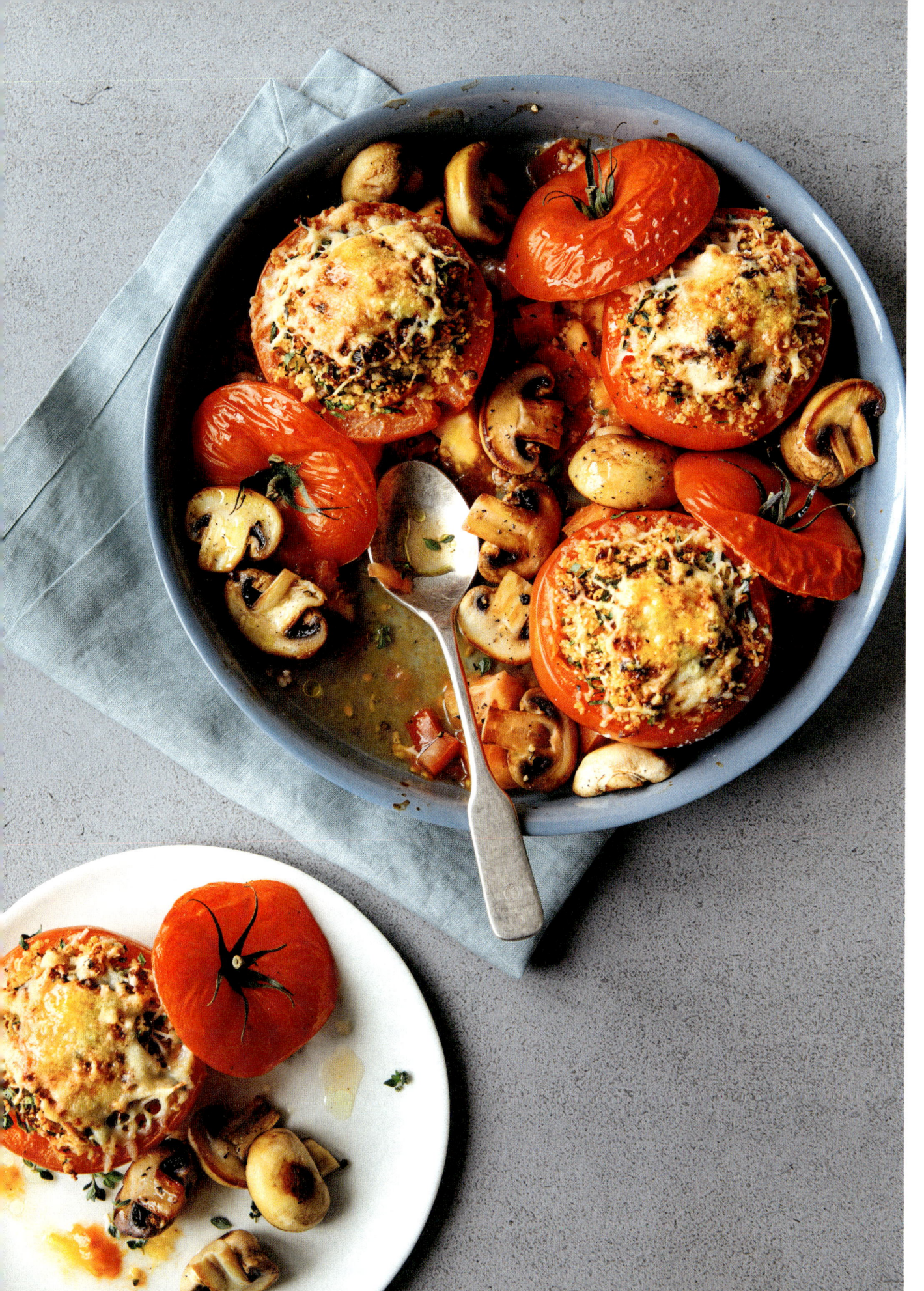

171

Tiefkühlfisch erfreut sich großer Beliebtheit, insbesondere Vorgefertigtes wie Fischstäbchen oder Schlemmerfilet & Co. wandert gern in den Einkaufswagen, weil diese Produkte so praktisch sind und schnell auf dem Teller landen. Aber nicht immer stecken die besten Zutaten darin. Zudem wird der feine Fischgeschmack häufig überlagert durch viel Salz, Fett und allerlei Aromastoffe. Eine nur begrenzt gesunde Sache, die sich viel besser und sehr einfach auch ohne Griff in die Tiefkühltruhe zubereiten lässt.

Überbackenes Fischfilet – *für Genießer*

Pro Portion ca. 335 kcal, 34 g E, 18 g F, 10 g KH

GESUNDE FETTE | EIWEISSREICH

FÜR 2 PERSONEN
Zubereitung: 20 Min.
Garen: 25 Min.

4 Stängel Petersilie • 2 Schalotten • 25 g gemischte Nusskerne • 2 EL zarte Getreideflocken (z. B. Hafer) • 2 EL Olivenöl • 2 TL Weißweinessig • Salz, Pfeffer • 2 Stücke Kabeljaufilet (à ca. 175 g)

1. Den Backofen auf 200° vorheizen. Die Petersilie waschen, trocken schütteln und die Blätter abzupfen. Die Schalotten schälen. Die Petersilie, die Schalotten und die Nüsse zusammen fein hacken und in eine Schüssel geben. Die Getreideflocken unterrühren. Das Öl und den Essig dazugeben und untermischen. Die Kräuter-Nuss-Mischung mit etwas Salz und Pfeffer würzen.

2. Die Kabeljaufilets trocken tupfen und nebeneinander in eine ofenfeste Form (ca. 20 × 20 cm) legen. Die Kräuter-Nuss-Mischung gleichmäßig auf den Fischfilets verteilen. Die Filets im heißen Ofen (Mitte) je nach Dicke 20–25 Min. garen.

3. Die Form aus dem Ofen nehmen und die Fischfilets mitsamt der Kräuterkruste vorsichtig herausheben und auf zwei Teller verteilen. Als Beilage passen Salzkartoffeln ebenso gut wie frisch zubereitetes Kartoffelpüree. In 100 g Kartoffeln (ungeschält gewogen) stecken ganze 76 kcal. Sie können also locker 200 g Kartoffeln pro Portion zubereiten und bleiben trotzdem noch unter 500 kcal auf dem Teller.

Tipps
Viele machen einen Bogen um Fisch, weil sie meinen, dass er schwer zuzubereiten ist. Aber das stimmt gar nicht, beziehungsweise hängt ganz von der Methode ab. Im Ofen gelingt Fisch besonders leicht – er muss nicht einmal gewendet werden und kann darum auch nicht zerfallen.
Statt Kabeljau können Sie auch jedes andere Fischfilet verwenden – persönliche Vorliebe und die Verfügbarkeit entscheiden.
Die »Haube« aus Kräutern und Nüssen schützt den Fisch vor dem Austrocknen und lässt ihn wunderbar saftig geraten. Ideen dafür gibt es viele. Variieren Sie bei den Kräutern, verwenden Sie nur eine Nusssorte, geben Sie weitere Gewürze hinzu. Auch getrocknete Tomaten (in Öl), fein gehackt, Kapern, Toastbrotwürfel, Pesto oder Oliven sorgen für immer wieder neuen leichten Fischgenuss.

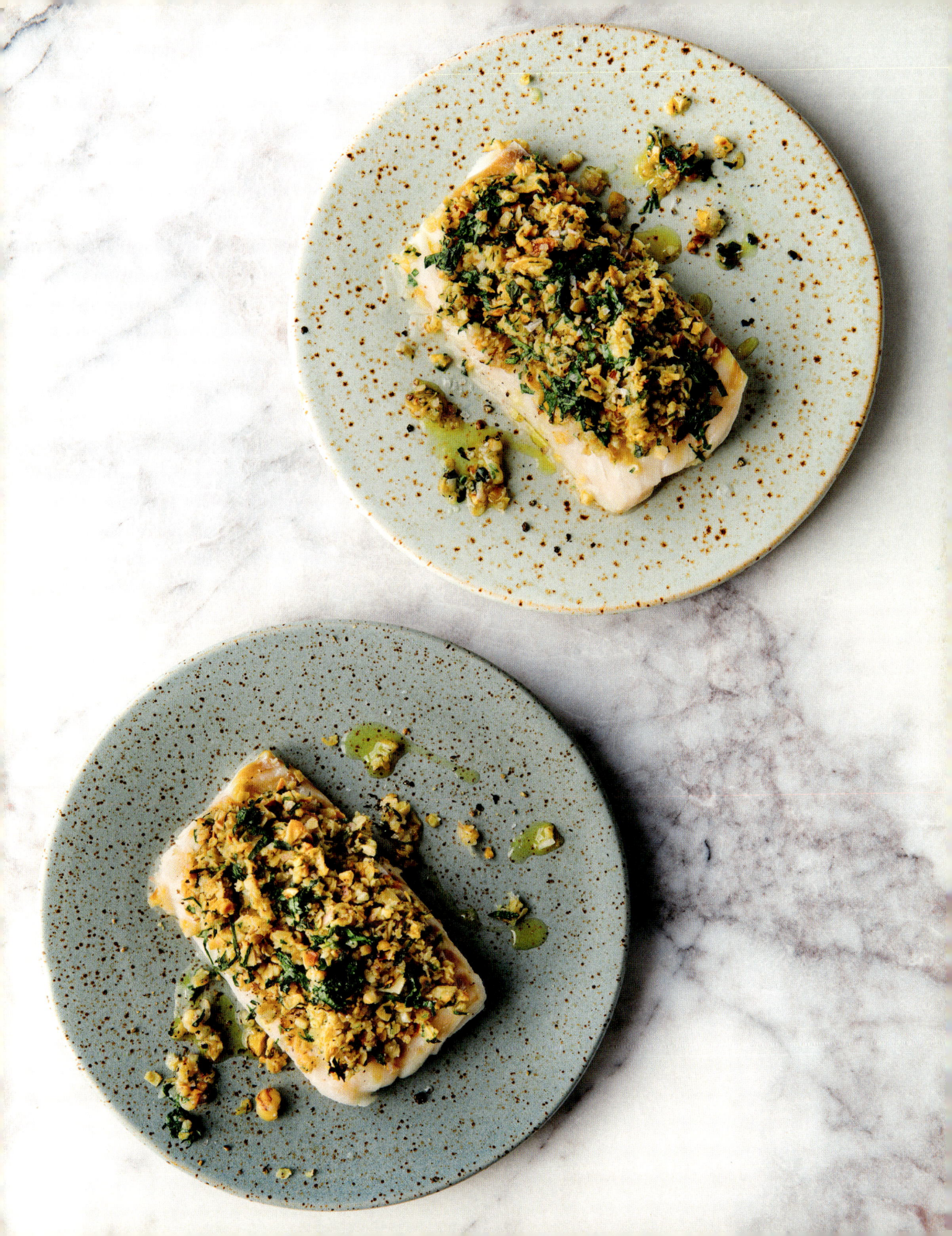

Schweinemedaillons
mit Maronencreme

Pro Portion ca. 445 kcal, 40 g E, 10 g F, 46 g KH

EIWEISSREICH | LOW FAT

FÜR 2 PERSONEN
Zubereitung: 35 Min.

2 Chicorée
2 Schalotten
3 Zweige Thymian
½ Bund Schnittlauch
½ TL Wacholderbeeren
300 g Schweinefilet
1 EL Olivenöl
Salz, Pfeffer
200 g gegarte Maronen (vakuumverpackt)
125 ml Pflanzendrink (z. B. Hafer oder Mandel)

Info & Tipp
Chicorée enthält Bitterstoffe, die als natürliche Appetitbremse wirken. Zudem stecken wenig Kalorien in dem hellen Gemüse. Beim Kauf von Schweinefleisch möglichst zu Bio-Ware greifen. Zumindest aber auf eine vernünftige Haltungsart achten – immer öfter wird das auch bei Produkten im Supermarkt ausgewiesen.

1. Den Chicorée putzen, waschen und längs halbieren. Die Schalotten schälen und in Spalten schneiden. Den Thymian und den Schnittlauch waschen und trocken tupfen, die Thymianblätter abstreifen und den Schnittlauch in Röllchen schneiden. Die Wacholderbeeren im Mörser zerdrücken.

2. Das Schweinefilet trocken tupfen und in sechs Medaillons schneiden. Das Öl mit einem Pinsel in einer breiten Pfanne verteilen und erhitzen. Die Medaillons hineingeben und pro Seite knapp 1 Min. scharf anbraten. Die Chicoréehälften dazugeben und ebenfalls anbraten, die Schalotten hinzufügen und auch kurz anbraten.

3. Alles mit etwas Salz, Pfeffer und den Wacholderbeeren würzen und bei mittlerer Hitze ca. 8 Min. garen. Die Medaillons und die Chicoréehälften zwischendurch wenden.

4. Inzwischen die Maronen etwas kleiner schneiden und mit dem Pflanzendrink in einen kleinen Topf geben. Die Flüssigkeit einmal aufkochen lassen. Die Maronen mit dem Pürierstab im Topf cremig pürieren und mit dem Thymian würzen. Die Maronencreme mit Salz und Pfeffer abschmecken.

5. Die Medaillons und den Chicorée auf zwei Teller verteilen. Ganz wenig Wasser in die Pfanne gießen, den Bratensatz unter Rühren loskochen und über die Medaillons verteilen. Die Maronencreme daneben anrichten und alles mit dem Schnittlauch bestreuen.

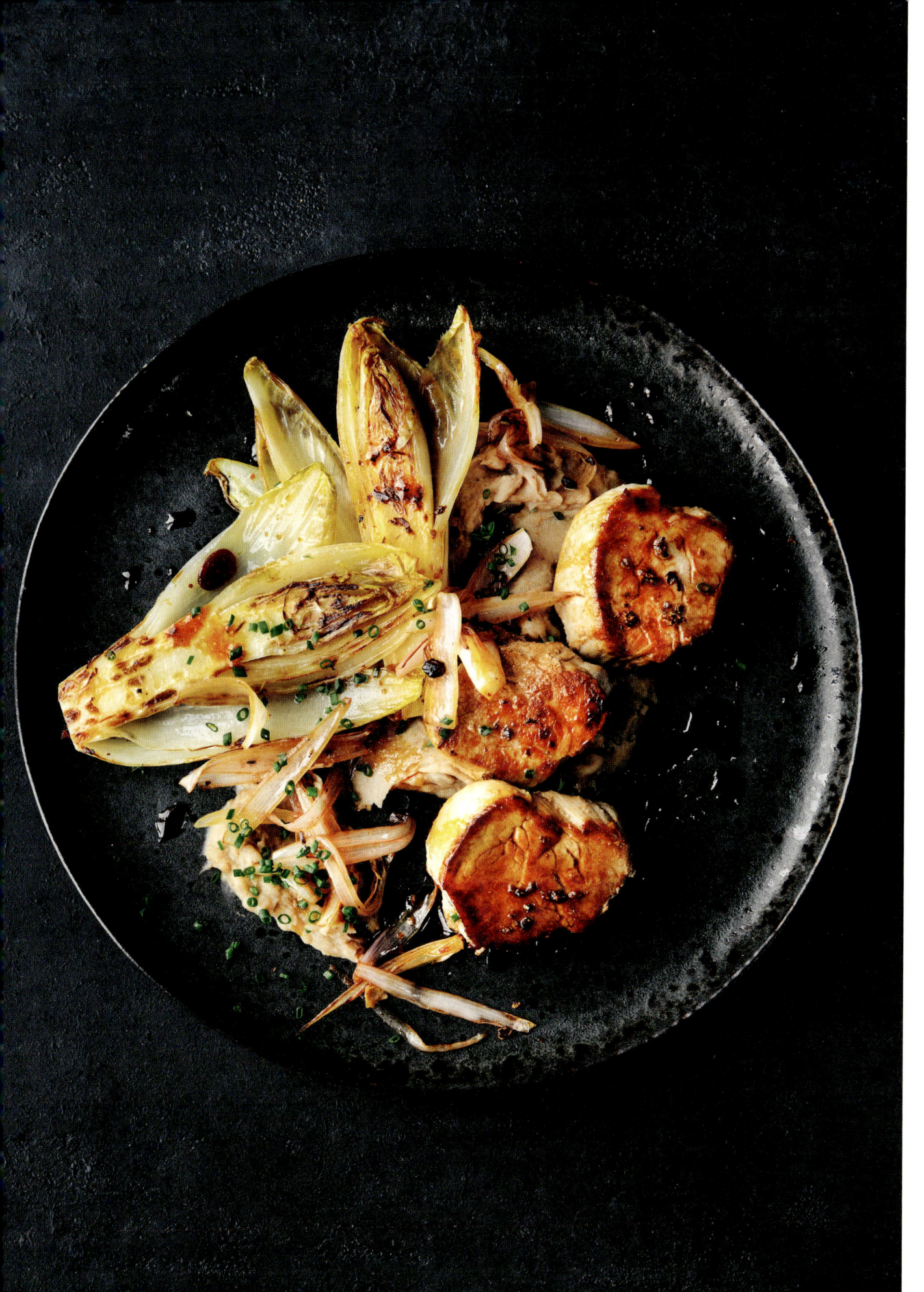

Griechischer Spinat-
reis mit Garnelen

Pro Portion ca. 425 kcal, 21 g E, 17 g F, 45 g KH

<u>SCHNELLER FITMACHER</u>

FÜR 2 PERSONEN
Zubereitung: 25 Min.

100 g Schalotten
3 EL Olivenöl
100 g Risotto-Reis (am besten Vollkorn; gibt es aber selten)
300 ml Gemüsebrühe
200 g Blattspinat
4 Stängel Oregano
Salz, Pfeffer
150 g geschälte gegarte Riesengarnelen
1 Knoblauchzehe

1. Schalotten schälen und fein würfeln. 1 EL Öl in einem breiten Topf erhitzen und die Schalotten darin glasig dünsten. Den Reis dazugeben und glasig werden lassen. Die Brühe angießen und zum Kochen bringen. Alles zugedeckt bei kleiner Hitze gut 10 Min. köcheln lassen. (Vollkornreis braucht mehr Flüssigkeit und Zeit – bitte die Packungsanweisung lesen.)

2. Inzwischen den Spinat verlesen und waschen, grobe Stiele entfernen. Die Blätter abtropfen lassen und grob hacken. Den Oregano waschen und trocken schütteln, die Blätter abzupfen und hacken. Spinat und Oregano unter den Reis mischen. Alles mit etwas Salz und Pfeffer würzen und gut 5 Min. unter gelegentlichem Rühren garen.

3. Garnelen trocken tupfen und Knoblauch schälen. Übriges Öl (2 EL) in einer Pfanne erhitzen, die Garnelen darin bei großer Hitze pro Seite 1–2 Min. braten, den Knoblauch dazupressen. Die Garnelen mit etwas Salz und Pfeffer würzen. Den Spinat-Reis und die Garnelen auf Tellern anrichten.

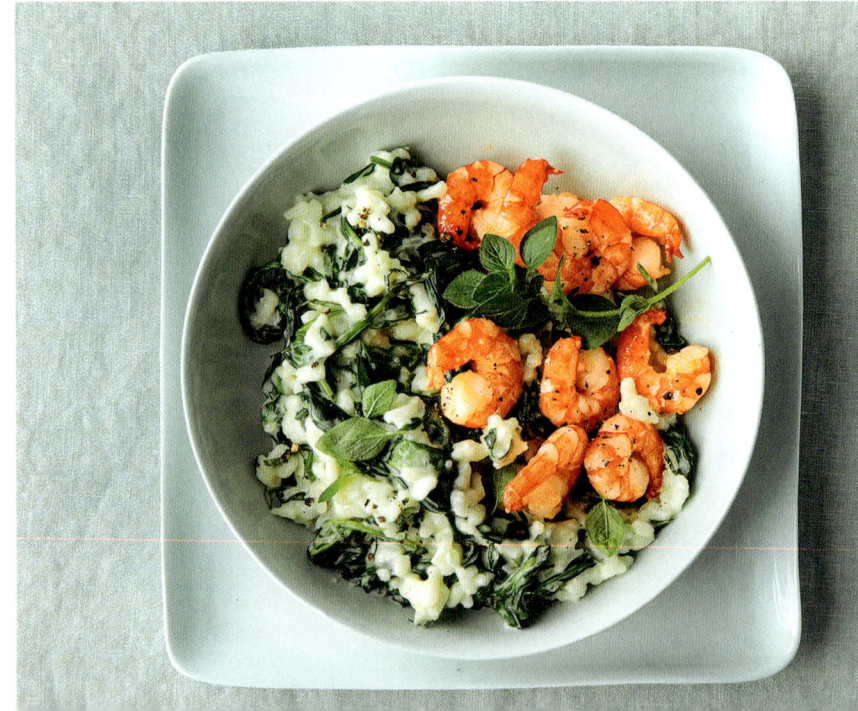

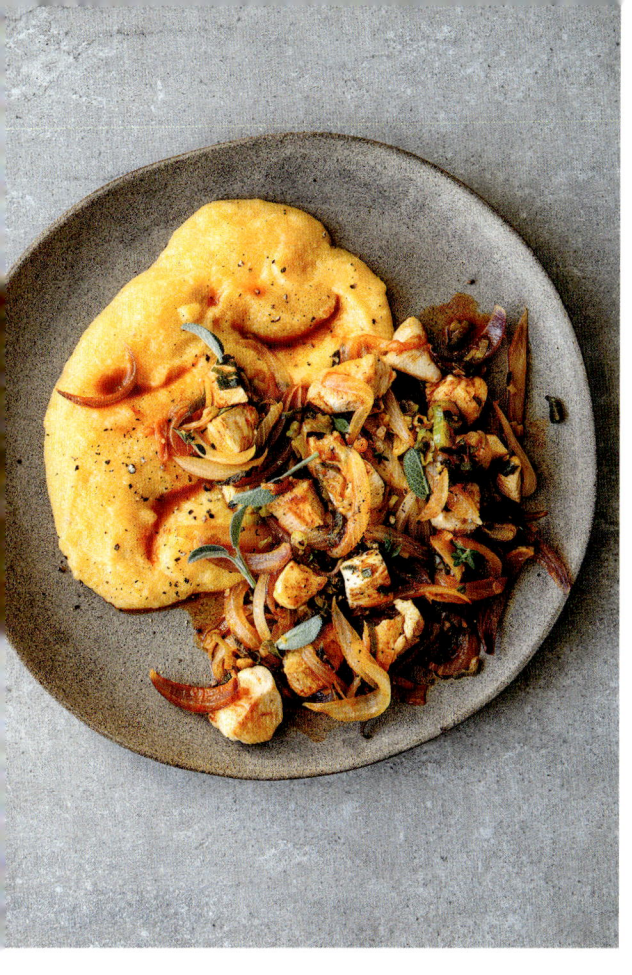

Zwiebelhähnchen
mit Polenta

Pro Portion ca. 525 kcal, 52 g E, 14 g F, 47 g KH

LOW CARB | LOW FAT

FÜR 2 PERSONEN
Zubereitung: ca. 25 Min.

---

4 Zweige Thymian
2 Stängel Salbei
4 Frühlingszwiebeln
1 große rote Zwiebel
1 große gelbe Zwiebel
1 Knoblauchzehe
400 g Hähnchenbrustfilet
2 EL Olivenöl
Salz, Pfeffer
geräuchertes Paprikapulver
100 ml Gemüsebrühe
100 g Instant-Polenta (Maisgrieß)

1. Thymian und Salbei waschen und trocken tupfen, die Blätter abzupfen und den Salbei etwas kleiner schneiden. Die Frühlingszwiebeln putzen, waschen und in Ringe schneiden. Die anderen Zwiebeln schälen und in Spalten schneiden. Den Knoblauch schälen und hacken. Das Hähnchenbrustfilet trocken tupfen und in mundgerechte Würfel schneiden.

2. 1 EL Olivenöl mit einem Pinsel in einer breiten beschichteten Pfanne verteilen und erhitzen. Das Hähnchenbrustfilet darin bei großer Hitze rundherum goldbraun anbraten und wieder herausnehmen. Das restliche Öl (1 EL) in der Pfanne erhitzen, die Kräuter, alle Zwiebeln und den Knoblauch darin bei mittlerer Hitze 4–5 Min. unter häufigem Rühren anbraten. Das Hähnchen wieder dazugeben, mit etwas Salz, Pfeffer und Paprikapulver würzen. Die Brühe angießen und alles bei kleiner Hitze noch ca. 5 Min. köcheln lassen.

3. Parallel dazu die Polenta in einer Schüssel mit ca. 300 ml kochend heißem Wasser übergießen, verrühren und ca. 2 Min. quellen lassen. Mit etwas Salz und Pfeffer abschmecken und mit dem Zwiebelhähnchen auf zwei Tellern anrichten.

Chili con Carne, der beliebte Eintopf aus der Tex-Mex-Küche, gehört längst auch bei uns zu den Favoriten. Er ist schnell und unkompliziert zuzubereiten – ein Griff zum Fertigprodukt samt den darin enthaltenen Konservierungsstoffen ist wirklich überflüssig. Wenn Sie Ihr Chili selbst kochen, können Sie viele frische Zutaten verwenden und so für reichlich Vitamine und Mineralstoffe sorgen. Außerdem haben Sie Einfluss auf Fett- und Zuckergehalt. Dass dieses Chili besser schmeckt als die Fertigprodukte, brauchen wir ja nicht extra zu sagen!

Chili con Carne – *leicht mit Pute*

Pro Portion ca. 495 kcal, 39 g E, 18 g F, 42 g KH

LOW FAT | VITAMINREICH

FÜR 2 PERSONEN
Zubereitung: 30 Min.

200 g Putenbrustfilet (ersatzweise Putenhackfleisch) • 250 g gemischtes Gemüse (z. B. Möhren, Petersilienwurzel, Zucchini) • 2 Zwiebeln • 1 Knoblauchzehe • 2 Chilischoten • 1 EL Rapsöl • 2 EL Tomatenmark • 1 TL gemahlener Kreuzkümmel • 1 TL getrockneter Oregano • Salz, Pfeffer • 1 Dose stückige Tomaten (400 g) • 1 Dose Kidneybohnen (ca. 240 g Abtropfgewicht) • 4 Stängel Koriandergrün • 100 g saure Sahne

1. Das Putenbrustfilet trocken tupfen und in sehr kleine Würfel schneiden. Das Gemüse putzen und waschen bzw. schälen. Die Zwiebeln schälen. Alles in kleine Würfel schneiden. Den Knoblauch schälen und fein hacken. Die Chilischoten waschen, halbieren, weiße Trennwände und Kerne entfernen und die Hälften ebenfalls hacken.

2. Das Öl in einem Topf erhitzen und das Putenfleisch darin scharf anbraten. Das vorbereitete Gemüse sowie Knoblauch und Chili dazugeben und unter Rühren ebenfalls anbraten.

3. Das Tomatenmark einrühren, alles mit Kreuzkümmel, Oregano, etwas Salz und Pfeffer würzen. Die stückigen Tomaten sowie die Kidneybohnen mit dem Sud einrühren, alles einmal aufkochen und offen bei mittlerer Hitze ca. 15 Min. garen.

4. Das Koriandergrün waschen, trocken tupfen und etwas kleiner zupfen. Das Chili herzhaft abschmecken und auf zwei Teller oder Schüsseln verteilen.

Zum Servieren etwas saure Sahne auf jede Portion klecksen und Koriandergrün obenauf streuen.

Info
Traditionell wird Chili con Carne mit Rinderhackfleisch zubereitet. Bei unserer Light-Variante kommt feines, mageres Putenfleisch zum Einsatz – kombiniert mit viel frischem Gemüse und ballaststoffreichen Kidneybohnen. Ebenso gut, aber leichter und außerdem besser bekömmlich.

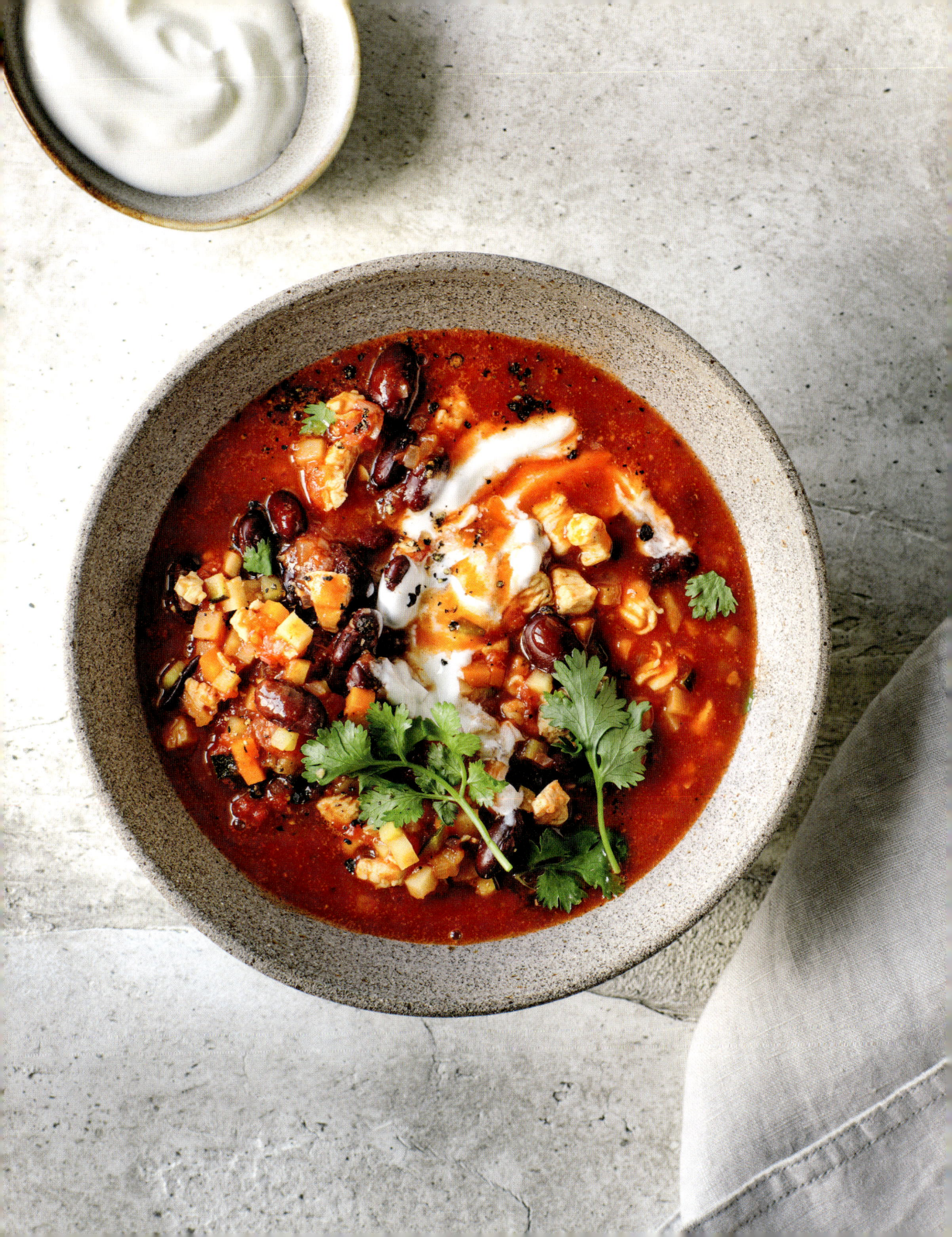

Grüne Hirse-
Hähnchen-Bowl

Pro Portion ca. 455 kcal, 37 g E, 11 g F, 49 g KH

LOW FAT | GUT BEKÖMMLICH

FÜR 2 PERSONEN
Zubereitung: 30 Min.

100 g Zuckerschoten
100 g Wirsing (z. B. die äußeren dunklen Blätter)
100 g Brokkoli-Röschen
100 g TK-Erbsen
100 g Hirse
300 ml Gemüsebrühe
Salz
200 g Hähnchenbrustfilet
1 EL Kürbiskerne
1 EL Olivenöl
Pfeffer
1 Bund Petersilie

Info & Tipps
Hirse liefert mehr Vitamine und Mineralstoffe als andere Getreidesorten. Zudem enthält sie kein Gluten, und der hohe Gehalt an Kieselsäure macht sie gerade für älter werdende Genießer zur besten Wahl, denn dieser Stoff sorgt für schönes Haar und kräftige Fingernägel. Statt mit Hirse können Sie die Bowl auch mit Reis, Amaranth oder Quinoa zubereiten. Petersilie liefert nicht nur viel Aroma, sondern auch eine gehörige Portion an gesunden Inhaltsstoffen. Die sekundären Pflanzenstoffe haben einen günstigen Einfluss auf den Fett- und Zuckerstoffwechsel, Kalium reguliert den Wasserhaushalt.

1. Die Zuckerschoten putzen, waschen und schräg halbieren. Den Wirsing waschen und die Blätter in Streifen schneiden. Den Brokkoli waschen und, falls nötig, noch in mundgerechte Röschen teilen. Das vorbereitete Gemüse und die Erbsen in einem Dämpfeinsatz verteilen.

2. Die Hirse und die Brühe in einen kleinen Topf geben. Die Brühe zugedeckt zum Kochen bringen und die Hirse bei kleiner Hitze in knapp 15 Min. bissfest garen.

3. In einem für den Dämpfeinsatz passenden Topf mit fest schließendem Deckel etwas leicht gesalzenes Wasser zum Kochen bringen. Den Dämpfeinsatz auf oder in den Topf stellen, den Deckel auflegen und das Gemüse ca. 10 Min. dämpfen.

4. Inzwischen das Hähnchenbrustfilet trocken tupfen und in mundgerechte Würfel schneiden. Die Kürbiskerne in einer beschichteten Pfanne ohne Fett rösten, herausnehmen und beiseitestellen. Das Öl mit einem Pinsel in der Pfanne verteilen und erhitzen. Das Hähnchen darin bei großer Hitze rundherum goldbraun anbraten und mit etwas Salz und Pfeffer würzen. Bei mittlerer Hitze in 6–8 Min. fertig braten, zwischendurch mehrmals wenden.

5. Die Petersilie waschen, trocken schütteln und hacken. Unter die Hirse mischen und diese abschmecken. Die Hirse mit dem Hähnchen und dem Gemüse in Bowls arrangieren und die Kürbiskerne obenauf streuen.

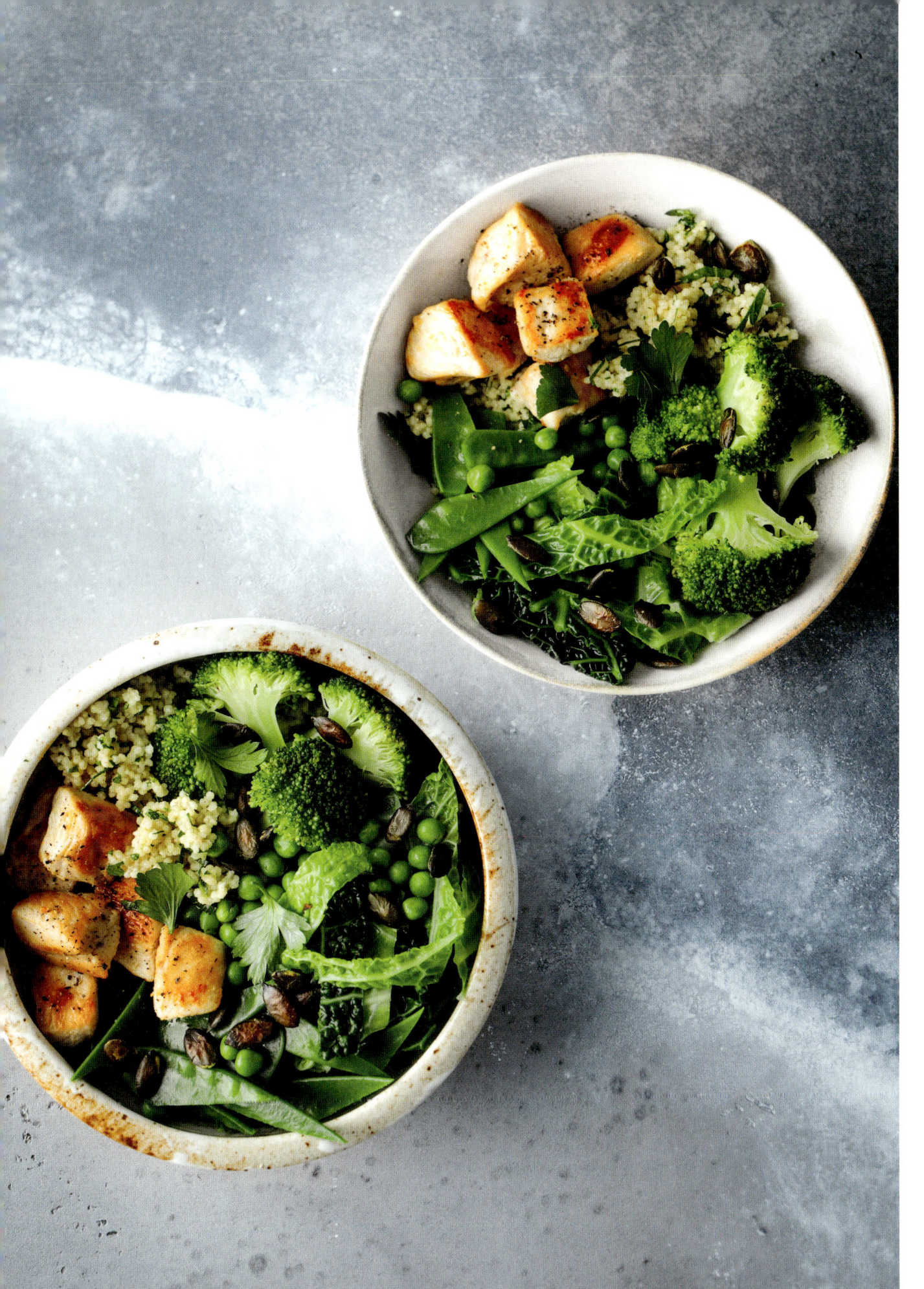

Quark-Schmarren
mit Johannisbeeren

Pro Portion ca. 465 kcal, 26 g E, 16 g F, 52 g KH

<u>LOW FAT | EIWEISSREICH</u>

FÜR 2 PERSONEN
Zubereitung: 30 Min.

125 g Rote Johannisbeeren
3 Eier (M)
120 g Magerquark
60 ml Milch (1,5 % Fett)
2 EL Rohrohrzucker
90 g Dinkelmehl (Type 1050)
1 EL Rapsöl

1. Die Johannisbeeren waschen, in einem Sieb gut abtropfen lassen und von den Stielen zupfen.

2. Die Eier trennen. Die Eiweiße mit den Rührbesen des Handrührgeräts zu steifem Schnee schlagen. Die Eigelbe in einer Rührschüssel mit dem Quark, der Milch und 1 EL Zucker schaumig schlagen. Den Eischnee daraufsetzen, das Mehl darüberstreuen und alles mit einem Schneebesen vorsichtig vermischen. Nicht zu kräftig rühren, sonst fällt der Eischnee zusammen.

3. Das Öl mit einem Pinsel in einer beschichteten Pfanne (ca. 26 cm Durchmesser) verteilen und erhitzen. Den Teig hineingeben und bei kleiner Hitze ca. 8 Min. backen, bis die Unterseite goldbraun ist.

4. Die Johannisbeeren auf den Teig streuen. Dann den Pfannkuchen mithilfe von zwei Gabeln oder Pfannenwendern in Stücke reißen und wenden. Den restlichen Zucker (1 EL) zwischen den Stücken verteilen und alles noch 2–3 Min. backen, bis die Teigstücke goldbraun sind und der Zucker karamellisiert ist.

Tipps & Varianten
Dank Quark im Teig ist der Schmarren eiweißreich und ideal für sportliche Menschen, die Süßes lieben.
Statt mit Johannisbeeren können Sie den Schmarren ebenso mit Heidelbeeren zubereiten. Auch tiefgefrorene Früchte eignen sich – die kleinen Beeren tauen blitzschnell auf.
Beim Wenden die einzelnen Pfannkuchenstücke nicht zu stark zerdrücken und schon gar nicht verrühren. Sonst wird der Schmarren matschig.

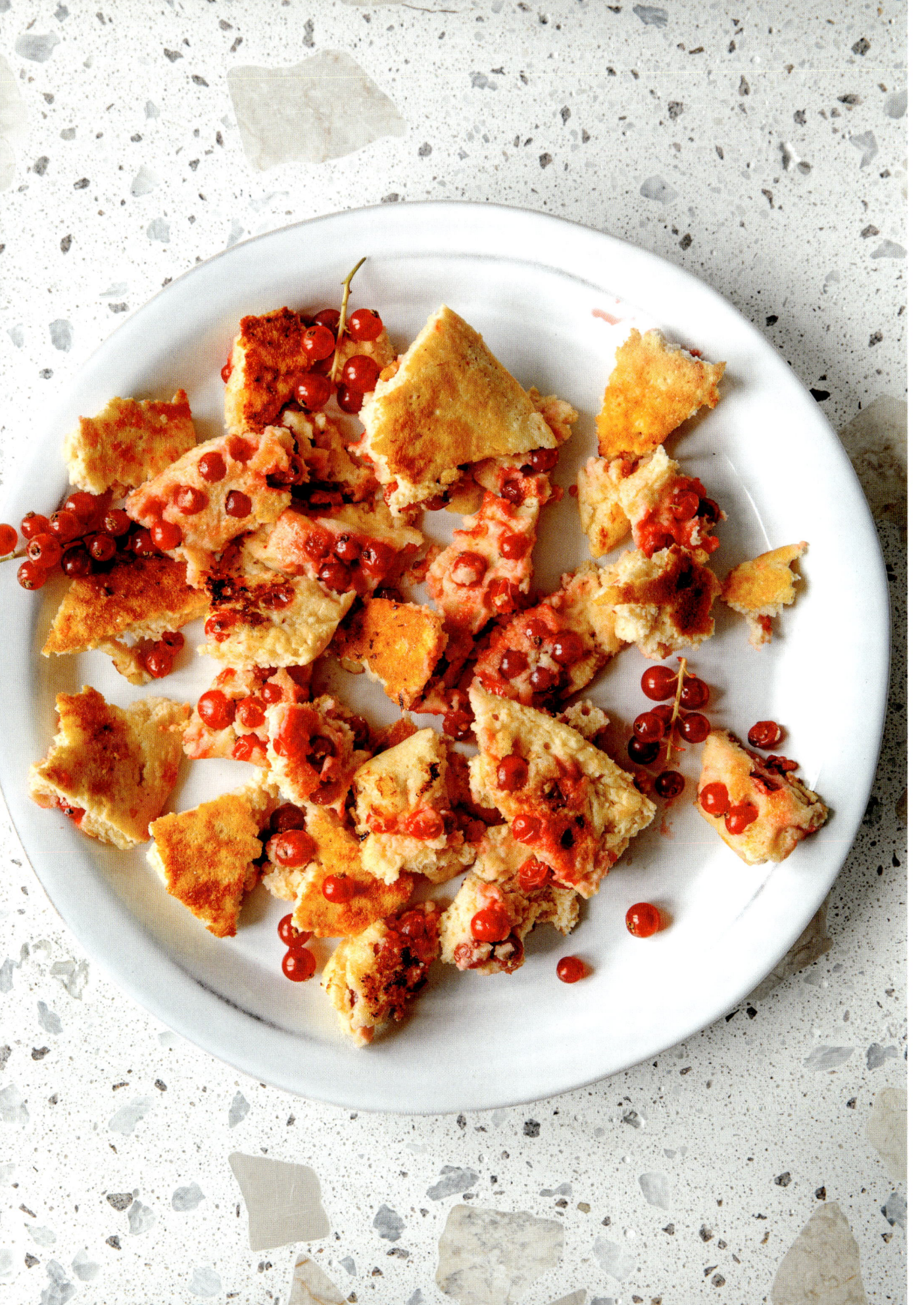

Mandelpolenta mit *Zimtzwetschgen*

Pro Portion ca. 515 kcal, 11 g E, 19 g F, 75 g KH

<u>SÜSSES ZUM SATTESSEN</u>

FÜR 2 PERSONEN
Zubereitung: 30 Min.

300 g Zwetschgen (ersatzweise Pflaumen)
30 g Mandeln
320 ml Mandeldrink (ungesüßt)
120 g Polenta (Maisgrieß)
1 EL Rapsöl
2 EL Apfeldicksaft
1 TL Zimtpulver
1 Prise gemahlene Nelken
2 Stängel Zitronenmelisse

1. Die Zwetschgen waschen, halbieren und entsteinen. Die Mandeln grob hacken und in einem kleinen Topf ohne Fett unter Rühren bei mittlerer Hitze rösten, bis sie angenehm duften. Den Mandeldrink dazugießen und zum Kochen bringen. Die Polenta einrühren und bei ganz kleiner Hitze unter gelegentlichem Rühren 6–8 Min. ausquellen lassen. Wenn die Polenta zu fest wird, löffelweise Wasser dazugeben. Den Topf vom Herd nehmen und die Polenta 5–10 Min. quellen lassen.

2. Gleichzeitig das Öl mit einem Pinsel in einer beschichteten Pfanne verteilen und erhitzen. Die Zwetschgen hineingeben und bei mittlerer Hitze ca. 3 Min. garen, bis sie etwas Saft gezogen haben. Apfeldicksaft, Zimtpulver und gemahlene Nelken dazugeben und unterrühren. Die Zwetschgen weitere ca. 2 Min. dünsten.

3. Die Polenta kräftig umrühren und mit den Zwetschgen in Schüsseln anrichten. Die Zitronenmelisse waschen und trocken tupfen, die Blätter abzupfen und einen Teil in sehr feine Streifen schneiden. Blätter und Streifen über die Polenta und die Zwetschgen streuen.

Variante
Statt mit Zwetschgen schmeckt die Polenta natürlich auch mit jedem anderen fruchtigen Kompott. Je nach Süße-Empfinden und der verwendeten Obstsorte kann es sein, dass Sie noch etwas mehr Apfeldicksaft oder ein anderes Süßungsmittel zum Kompott oder auch zur Polenta geben möchten.

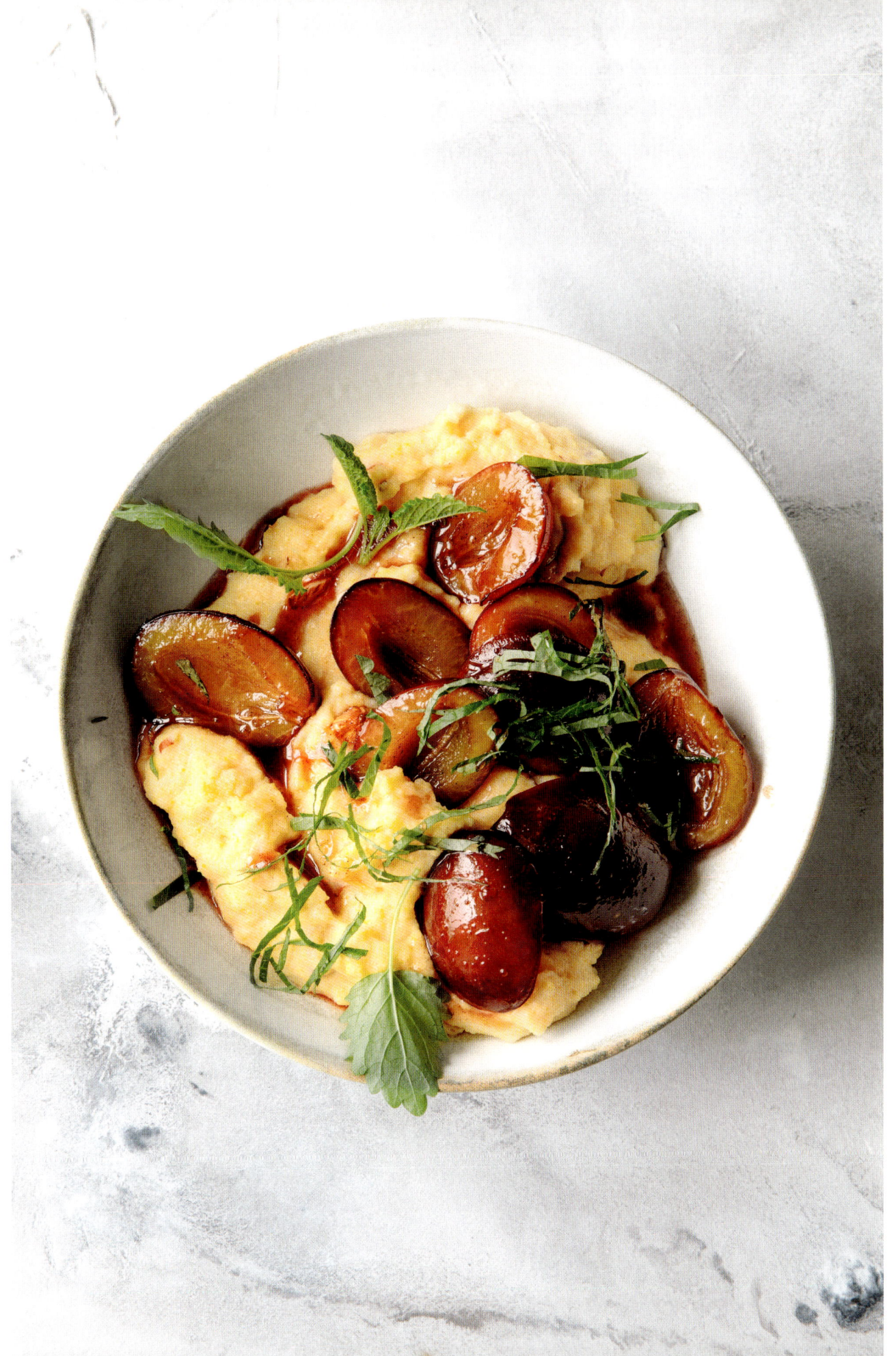

REGISTER

A
APFEL
- Apfel-Porridge mit Mandeln und Zimt 36
- Apfel-Trauben-Chutney – mit Ingwer 92
- Bircher Müsli mit gemischten Beeren 25
- Dattel-Smoothie-Bowl mit Chia-Samen 28
- Maronen-Apfel-Bowl mit Cranberrys 32
- Pastinaken-Orangen-Salat mit Putenbrust 64
- Pfannkuchen – mit Kiwi-Apfel-Kompott 44
- Sandwich mit Blumenkohl-Couscous 94

Apfelringe (getrocknet): Kerniger Aufstrich 35
Apfel-Trauben-Chutney – mit Ingwer 92

APRIKOSEN (SOFT)
- Möhren-Aufstrich 34
- Spitzkohlgratin mit Soft-Aprikosen 116

Aprikosen: Linsen-Quinoa-Salat mit Minze 65

AUBERGINE
- Auberginen mit Linsencreme 117
- Gemüse-Antipasti aus dem Ofen 88

Avocado-Grapefruit-Salat mit Erdnüssen 84

B
Bambussprossen: Lachsfilet mit Asia-Gemüse 161
Banane: Tropical Smoothie-Bowl mit Mango 29
Bandnudel-Mix mit Pilzragout 121

BASILIKUM
- Basilikum-Blini mit Tomaten 43
- Nussiger Kartoffelsalat mit Basilikumjoghurt 56

Bircher Müsli mit gemischten Beeren 25

BIRNE
- Chicorée-Salat mit Birne 61
- Grünkohl-Smoothie 27

Blini: Basilikum-Blini mit Tomaten 43

BLUMENKOHL
- Gemüse-Lasagne – viel Genuss ohne Fleisch 142
- Kohlröschen mit weichen Eiern 169
- Sandwich mit Blumenkohl-Couscous 94
- Thunfisch mit Blumenkohl-Spinat-Mash 154

Bohnengemüse mit Kräuter-Plinsen 158
Bohnensalat mit Parmesandressing 57

BOWL
- Dattel-Smoothie-Bowl mit Chia-Samen 28
- Falafel-Bowl mit Paprika und Koriander 76
- Kernige Quinoa-Bowl mit Erdbeeren 30
- Kühle Buddha-Bowl mit Rettich 81
- Maronen-Apfel-Bowl mit Cranberrys 32
- Reis-Bowl mit Kirschsauce und Kakao-Nibs 31
- Sojabohnen-Bowl mit Pak Choi und Tofu 107
- Süßkartoffel-Bowl mit Champignons 106
- Tropical Smoothie-Bowl mit Mango 29

Brathähnchen mit Kichererbsen-Spinat 162

BROKKOLI
- Grüne Hirse-Hähnchen-Bowl 180
- Kohlröschen mit weichen Eiern 169

BROT
- Brotsalat mit Melone 60
- Italo-Sandwich mit Mortadella 99
- Klassischer Burger – selbst gemacht 132
- Kühle Buddha-Bowl mit Rettich 81
- Pastrami-Kürbis-Sandwich 100
- Pilzsalat mit Vollkorn-Croûtons 72
- Sandwich mit Blumenkohl-Couscous 94
- Tex-Mex-Sandwich mit Putenbrust 96
- Zwiebel-Sesam-Sandwich mit Thymian 98

BUCHWEIZEN
- Basilikum-Blini mit Tomaten 43
- Buchweizen-Möhren-Taler mit Paprikasalat 140
- Zucchini mit geröstetem Buchweizen 86

BULGUR
- Buchweizen-Möhren-Taler mit Paprikasalat 140
- Putenröllchen mit Zucchini-Bulgur 128

Buntes Gemüse à la tonnato 90
Burger: Klassischer Burger – selbst gemacht 132
Burrata-Käse: Zucchini mit geröstetem Buchweizen 86

C
CASHEWKERNE
- Frischkorn-Müsli mit Erdbeerjoghurt 22
- Kartoffel-Kokos-Pancakes 111
- Kurkuma-Möhren mit Natur-Reis 134
- Melonen-Müsli mit Cashewkernen 24
- Red-Velvet-Mix 27
- Reissalat mit Mango und Sprossen 73
- Tex-Mex-Sandwich mit Putenbrust 96

Cashew-Mus: Schmorgurken mit Paprika-Topping 137
Ceviche mit Süßkartoffelsalat 82

CHAMPIGNONS
- Bandnudel-Mix mit Pilzragout 121
- Gratinierte Couscous-Tomaten mit Feigen 170
- Süßkartoffel-Bowl mit Champignons 106
- Süßkartoffel-Linsen-Salat mit Ingwer 66

Cheddar: Schmortopf mit Kürbis und Süßkartoffel 108

CHIA-SAMEN
- Chia-Pancakes mit Pflaumen 42
- Dattel-Smoothie-Bowl mit Chia-Samen 28
- Heidelbeercreme 34

CHICORÉE
- Brotsalat mit Melone 60
- Chicorée-Salat mit Birne 61
- Schweinemedaillons mit Maronencreme 174

Chili con carne – leicht mit Pute 178

CHINAKOHL
- Glasnudelsalat mit Putenbrust 74
- Linsen-Kartoffel-Curry auf indische Art 166

Couscous: Gratinierte Couscous-Tomaten mit Feigen 170
Cranberrys: Maronen-Apfel-Bowl mit Cranberrys 32
Curry-Kraut mit Sesamtofu 129

D
Dattel-Smoothie-Bowl mit Chia-Samen 28
Dinkel: Frischkorn-Müsli mit Erdbeerjoghurt 22
Dinkelflocken: Mangold-Kürbis-Pfanne mit Rinderhack 124

DINKELMEHL
- Basilikum-Blini mit Tomaten 43
- Chia-Pancakes mit Pflaumen 42
- Pfannkuchen – mit Kiwi-Apfel-Kompott 44
- Pizza – eine Basis, viele Möglichkeiten 112
- Quark-Schmarren mit Johannisbeeren 182

E
EIER
- Basilikum-Blini mit Tomaten 43
- Bohnengemüse mit Kräuter-Plinsen 158
- Eier-Carpaccio mit Tomaten-Kräuter-Quark 46
- Italo-Omelett mit Radicchio 50

Kohlröschen mit weichen Eiern 169
Pfannkuchen – mit Kiwi-Apfel-Kompott 44
Quark-Schmarren mit Johannisbeeren 182
Schaumomelett mit geräuchertem Lachs 48
Spinat-Tomaten-Eier mit Oregano 51
Tomaten-Eier im Glas mit Parmesan 47
Zucchinipuffer mit Radieschen-Raita 110

ERBSEN
Erbsen-Gazpacho mit Schinken 80
Grüne Hirse-Hähnchen-Bowl 180
Linsen-Quinoa-Salat mit Minze 65
Nussiger Kartoffelsalat mit Basilikumjoghurt 56

ERDBEEREN
Frischkorn-Müsli mit Erdbeerjoghurt 22
Kernige Quinoa-Bowl mit Erdbeeren 30

ERDNUSSKERNE
Avocado-Grapefruit-Salat mit Erdnüssen 84
Hähnchenbällchen im Sprossenbett 144

F

Fajitas mit Hähnchenstreifen 118
Falafel-Bowl mit Paprika und Koriander 76
Feigen (getrocknet): Gratinierte Couscous-Tomaten mit Feigen 170

FELDSALAT
Buchweizen-Möhren-Taler mit Paprikasalat 140
Chicorée-Salat mit Birne 61
Hähnchensalat mit Papaya und Grapefruit 54
Pastinaken-Orangen-Salat mit Putenbrust 64

FENCHEL
Fenchel-Orangen-Tagliatelle 156
Italo-Sandwich mit Mortadella 99

FETA
Auberginen mit Linsencreme 117
Graupensalat mit Paprika und Feta 68
Kichererbsen in Zitronensauce 136
Scharfer Möhrensalat mit Kichererbsen 70

FISCHFILET
Fischfilet mit Pinienkernen 168
Überbackenes Fischfilet – für Genießer 172

FRISCHKÄSE
Bohnengemüse mit Kräuter-Plinsen 158
Kohlröschen mit weichen Eiern 169
Pochiertes Rinderfilet mit Gemüsenudeln 146
Sandwich mit Blumenkohl-Couscous 94
Spinat-Tomaten-Eier mit Oregano 51
Frischkorn-Müsli mit Erdbeerjoghurt 22
Fruchtiges Granola – für den Vorrat 38

G

Garnelen: Griechischer Spinatreis mit Garnelen 176
Gefüllte Gurken mit Petersilienjoghurt 89
Gemüse (gemischtes): Chili con carne – leicht mit Pute 178
Gemüse-Antipasti aus dem Ofen 88
Gemüse-Lasagne – viel Genuss ohne Fleisch 142
Gerstencreme mit Papaya und Granatapfelkernen 41
Gerstenflocken: Gerstencreme mit Papaya und Granatapfelkernen 41
Gerstengraupen: Graupensalat mit Paprika und Feta 68

GETREIDEFLOCKEN
Bircher Müsli mit gemischten Beeren 25
Fruchtiges Granola – für den Vorrat 38
Kaffee-Haselnuss-Porridge mit Kokos 37
Maronen-Apfel-Bowl mit Cranberrys 32
Melonen-Müsli mit Cashewkernen 24
Rüben-Crumble mit Lauch 114
Überbackenes Fischfilet – für Genießer 172
Glasnudelsalat mit Putenbrust 74
Granatapfelkerne: Gerstencreme mit Papaya und Granatapfelkernen 41
Granola: Fruchtiges Granola – für den Vorrat 38

GRAPEFRUIT
Avocado-Grapefruit-Salat mit Erdnüssen 84
Hähnchensalat mit Papaya und Grapefruit 54
Gratinierte Couscous-Tomaten mit Feigen 170
Graupensalat mit Paprika und Feta 68
Griechischer Spinatreis mit Garnelen 176

GRÜNE BOHNEN
Bohnengemüse mit Kräuter-Plinsen 158
Bohnensalat mit Parmesandressing 57
Grüne Hirse-Hähnchen-Bowl 180
Grünkohl-Smoothie 27

GURKE
Falafel-Bowl mit Paprika und Koriander 76
Gefüllte Gurken mit Petersilienjoghurt 89
Kartoffel-Kokos-Pancakes 111
Klassischer Burger – selbst gemacht 132
Pikante Joghurt-Gurken-Suppe 78
Schmorgurken mit Paprika-Topping 137
Tomaten-Eier im Glas mit Parmesan 47

H

HACKFLEISCH
Bandnudel-Mix mit Pilzragout 121
Hähnchenbällchen im Sprossenbett 144
Klassischer Burger – selbst gemacht 132
Mangold-Kürbis-Pfanne mit Rinderhack 124
Hafercreme: Gemüse-Lasagne – viel Genuss ohne Fleisch 142

HAFERDRINK
Chia-Pancakes mit Pflaumen 42
Kernige Quinoa-Bowl mit Erdbeeren 30

HAFERFLOCKEN
Apfel-Porridge mit Mandeln und Zimt 36
Gemüse-Lasagne – viel Genuss ohne Fleisch 142
Heidelbeer-Shake 26
Overnight Oats mit Mandeln und Sesam 40
Schafskäsecreme 35
Tropical Smoothie-Bowl mit Mango 29
Hähnchenbällchen im Sprossenbett 144

HÄHNCHENBRUST
Brathähnchen mit Kichererbsen-Spinat 162

HÄHNCHENBRUSTAUFSCHNITT
Bohnensalat mit Parmesandressing 57
Buntes Gemüse à la tonnato 90

HÄHNCHENBRUSTFILET
Fajitas mit Hähnchenstreifen 118
Grüne Hirse-Hähnchen-Bowl 180
Thai-Curry – klassisch mit Huhn 164
Hähnchensalat mit Papaya und Grapefruit 54
Zwiebelhähnchen mit Polenta 177

HASELNUSSKERNE
Kaffee-Haselnuss-Porridge mit Kokos 37
Kohlröschen mit weichen Eiern 169
Heidelbeercreme 34
Heidelbeer-Shake 26
Himbeeren: Red-Velvet-Mix 27
Hirse: Grüne Hirse-Hähnchen-Bowl 180

I

INGWER
- Apfel-Trauben-Chutney – mit Ingwer 92
- Glasnudelsalat mit Putenbrust 74
- Kartoffel-Kokos-Pancakes 111
- Kurkuma-Möhren mit Natur-Reis 134
- Lachsfilet mit Asia-Gemüse 161
- Pikante Joghurt-Gurken-Suppe 78
- Putenschnitzel auf indische Art 150
- Reissalat mit Mango und Sprossen 73
- Schmortopf mit Kürbis und Süßkartoffel 108
- Süßkartoffel-Linsen-Salat mit Ingwer 66
- Thai-Curry – klassisch mit Huhn 164

Italo-Omelett mit Radicchio 50
Italo-Sandwich mit Mortadella 99

JOGHURT
- Bircher Müsli mit gemischten Beeren 25
- Bohnensalat mit Parmesandressing 57
- Buchweizen-Möhren-Taler mit Paprikasalat 140
- Buntes Gemüse à la tonnato 90
- Chicorée-Salat mit Birne 61
- Fajitas mit Hähnchenstreifen 118
- Falafel-Bowl mit Paprika und Koriander 76
- Frischkorn-Müsli mit Erdbeerjoghurt 22
- Gefüllte Gurken mit Petersilienjoghurt 89
- Hähnchensalat mit Papaya und Grapefruit 54
- Joghurtgemüse mit Kräuternocken 130
- Kernige Quinoa-Bowl mit Erdbeeren 30
- Linsen-Kartoffel-Curry auf indische Art 166
- Melonen-Müsli mit Cashewkernen 24
- Nussiger Kartoffelsalat mit Basilikumjoghurt 56
- Pastinaken-Orangen-Salat mit Putenbrust 64
- Pastrami-Kürbis-Sandwich 100
- Pikante Joghurt-Gurken-Suppe 78
- Putenschnitzel auf indische Art 150
- Reis-Bowl mit Kirschsauce und Kakao-Nibs 31
- Schafskäsecreme 35
- Scharfer Möhrensalat mit Kichererbsen 70
- Süßkartoffel-Linsen-Salat mit Ingwer 66
- Süßscharfe Gemüsepfanne mit Reis 148
- Tropical Smoothie-Bowl mit Mango 29
- Zucchinipuffer mit Radieschen-Raita 110

Johannisbeeren: Quark-Schmarren mit Johannisbeeren 182

K

KABELJAU
- Ceviche mit Süßkartoffelsalat 82
- Überbackenes Fischfilet – für Genießer 172

Kaffee-Haselnuss-Porridge mit Kokos 37

KAPERN
- Buntes Gemüse à la tonnato 90
- Gemüse-Antipasti aus dem Ofen 88
- Schmorgurken mit Paprika-Topping 137

KARTOFFELN
- Erbsen-Gazpacho mit Schinken 80
- Kartoffel-Kokos-Pancakes 111
- Kartoffel-Kräuter-Pfanne mit Quark 126
- Kartoffelsuppe mit geräuchertem Lachs 104
- Linsen-Kartoffel-Curry auf indische Art 166
- Nussiger Kartoffelsalat mit Basilikumjoghurt 56
- Rahm-Pfifferlinge mit kernigem Püree 160
- Zucchinipuffer mit Radieschen-Raita 110

Kefir: Heidelbeer-Shake 26

Kernige Quinoa-Bowl mit Erdbeeren 30
Kerniger Aufstrich 35

KICHERERBSEN
- Brathähnchen mit Kichererbsen-Spinat 162
- Falafel-Bowl mit Paprika und Koriander 76
- Kichererbsen in Zitronensauce 136
- Scharfer Möhrensalat mit Kichererbsen 70

KIDNEYBOHNEN
- Bohnengemüse mit Kräuter-Plinsen 158
- Chili con carne – leicht mit Pute 178
- Gefüllte Gurken mit Petersilienjoghurt 89
- Tex-Mex-Sandwich mit Putenbrust 96

Kirschen: Reis-Bowl mit Kirschsauce und Kakao-Nibs 31
Kirschsaft: Red-Velvet-Mix 27

KIRSCHTOMATEN
- Basilikum-Blini mit Tomaten 43
- Bohnengemüse mit Kräuter-Plinsen 158
- Eier-Carpaccio mit Tomaten-Kräuter-Quark 46
- Pilzsalat mit Vollkorn-Croûtons 72
- Rosmarintomaten mit Polenta 145

KIWI
- Overnight Oats mit Mandeln und Sesam 40
- Pfannkuchen – mit Kiwi-Apfel-Kompott 44
- Tropical Smoothie-Bowl mit Mango 29

Klassischer Burger – selbst gemacht 132

KOHLRABI
- Buntes Gemüse à la tonnato 90
- Joghurtgemüse mit Kräuternocken 130
- Roastbeef mit Kohlrabi-Mais-Salat 85

Kohlröschen mit weichen Eiern 169
Kokosdrink: Kaffee-Haselnuss-Porridge mit Kokos 37

KRÄUTER
- Bohnengemüse mit Kräuter-Plinsen 158
- Eier-Carpaccio mit Tomaten-Kräuter-Quark 46
- Gemüse-Lasagne – viel Genuss ohne Fleisch 142
- Joghurtgemüse mit Kräuternocken 130
- Kartoffel-Kräuter-Pfanne mit Quark 126
- Kohlröschen mit weichen Eiern 169
- Kräuterschnitzel – mit Gemüsepommes 152

Kühle Buddha-Bowl mit Rettich 81

KÜRBIS
- Mangold-Kürbis-Pfanne mit Rinderhack 124
- Pastrami-Kürbis-Sandwich 100
- Schmortopf mit Kürbis und Süßkartoffel 108

KÜRBISKERNE
- Grüne Hirse-Hähnchen-Bowl 180
- Pastrami-Kürbis-Sandwich 100
- Rahm-Pfifferlinge mit kernigem Püree 160
- Roastbeef mit Kohlrabi-Mais-Salat 85
- Schmortopf mit Kürbis und Süßkartoffel 108

KURKUMAWURZEL
- Kurkuma-Möhren mit Natur-Reis 134
- Schmortopf mit Kürbis und Süßkartoffel 108

L

LACHS (GERÄUCHERT)
- Kartoffelsuppe mit geräuchertem Lachs 104
- Schaumomelett mit geräuchertem Lachs 48

Lachsfilet mit Asia-Gemüse 161
Lachsforellen-Spargel-Päckchen 138
Lasagne: Gemüse-Lasagne – viel Genuss ohne Fleisch 142

LAUCH
- Bandnudel-Mix mit Pilzragout 121
- Rüben-Crumble mit Lauch 114

Leinsamen: Buchweizen-Möhren-Taler mit Paprikasalat 140

LINSEN
    Auberginen mit Linsencreme 117
    Linsen-Kartoffel-Curry auf indische Art 166
    Linsennudeln mit Staudensellerie 120
    Linsen-Quinoa-Salat mit Minze 65
    Süßkartoffel-Linsen-Salat mit Ingwer 66

M
Macadamianusskerne: Chicorée-Salat mit Birne 61
MAIS
    Roastbeef mit Kohlrabi-Mais-Salat 85
    Sojabohnen-Bowl mit Pak Choi und Tofu 107
Maismehl: Fajitas mit Hähnchenstreifen 118
Mandarine: Overnight Oats mit Mandeln und Sesam 40
MANDELBLÄTTCHEN
    Kartoffelsuppe mit geräuchertem Lachs 104
    Lachsforellen-Spargel-Päckchen 138
    Pfannkuchen – mit Kiwi-Apfel-Kompott 44
Mandeldrink: Apfel-Porridge mit Mandeln und Zimt 36
MANDELN
    Apfel-Porridge mit Mandeln und Zimt 36
    Graupensalat mit Paprika und Feta 68
    Grünkohl-Smoothie 27
    Mandelpolenta mit Zimtzwetschgen 184
    Möhren-Aufstrich 34
    Overnight Oats mit Mandeln und Sesam 40
    Pikante Joghurt-Gurken-Suppe 78
    Sandwich mit Blumenkohl-Couscous 94
Mandelpolenta mit Zimtzwetschgen 184
Mandelstifte: Maronen-Apfel-Bowl mit Cranberrys 32
MANGO
    Reissalat mit Mango und Sprossen 73
    Süßscharfe Gemüsepfanne mit Reis 148
    Tropical Smoothie-Bowl mit Mango 29
MANGOLD
    Avocado-Grapefruit-Salat mit Erdnüssen 84
    Kühle Buddha-Bowl mit Rettich 81
    Mangold-Kürbis-Pfanne mit Rinderhack 124
MARONEN
    Maronen-Apfel-Bowl mit Cranberrys 32
    Schweinemedaillons mit Maronencreme 174
MELONE
    Brotsalat mit Melone 60
    Melonen-Müsli mit Cashewkernen 24
MÖHRE
    Buchweizen-Möhren-Taler mit Paprikasalat 140
    Buntes Gemüse à la tonnato 90
    Chili con carne – leicht mit Pute 178
    Curry-Kraut mit Sesamtofu 129
    Fischfilet mit Pinienkernen 168
    Gemüse-Lasagne – viel Genuss ohne Fleisch 142
    Joghurtgemüse mit Kräuternocken 130
    Kräuterschnitzel – mit Gemüsepommes 152
    Kühle Buddha-Bowl mit Rettich 81
    Kurkuma-Möhren mit Natur-Reis 134
    Möhren-Aufstrich 34
    Pilzsalat mit Vollkorn-Croûtons 72
    Pochiertes Rinderfilet mit Gemüsenudeln 146
    Sandwich mit Blumenkohl-Couscous 94
    Scharfer Möhrensalat mit Kichererbsen 70
    Süßscharfe Gemüsepfanne mit Reis 148
Mortadella: Italo-Sandwich mit Mortadella 99
MOZZARELLA
    Italo-Sandwich mit Mortadella 99
    Pilzsalat mit Vollkorn-Croûtons 72
    Pizza – eine Basis, viele Möglichkeiten 112
MUNGBOHNENSPROSSEN
    Hähnchenbällchen im Sprossenbett 144
    Lachsfilet mit Asia-Gemüse 161
    Reissalat mit Mango und Sprossen 73
    Thai-Curry – klassisch mit Huhn 164
MÜSLI
    Bircher Müsli mit gemischten Beeren 25
    Frischkorn-Müsli mit Erdbeerjoghurt 22
    Melonen-Müsli mit Cashewkernen 24

N
NUDELN
    Bandnudel-Mix mit Pilzragout 121
    Fenchel-Orangen-Tagliatelle 156
    Gemüse-Lasagne – viel Genuss ohne Fleisch 142
    Linsennudeln mit Staudensellerie 120
    Nudelsalat mit Romanesco und Sesam 69
    Spaghetti – klassisch mit Tomatensauce 122
Nussiger Kartoffelsalat mit Basilikumjoghurt 56
NUSSKERNE
    Bircher Müsli mit gemischten Beeren 25
    Fruchtiges Granola – für den Vorrat 38
    Nussiger Kartoffelsalat mit Basilikumjoghurt 56
    Überbackenes Fischfilet – für Genießer 172

O
Oliven: Italo-Sandwich mit Mortadella 99
OMELETT
    Italo-Omelett mit Radicchio 50
    Schaumomelett mit geräuchertem Lachs 48
ORANGE
    Dattel-Smoothie-Bowl mit Chia-Samen 28
    Fenchel-Orangen-Tagliatelle 156
    Pastinaken-Orangen-Salat mit Putenbrust 64
    Schmortopf mit Kürbis und Süßkartoffel 108
    Süßscharfe Gemüsepfanne mit Reis 148
Overnight Oats mit Mandeln und Sesam 40

P
PAK CHOI
    Lachsfilet mit Asia-Gemüse 161
    Thai-Curry – klassisch mit Huhn 164
    Sojabohnen-Bowl mit Pak Choi und Tofu 107
Pancakes: Chia-Pancakes mit Pflaumen 42
PAPAYA
    Gerstencreme mit Papaya und Granatapfelkernen 41
    Hähnchensalat mit Papaya und Grapefruit 54
PAPRIKA
    Buchweizen-Möhren-Taler mit Paprikasalat 140
    Erbsen-Gazpacho mit Schinken 80
    Falafel-Bowl mit Paprika und Koriander 76
    Gemüse-Antipasti aus dem Ofen 88
    Graupensalat mit Paprika und Feta 68
    Schmorgurken mit Paprika-Topping 137
    Süßkartoffel-Bowl mit Champignons 106
    Tex-Mex-Sandwich mit Putenbrust 96
    Zucchini mit geröstetem Buchweizen 86
PARMESAN
    Bohnensalat mit Parmesandressing 57
    Brotsalat mit Melone 60
    Fischfilet mit Pinienkernen 168
    Gratinierte Couscous-Tomaten mit Feigen 170
    Italo-Omelett mit Radicchio 50

Pochiertes Rinderfilet mit Gemüsenudeln 146
Rüben-Crumble mit Lauch 114
Tomaten-Eier im Glas mit Parmesan 47
PASTINAKEN
Kräuterschnitzel – mit Gemüsepommes 152
Pastinaken-Orangen-Salat mit Putenbrust 64
Pastrami-Kürbis-Sandwich 100
Pecorino: Spitzkohlgratin mit Soft-Aprikosen 116
Pekannusskerne: Hähnchensalat mit Papaya und Grapefruit 54
PETERSILIENWURZELN
Chili con carne – leicht mit Pute 178
Kräuterschnitzel – mit Gemüsepommes 152
Pfannkuchen – mit Kiwi-Apfel-Kompott 44
Pfifferlinge: Rahm-Pfifferlinge mit kernigem Püree 160
Pfirsich-Smoothie 26
PFLANZENCREME
Auberginen mit Linsencreme 117
Kurkuma-Möhren mit Natur-Reis 134
Nudelsalat mit Romanesco und Sesam 69
Rahm-Pfifferlinge mit kernigem Püree 160
Schmortopf mit Kürbis und Süßkartoffel 108
Spitzkohlgratin mit Soft-Aprikosen 116
PFLANZENDRINK
Basilikum-Blini mit Tomaten 43
Kartoffel-Kokos-Pancakes 111
Maronen-Apfel-Bowl mit Cranberrys 32
Overnight Oats mit Mandeln und Sesam 40
Schweinemedaillons mit Maronencreme 174
Thunfisch mit Blumenkohl-Spinat-Mash 154
Pflaumen: Chia-Pancakes mit Pflaumen 42
Pikante Joghurt-Gurken-Suppe 78
Pilzsalat mit Vollkorn-Croûtons 72
PINIENKERNE
Auberginen mit Linsencreme 117
Basilikum-Blini mit Tomaten 43
Fischfilet mit Pinienkernen 168
Gefüllte Gurken mit Petersilienjoghurt 89
Rosmarintomaten mit Polenta 145
PISTAZIEN
Gerstencreme mit Papaya und Granatapfelkernen 41
Süßkartoffel-Bowl mit Champignons 106
Pizza – eine Basis, viele Möglichkeiten 112
Pochiertes Rinderfilet mit Gemüsenudeln 146
POLENTA
Mandelpolenta mit Zimtzwetschgen 184
Rosmarintomaten mit Polenta 145
Zwiebelhähnchen mit Polenta 177
PORRIDGE
Apfel-Porridge mit Mandeln und Zimt 36
Kaffee-Haselnuss-Porridge mit Kokos 37
Pumpernickel: Pikante Joghurt-Gurken-Suppe 78
PUTENBRUSTAUFSCHNITT
Pastinaken-Orangen-Salat mit Putenbrust 64
Rüben-Crumble mit Lauch 114
Tex-Mex-Sandwich mit Putenbrust 96
PUTENBRUSTFILET
Chili con carne – leicht mit Pute 178
Glasnudelsalat mit Putenbrust 74
Kühle Buddha-Bowl mit Rettich 81
PUTENSCHNITZEL
Putenröllchen mit Zucchini-Bulgur 128
Putenschnitzel auf indische Art 150

Q

QUARK
Eier-Carpaccio mit Tomaten-Kräuter-Quark 46
Kartoffel-Kräuter-Pfanne mit Quark 126
Pfannkuchen – mit Kiwi-Apfel-Kompott 44
Quark-Schmarren mit Johannisbeeren 182
QUINOA
Kernige Quinoa-Bowl mit Erdbeeren 30
Linsen-Quinoa-Salat mit Minze 65

R

RADICCHIO
Brotsalat mit Melone 60
Italo-Omelett mit Radicchio 50
RADIESCHEN
Kartoffel-Kräuter-Pfanne mit Quark 126
Zucchinipuffer mit Radieschen-Raita 110
Rahm-Pfifferlinge mit kernigem Püree 160
Räuchertofu: Curry-Kraut mit Sesamtofu 129
Red-Velvet-Mix 27
REIS
Griechischer Spinatreis mit Garnelen 176
Kurkuma-Möhren mit Natur-Reis 134
Putenschnitzel auf indische Art 150
Reis-Bowl mit Kirschsauce und Kakao-Nibs 31
Reissalat mit Mango und Sprossen 73
Süßscharfe Gemüsepfanne mit Reis 148
Rettich: Kühle Buddha-Bowl mit Rettich 81
Riesengarnelen: Griechischer Spinatreis mit Garnelen 176
Rinderfilet: Pochiertes Rinderfilet mit Gemüsenudeln 146
ROASTBEEF
Roastbeef mit Kohlrabi-Mais-Salat 85
Weizensalat mit Roter Bete 58
Romanesco: Nudelsalat mit Romanesco und Sesam 69
RÖMERSALAT
Brotsalat mit Melone 60
Fajitas mit Hähnchenstreifen 118
Linsennudeln mit Staudensellerie 120
Süßkartoffel-Linsen-Salat mit Ingwer 66
Rosinen: Thunfisch mit Blumenkohl-Spinat-Mash 154
Rosmarintomaten mit Polenta 145
ROTE BETE
Red-Velvet-Mix 27
Weizensalat mit Roter Bete 58
Rüben-Crumble mit Lauch 114
RUCOLA
Italo-Sandwich mit Mortadella 99
Nussiger Kartoffelsalat mit Basilikumjoghurt 56

S

Salatdressing – für den Vorrat 62
Sandwich mit Blumenkohl-Couscous 94
Sauerkraut: Curry-Kraut mit Sesamtofu 129
Saure Sahne: Chili con carne – leicht mit Pute 178
SCHAFSKÄSE
Auberginen mit Linsencreme 117
Graupensalat mit Paprika und Feta 68
Kichererbsen in Zitronensauce 136
Schafskäsecreme 35
Scharfer Möhrensalat mit Kichererbsen 70
Schalotten: Kartoffel-Kräuter-Pfanne mit Quark 126
Scharfer Möhrensalat mit Kichererbsen 70
Schaumomelett mit geräuchertem Lachs 48

SCHINKEN
- Erbsen-Gazpacho mit Schinken 80
- Kartoffel-Kräuter-Pfanne mit Quark 126
- Linsennudeln mit Staudensellerie 120
- Spitzkohlgratin mit Soft-Aprikosen 116
- Zwiebel-Sesam-Sandwich mit Thymian 98

Schmand: Roastbeef mit Kohlrabi-Mais-Salat 85
Schmorgurken mit Paprika-Topping 137
Schmortopf mit Kürbis und Süßkartoffel 108
Schnitzel: Kräuterschnitzel – mit Gemüsepommes 152
Schweinefilet: Schweinemedaillons mit Maronencreme 174
Schweinemedaillons mit Maronencreme 174

SESAM
- Curry-Kraut mit Sesamtofu 129
- Glasnudelsalat mit Putenbrust 74
- Lachsfilet mit Asia-Gemüse 161
- Nudelsalat mit Romanesco und Sesam 69
- Overnight Oats mit Mandeln und Sesam 40
- Schaumomelett mit geräuchertem Lachs 48
- Thunfisch mit Blumenkohl-Spinat-Mash 154
- Zucchinipuffer mit Radieschen-Raita 110
- Zwiebel-Sesam-Sandwich mit Thymian 98

Sojabohnen-Bowl mit Pak Choi und Tofu 107

SONNENBLUMENKERNE
- Eier-Carpaccio mit Tomaten-Kräuter-Quark 46
- Erbsen-Gazpacho mit Schinken 80
- Joghurtgemüse mit Kräuternocken 130
- Kernige Quinoa-Bowl mit Erdbeeren 30
- Kerniger Aufstrich 35

Spaghetti – klassisch mit Tomatensauce 122
Spargel: Lachsforellen-Spargel-Päckchen 138

SPINAT
- Brathähnchen mit Kichererbsen-Spinat 162
- Griechischer Spinatreis mit Garnelen 176
- Spinat-Tomaten-Eier mit Oregano 51
- Thunfisch mit Blumenkohl-Spinat-Mash 154

Spitzkohlgratin mit Soft-Aprikosen 116

SPROSSEN
- Bohnensalat mit Parmesandressing 57
- Hähnchenbällchen im Sprossenbett 144
- Reissalat mit Mango und Sprossen 73

STAUDENSELLERIE
- Bandnudel-Mix mit Pilzragout 121
- Buntes Gemüse à la tonnato 90
- Linsennudeln mit Staudensellerie 120
- Süßscharfe Gemüsepfanne mit Reis 148

SÜSSKARTOFFEL
- Ceviche mit Süßkartoffelsalat 82
- Schmortopf mit Kürbis und Süßkartoffel 108
- Süßkartoffel-Bowl mit Champignons 106
- Süßkartoffel-Linsen-Salat mit Ingwer 66
- Tex-Mex-Sandwich mit Putenbrust 96

Süßscharfe Gemüsepfanne mit Reis 148

T

- Tagliatelle: Fenchel-Orangen-Tagliatelle 156
- Tahin: Zwiebel-Sesam-Sandwich mit Thymian 98
- Taleggio-Käse: Gemüse-Antipasti aus dem Ofen 88
- Tex-Mex-Sandwich mit Putenbrust 96
- Thai-Curry – klassisch mit Huhn 164

THUNFISCH
- Buntes Gemüse à la tonnato 90
- Gefüllte Gurken mit Petersilienjoghurt 89
- Gemüse-Antipasti aus dem Ofen 88
- Thunfisch mit Blumenkohl-Spinat-Mash 154

TOFU
- Curry-Kraut mit Sesamtofu 129
- Sojabohnen-Bowl mit Pak-Choi und Tofu 107

TOMATEN (SOFT)
- Italo-Sandwich mit Mortadella 99
- Nudelsalat mit Romanesco und Sesam 69
- Putenröllchen mit Zucchini-Bulgur 128
- Spinat-Tomaten-Eier mit Oregano 51
- Tomaten-Eier im Glas mit Parmesan 47

TOMATEN
- Chili con carne – leicht mit Pute 178
- Fajitas mit Hähnchenstreifen 118
- Gemüse-Lasagne – viel Genuss ohne Fleisch 142
- Gratinierte Couscous-Tomaten mit Feigen 170
- Klassischer Burger – selbst gemacht 132
- Pizza – eine Basis, viele Möglichkeiten 112
- Spaghetti – klassisch mit Tomatensauce 122
- Spitzkohlgratin mit Soft-Aprikosen 116

Trockenfrüchte: Fruchtiges Granola – für den Vorrat 38
Tropical Smoothie-Bowl mit Mango 29

U/W

Überbackenes Fischfilet – für Genießer 172

WALNUSSKERNE
- Dattel-Smoothie-Bowl mit Chia-Samen 28
- Kernige Quinoa-Bowl mit Erdbeeren 30
- Pastinaken-Orangen-Salat mit Putenbrust 64
- Schafskäsecreme 35

WEINTRAUBEN
- Apfel-Trauben-Chutney – mit Ingwer 92
- Grünkohl-Smoothie 27
- Kernige Quinoa-Bowl mit Erdbeeren 30
- Weizensalat mit Roter Bete 58

WEISSE BOHNEN
- Bohnensalat mit Parmesandressing 57
- Kühle Buddha-Bowl mit Rettich 81

Weißkohl: Süßscharfe Gemüsepfanne mit Reis 148
Weizensalat mit Roter Bete 58
Wirsing: Grüne Hirse-Hähnchen-Bowl 180
Wurzelgemüse: Kräuterschnitzel – mit Gemüsepommes 152

Z

Zartweizen: Weizensalat mit Roter Bete 58
Zitrone: Kichererbsen in Zitronensauce 136

ZUCCHINI
- Chili con carne – leicht mit Pute 178
- Fischfilet mit Pinienkernen 168
- Gemüse-Antipasti aus dem Ofen 88
- Gemüse-Lasagne – viel Genuss ohne Fleisch 142
- Pochiertes Rinderfilet mit Gemüsenudeln 146
- Putenröllchen mit Zucchini-Bulgur 128
- Zucchini mit geröstetem Buchweizen 86
- Zucchinipuffer mit Radieschen-Raita 110

ZUCKERSCHOTEN
- Glasnudelsalat mit Putenbrust 74
- Grüne Hirse-Hähnchen-Bowl 180

Zwetschgen: Mandelpolenta mit Zimtzwetschgen 184

ZWIEBELN
- Brathähnchen mit Kichererbsen-Spinat 162
- Zwiebelhähnchen mit Polenta 177
- Zwiebel-Sesam-Sandwich mit Thymian 98

IMPRESSUM

© 2020 GRÄFE UND UNZER VERLAG GmbH, München
Alle Rechte vorbehalten. Nachdruck, auch auszugsweise, sowie die Verbreitung durch Film, Funk, Fernsehen und Internet, durch fotomechanische Wiedergabe, Tonträger und Datenverarbeitungssysteme jeglicher Art nur mit schriftlicher Genehmigung des Verlages.

Projektleitung: Stephanie Wenzel
Lektorat: Katharina Lisson
Korrektorat: Waltraud Schmidt
Layout und Umschlaggestaltung: independent Medien-Design, Horst Moser, München
Herstellung: Petra Roth
Satz: Longo AG, Bozen
Reproduktion: Longo AG, Bozen
Druck: Firmengruppe APPL, aprinta druck, Wemding
Bindung: Conzella, Pfarrkirchen
Printed in Germany

1. Auflage 2020
ISBN 978-3-8338-7346-1

Die GU-Homepage finden Sie im Internet unter www.gu.de

AUTORINNEN

Prof. Dr. med. Marion Kiechle, die erste Frau in Deutschland, die einen Gynäkologie-Lehrstuhl innehatte, gilt als absolute Koriphäe in der Frauenheilkunde. Seit 1999 ist sie Inhaberin des Lehrstuhls für Frauenheilkunde und Geburtshilfe der Technischen Universität München und Direktorin der Frauenklinik am Münchner Universitätsklinikum Rechts der Isar.

Julie Gorkow ist Journalistin. Nach Stationen bei Bunte, Freundin, Myself und GQ ist sie seit 2014 Leiterin des Beauty-Ressorts bei Harper's Bazar. Auch als freie Autorin hat sie sich in den letzten Jahren einen Namen gemacht.

Angelika Ilies arbeitet seit fast 15 Jahren als freie Autorin und Food-Journalistin und hat etliche erfolgreiche Kochbücher geschrieben. Familie, Freunde und Bekannte genießen immer wieder die leckeren Rezepte, die natürlich vor der Veröffentlichung ausgiebig probekocht und getestet werden. Dank ihrer oekotrophologischen Ausbildung hat sie die Nährwertstruktur in einem jeden Rezept berücksichtigt und dennoch Schlemmergerichte geschaffen.

FOTOGRAFIN

Die australische Fotografin **Becca Crawford** lebt in Berlin. Sie wuchs in Sydney auf und studierte an der University of New South Wales Architektur. Nach einem ModeMasterstudium an der Parsons (New School of Design) in New York City erhielt sie ein Stipendium zur Promotion in Visual Design an der University of Technology von Sydney. Beccas ganzheitliche Herangehensweise und Vielfalt erkennt man in jedem ihrer Shootings. Zusammen mit Max Faber (Foodstyling und Fotograf der Aufmacherbilder) hat sie die Rezepte für dieses Buch in Szene gesetzt.

Weitere Fotos:
People-Fotografie: Simon Koy, Kay Blaschke

Syndication:
www.seasons.agency

BACKOFENHINWEIS

Die Backzeiten können je nach Herd variieren. Die Temperaturangaben in unseren Rezepten beziehen sich auf das Backen im Elektroherd mit Ober- und Unterhitze und können bei Gasherden oder Backen mit Umluft abweichen. Details entnehmen Sie bitte der Gebrauchsanweisung Ihres Herds.

UMWELTHINWEIS

Dieses Buch ist auf PEFC-zertifiziertem Papier aus nachhaltiger Waldwirtschaft gedruckt.

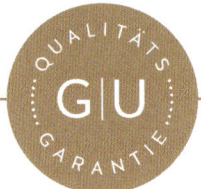

LIEBE LESERINNEN UND LESER,
wir wollen Ihnen mit diesem Buch Informationen und Anregungen geben, um Ihnen das Leben zu erleichtern oder Sie zu inspirieren, Neues auszuprobieren. Wir achten bei der Erstellung unserer Bücher auf Aktualität und stellen höchste Ansprüche an Inhalt und Gestaltung. Alle Anleitungen und Rezepte werden von unseren Autoren, jeweils Experten auf ihren Gebieten, gewissenhaft erstellt und von unseren Redakteuren/innen mit größter Sorgfalt ausgewählt und geprüft.
   Haben wir Ihre Erwartungen erfüllt? Sind Sie mit diesem Buch und seinen Inhalten zufrieden? Haben Sie weitere Fragen zu diesem Thema? Wir freuen uns auf Ihre Rückmeldung, auf Lob, Kritik und Anregungen, damit wir für Sie immer besser werden können. Und wir freuen uns, wenn Sie diesen Titel weiterempfehlen, in Ihrem Freundeskreis oder bei Ihrem online-Kauf.
   Sollten wir Ihre Erwartungen so gar nicht erfüllt haben, tauschen wir Ihnen Ihr Buch jederzeit gegen ein gleichwertiges zum gleichen oder ähnlichen Thema um.

KONTAKT
GRÄFE UND UNZER VERLAG
Leserservice
Postfach 86 03 13
81630 München
E-Mail: leserservice@graefe-und-unzer.de

Telefon: 00800 / 72 37 33 33*
Telefax: 00800 / 50 12 05 44*
Mo–Do: 9.00–17.00 Uhr
Fr: 9.00–16.00 Uhr
(*gebührenfrei in D,A,CH)

GRÄFE UND UNZER
Ein Unternehmen der
GANSKE VERLAGSGRUPPE

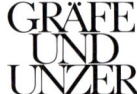 www.facebook.com/gu.verlag